D1718452

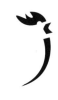

Brigitte Lohff
unter Mitarbeit von
Lisa Schulz und Andreas Siegwarth

Die Gesellschaft der Freunde der Medizinischen Hochschule Hannover und ihre Preise

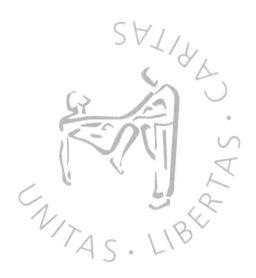

50 Jahre
Gesellschaft der Freunde der
Medizinischen Hochschule Hannover
1964–2014

Wehrhahn Verlag

Bibliografische Information der Deutschen Nationalbibliothek

Die Deutsche Nationalbibliothek verzeichnet diese Publikation in der
Deutschen Nationalbibliografie; detaillierte bibliografische Daten sind im
Internet über <http://dnb.ddb.de> abrufbar.

1. Auflage 2014
Wehrhahn Verlag
www.wehrhahn-verlag.de
Satz und Gestaltung: Wehrhahn Verlag
Druck und Bindung: Freiburger Graphische Betriebe
Umschlagabbildungen:
Siegel der MHH, basierend auf einer Plasik von Kurt Lehmann,
MHH Pressestelle (Lohff), Kaiser/MHH (Freundesgesellschaft)

Inhaltsverzeichnis

Zum Geleit

Ein halbes Jahrhundert wird die Gesellschaft der Freunde der Medizinischen Hochschule in diesem Jahr alt. Seit 1964, und somit bereits seit dem Jahr vor Gründung der Medizinischen Hochschule Hannover, engagiert sich eine große Gruppe von Mitgliedern aus Hannover und Niedersachsen in der Gesellschaft der Freunde an der Medizinischen Hochschule Hannover für Forschung, Lehre und Patientenversorgung. Es werden Mittel gesammelt, um insbesondere jungen Forschern und Forscherinnen den Einstieg in größere Forschungsvorhaben zu ermöglichen oder erfolgreich abgeschlossene und publizierte medizinische Arbeiten auszuzeichnen. Dabei ist anzumerken, dass alle Forschungsaktivitäten und Preise von Kuratorien beurteilt und gewertet werden, die mit internen und externen Wissenschaftlern besetzt sind.

Besonders hervorzuheben ist, dass sich in den vergangenen fünfzig Jahren immer Spender gefunden haben, die die Anliegen der Gesellschaft der Freunde mit zum Teil großen Summen gefördert und so zum hohen wissenschaftlichen Niveau der Medizinischen Hochschule Hannover beigetragen haben.

In dem nun hier vorgelegten Buch hat Frau Professorin Dr. Brigitte Lohff, Ordinaria für Geschichte der Medizin an der Medizinischen Hochschule Hannover, mit großer Sorgfalt die Aktivitäten der Gesellschaft der Freunde zusammengetragen. Dafür danken wir Frau Professorin Lohff sehr. Zeigt dieser Überblick doch deutlich, was Engagement an Nutzen bewirken kann. Das Buch zeigt auch, und ist deshalb von übergeordneter Bedeutung, welche Fortschritte zum Nutzen des Patienten in fünfzig Jahren gemacht wurden. Schließlich unterstreicht es die Bedeutung der Gesellschaft der Freunde, wenn man die geförderten Wissenschaftler und Wissenschaftlerinnen und ihre Karrieren betrachtet. Sehr viele der früh Ausgezeichneten und Geförderten haben später Spitzenpositionen in Wissenschaft, Forschung und Patientenversorgung erreichen können.

So freuen wir uns, dass dieses Buch mit der erfolgreichen Geschichte der Gesellschaft der Freunde nun erscheinen kann, und wünschen der Gesellschaft der Freunde viel Erfolg für die Zukunft.

Hannover, im Mai 2014

Prof. Dr. med. Christopher Baum
Präsident der Medizinischen Hochschule Hannover

Prof. Dr. med. Hartmut Küppers
Vorsitzender des Vorstandes der Gesellschaft der Freunde der Medizinischen Hochschule Hannover

Die Gesellschaft der Freunde der Medizinischen Hochschule Hannover 1964–2014 Eine historische Skizze

Die Gründungsgeschichte der Gesellschaft der Freunde der MHH

Unmittelbar nachdem am 9. Januar 1964 die niedersächsische Rektorenkonferenz in Hannover getagt und erstmalig Prof. Rudolf Schoen als Vorsitzender des Gründungsausschusses der damals noch Medizinischen Akademie Hannover daran teilgenommen hatte, informierte die Hannoversche Allgemeine Zeitung in ihrer Wochenendausgabe vom 11./12. Januar 1964 ihre Leser, dass eine Gesellschaft der Freunde der Medizinischen Akademie e.V. gebildet würde.[1] Diese Gesellschaft diene dem Zweck, »die wissenschaftlichen und sonstigen Aufgaben der Medizinischen Akademie Hannover und der mit ihr verbundenen Institute und Einrichtungen zu fördern, sowie sich für die akademische Jugend auf gemeinnütziger Grundlage einzusetzen«[2]. Diese Gründung geschah auf Initiative von Dr.-Ing. Dr. e. h. Otto Reuleaux, der als Mitglied des Wissen-

schaftsrates[3] zu den international bekannten Industriellen zählte und für Niedersachsen von Bedeutung war, da »unter seiner verantwortlichen Führung die Leichtmetallwerke in Hannover-Linden und Laatzen entstanden sind«[4].

Die offizielle Gründung der Gesellschaft der Freunde der Medizinischen Akademie [= GDF] fand am 8. Januar 1964 um 17.00 Uhr im Hannoveraner Hotel Luisenhof statt. Diesem Ereignis ging die Zusammenstellung eines aus sieben Mitgliedern bestehenden Gründungsausschusses voraus. Folgende Persönlichkeiten gehörten dazu: Frau Baronin von Knigge, Bredenbeck[5]; Hans Bosch, Bankdirektor der Commerzbank-Filiale Hannover; Karl Wiechert[6], Oberstadtdirektor a.D.; Dr.-Ing. Heinrich Röver[7], Ministerialrat a. D. und Direktor der MIAG-AG Braunschweig; Wilhelm R. Kar-

---

1 Hannoversche Allgemeine Zeitung [= HAZ] Ausgabe vom 11./12. Januar 1964.

2 HAZ ebd. Die in der Zeitung zitierte Zielsetzung der GDF entspricht dem § 2 der Satzung in: Ordner Gründung der GDF, ArchMHH ZA, E. 1 Nr. 14 unpag. [= Gründung GDF].

3 Der Wissenschaftsrat wurde als erstes wissenschaftspolitisches Beratungsgremium in Europa am 5. September 1957 von Bund und Ländern gegründet. Neben Abgeordneten des Bundes und der Länderparlamente werden Wissenschaftler und Persönlichkeiten des öffentlichen Lebens vom Bundespräsidenten in den Wissenschaftsrat berufen. Vgl. Olaf Bartz: Der Wissenschaftsrat. Entwicklungslinien der Wissenschaftspolitik in der Bundesrepublik Deutschland 1957–2007. Stuttgart 2007.

4 Otto Reuleaux (1896–1976) war Vorstandsmitglied der Metallgesellschaft, Vorstandsvorsitzender der Kali Chemie, Mitglied im Aufsichtsrat von Solvay und Gerling International, vgl. Biographisches Archiv 21/1956 vom 14. Mai 1956, http://www.munzinger.de/search/portrait/Otto+Reuleaux/0/7179.html (26.11.2013).

5 Zur Familie Freiherr von Knigge vgl. Genealogisches Handbuch des Adels. Freiherrliche Häuser Band XX, Band 118 der Gesamtreihe; Limburg (Lahn) 1999, S. 205.

6 Zur Biographie von Karl Wiechert (1899–1971) vgl. Hannoversches biographisches Lexikon hrsg. von Dirk Böttcher, Klaus Mlynek, Waldemar R. Röhrbein, Hugo Thielen. Von den Anfängen bis in die Gegenwart. Hannover 2002, S. 387–388. [= Hann. Biogr. Lexikon]

7 Ministerialrat a. D. Dipl.-Ing. Heinrich Röver war Vorsitzender der Hannoverschen Hochschulgemeinschaften. Bei der MIAG-AG handelt es sich um die MIAG Mühlenbau und Industrie Aktiengesellschaft, ein ehe-

mann, Osnabrück[8]; Dr. Paul Eckel, Präsident der Niedersächsischen Ärztekammer[9]; Dr. Schlemm, Direktor der Landesversicherungsanstalt; Konsul Dr. Erich Nain[10] sowie Rechtsanwalt und Notar Fritz Stute, Hannover. Hinzugezogen waren auch Dr. Klaus Wernecke als Vertreter des Niedersächsischen Kultusministeriums und Prof. Egon Fauvet, Direktor der Frauenklinik am Oststadtkrankenhaus (welches die Keimzelle der Klinik für die neue Medizinische Akademie darstellte), um »nähere Auskunft über das Gesamtvorhaben der Medizinischen Akademie«[11] zu geben.

Ebenfalls wurde am 8. Januar 1964 die Satzung der Gesellschaft der Freunde der Medizinischen Akademie beschlossen, so dass die formalen Voraussetzungen gegeben waren für die Eintragung der Gesellschaft als gemeinnütziger Verein in das Vereinsregister am 3. Februar.[12] Vorsitzender der Gesellschaft der Freunde der Medizinischen Akademie Hannover e.V. war Dr. Otto Reuleaux, sein Stellvertreter Karl Wiechert; Schriftführer wurde Dr. Nain, Schatzmeister Hans Bosch; Dr. Paul Eckel und Heinrich Röver fungierten als wissenschaftlicher Beirat.[13]

Aufgaben und Zielsetzungen der Gesellschaft der Freunde der MHH

Das in der Satzung festgeschriebene Ziel bestand in der »Sammlung von Geldmitteln (Stiftungen, Vermächtnisse, Zuwendungen, Mitgliederbeiträge) für die Aufgaben der Medizinischen Akademie Hannover [...] und deren Verteilung«[14]. Um dieser Aufgabe auch gerecht zu werden, bestand Einigkeit darüber, dass die Gründung dieser Gesellschaft in der Öffentlichkeit bekannt

gemacht werden müsse.[15] Deshalb wurde auf der Vorstandssitzung der Gesellschaft der Freunde der Medizinischen Akademie Hannover e.V. am 6. April 1964 beschlossen, eine Werbekampagne für die Gesellschaft der Freunde auf den Weg zu bringen. Dr. Wernecke entwarf eigens dafür einen Flyer unter dem Titel »Warum eine Medizinische Akademie in Hannover?«, der sich

---

maliges Maschinenbauunternehmen aus Braunschweig, das 1972 von dem Unternehmen Gebrüder Bühler in Uzwil, Schweiz, übernommen wurde. Vgl. http://de.wikipedia.org/wiki/MIAG (14.12.2013).

8   Wilhelm R. Karmann war der Sohn des Karosseriefabrikanten Wilhelm Karmann, von dem das Automodell Karmann Ghia entwickelt worden war, vgl. NDB, Bd. 11, 1977, S. 278.

9   Paul Eckel (1900–1971) wurde 1958 Präsident der Ärztekammer Niedersachsen; 1960/61 war er Präsident des Weltärztebundes und Mitglied des Vorstandes der Bundesärztekammer und der Vertreterversammlung der Kassenärztlichen Bundesvereinigung. http://de.wikipedia.org/wiki/Paul_Eckel (29.11.2013).

10   Dr. Erich Nain (1902–1974) übernahm als Jurist vom 1. Januar 1952 bis zum 31. Dezember 1970 die Position des kaufmännischen Direktors und Vorstandsmitgliedes der Hannoverschen Verkehrsbetriebe ÜSTRA und hat in den Nachkriegsjahren den Wiederaufbau des bis 1970 privatwirtschaftlich geleiteten Unternehmens begleitet. Dr. Nain war in mehreren norddeutschen Unternehmen im Aufsichtsrat tätig und war von 1951–1974 Vorsitzender der besonders für Hannover wichtigen Minna und James Heinemann-Stiftung. Diese biographischen Hinweise hat uns freundlicherweise am 17. Dezember 2013 der Vorsitzende André Neiß der ÜSTRA zur Verfügung gestellt.

11   Brief O. Reuleaux an Baronin Knigge vom 31. Dezember 1963 [Gründung GDF].

12   Eine erneute Aufnahme in das Vereinsregister erfolgte am 7. Februar 1966, als der Verein sich umbenannte in Gesellschaft der Freunde der Medizinischen Hochschule [Gründung GDF].

13   Vgl. dazu Jahrbuch der Gesellschaft der Freunde, Jg. 1965, [S. 45]; 1968 wurde Kultusminister a. D. Dr. e. h. Richard Voigt ebenfalls Beiratsmitglied. Jahrbuch der Gesellschaft der Freunde, Jg. 1968, [S.72].

14   Siehe Satzung der Gesellschaft der Freunde der Medizinischen Akademie Hannover e.V. [Gründung GDF].

15   Vgl. Vorläufige Fassung »Warum eine medizinische Akademie in Hannover?« [Gründung GDF].

an die »Propagandaschrift der Rhein-Ruhr-Universität[16] anlehnen wollte«[17]. Um eine entsprechende Werbeschrift zu verfassen, wurde ein kleines Komitee gebildet, so dass am 12. Mai auf der nächsten Vorstandssitzung darüber beraten werden konnte. Zu dieser Sitzung hatten sich bereits mehrere Gäste eingefunden, u. a. der Referent des Kultusministeriums Wolfgang Frenzel[18], der Planungsarchitekt der Hochschule Konstanty Gutschow[19], Ministerialdirigent und Leiter des Bereiches Hochschulabteilung im Kultusministerium Rolf Schneider[20], der Geschäftsführer der Hannoverschen Hochschulgemeinschaften von Cosel und aus dem Gründungsausschusses der Medizinischen Akademie dessen Vorsitzender Prof. Rudolf Schoen[21] sowie Prof. Fritz Hartmann.[22]

Die ersten Spenden über 1.000 DM wurden bereits am 30. Juni 1964 dem Konto der GDF gutgeschrieben. Am 16. Juli, nachdem auch das Problem der Vervielfältigung eines Anschreibens geklärt war, wurden der Begleitbrief und die redigierte Werbeschrift verabschiedet.[23] In der Sitzung vom 10. November 1964 beschäftigte den Vorstand der GDF die Frage, zu welchem Zeitpunkt die Öffentlichkeit über die Gründung und die Ziele und Zwecke der GDF informiert werden sollte, um nicht die Verhandlung über Zuschüsse von Bund und Land für die Medizinische Akademie zu gefährden. Auf der am 27. November 1964 stattfindenden Sitzung wurde die Eröffnungssitzung im Künstlerhaus[24] auf den 31. März 1965 festgelegt.[25]

In den folgenden Wochen waren die Mitglieder des Gründungsausschusses damit befasst, mit dem Ministerium und anderen Persönlichkeiten bezüglich der Rolle der GDF im Zusammenhang mit der Eröffnung der Medizinischen Akademie Hannover Kontakt aufzunehmen. Die Bedeutung der GDF in diesem Prozess kam auch darin zum Ausdruck, dass zur 25. Sitzung des Gründungsausschusses der Medizinischen Akademie Hannover, am Sonnabend dem 19. Dezember 1964, der Vorstand der GDF dazu eingeladen wurde. Da während dieser Sitzung beschlossen wurde, dass eine Namensänderung von Medizinischer Akademie in Medizinische Hochschule erfolgen sollte, betraf das auch die GDF und ihren Namen, so dass sie sich ab dem 7. Februar 1966 offizielle Gesellschaft der Freunde der Medizinischen Hochschule Hannover nannte.[26]

---

16 Die Rhein-Ruhr-Universität in Bochum war 1962 die erste bundesrepublikanische Neugründung einer Universität nach dem II. Weltkrieg. Ihren Lehrbetrieb nahm sie 1965 – im gleichen Jahr auf wie die MHH – auf. http://www.lwl.org/westfaelische-geschichte/portal/Internet/finde/langDatensatz.php?urlID=495&url_tabelle=tab_websegmente (16.12.2013).

17 Handschriftliches Protokoll der Mitgliederversammlung vom 6. April 1964 [Gründung GDF].

18 Dr. h. c. Wolfgang Frenzel (1914–1991), Jurist, war als Sekretär im Gründungsauschuss und wurde 1965 zum Kurator der MHH ernannt. Er erhielt 1973 die Ehrendoktorwürde der MHH. Vgl. Pressmitteilung der MHH vom 29. Juli 1991 [ArchMHH P2 Nr. 19].

19 Zu Konstanty Gutschow vgl. Sylvia Necker: Konstanty Gutschow 1902–1978. Modernes Denken und volksgemeinschaftliche Utopie eines Architekten, Hamburg 2012.

20 Dr. h. c. Rolf Schneider (1911–2009) legte den Grundstock nach seiner Pensionierung für das Hochschularchiv der MHH. Ihm wurde im Dezember 1971 die Ehrendoktorwürde der MHH verliehen [ArchMHH P2 Nr. 1].

21 Zu Rudolf Schoen vgl. S. 149–152.

22 Fritz Hartmann (1920–2007) wurde nach der Amtszeit des Gründungsrektors Rudolf Schoen 1967–1969 zum ersten gewählten Rektor der MHH ernannt, leitete die Klinik für Rheumatologie und gründete das Institut für Medizingeschichte an der MHH. Vgl. Klaus Gahl, Heiner Raspe: Fritz Hartmann (1920–2007). Fortschr Neurol Psychiat 76 (2008): S. 747–753.

23 Verschickt wurden das Anschreiben und ein Flyer, mit der Werbung für die Unterstützung der GDF.

24 Tagungsort wurde dann der Große Saal des Alten Rathauses.

25 Vgl. Protokoll der Sitzung des Vorstandes vom 10. November 1964 [Gründung GDF].

26 Aktennotiz vom 5. Februar 1965 [Gründung GDF].

Die Aktivität des Vorstandes der GDF zeigte erfreuliche Wirkung, so dass der Druck des Werbeflyers und das Papier bereits vor der offiziellen feierlichen Eröffnung der GDF unter Spenden verbucht werden konnte. Das Spendenaufkommen stieg kontinuierlich an, und die Unterstützung der GDF für die wissenschaftlichen Aktivitäten, sowohl in Hinsicht auf wissenschaftliche Projekte, Publikationen, Tagungen oder Auslandsaufenthalte, wurde seitens der Forscher an der MHH gerne wahrgenommen. Waren bis zum 20-jährigen Jubiläum Spenden von insgesamt 8 Millionen DM[27] zusammengekommen, so konnte die GDF in den letzten Jahren über ein Spendenaufkommen von durchschnittlich ca. 800.000 Euro pro Jahr verfügen.

Nachdem die formalen Voraussetzungen erfüllt waren und die inhaltliche Abstimmung der Aufgaben einer solchen Gesellschaft erfolgt war, wurde seitens des Vorstandes die aufwändige Suche nach Mitgliedern und Sponsoren für die GDF gestartet. Der mit dem Werbematerial »Warum eine medizinische Akademie in Hannover?« verbundene Aufruf, Mitglied in der GDF zu werden, ging an alle norddeutschen medizinischen Fakultäten und niedersächsischen akademischen Einrichtungen, Industrie- und Handelskammern und an alle Ärzte und Zahnärzte des Landes. Alsbald wurde auch die Möglichkeit in Anspruch genommen, eine finanzielle Unterstützung vonseiten der GDF zu erhalten.[28] Andererseits begann auch im Einzelfall eine finanzielle Unterstützung von außen, wie z.B. die Anschaffung eines Fahrzeuges für das Rektorat durch den Stifterverband für die deutsche Wissenschaft.[29]

Öffentliches Wirken und gesellschaftliches Engagement

Von 1967 an engagierte sich die GDF für einen besonderen Aspekt ihrer Tätigkeit: Sie förderte den Brückenschlag zwischen den wissenschaftlichen und kulturellen/ künstlerischen Aktivitäten an der und für die MHH. Diesem Aspekt des Brückenschlages zwischen der Forschung und der interessierten Öffentlichkeit im Sinne von allgemeinverständlichen Vorträgen und Vorlesungen[30] sollte durch eine von Prof. Fritz Hartmann und der GDF initiierte Schriftenreihe Rechnung getragen werden.[31] Im Sinne des öffentlichen Auftrages der Hochschule sollte mit dieser Schriftenreihe versucht werden, die »Probleme der gegenwärtigen und zukünftigen Medizin

---

27 Vgl. Werner Wendrich: Gesellschaft der Freunde der Medizinischen Hochschule Hannover. In: Die Medizinische Hochschule 1965–1985, Hannover 1985, S. 82.

28 Vgl. dazu Aktennotiz vom 19. November 1965 bezüglich des Antrags des AStAs auf eine finanzielle Unterstützung der Reisekosten zum bundesrepublikanischen Treffen der Studentenausschüsse [Gründung GDF].

29 Aktenvermerk eines Telefonats mit dem Sekretariat von Dr. Thorwald Risler damaliger Generalsekretär des Stifterverbandes für die Deutsche Wissenschaft vom 27. September 1966 [Gründung GDF]. Zur Geschichte des Zusammenschlusses der Industrie- und Wirtschaftsvertreter im Stifterverband der Deutschen Wissenschaft, um die Wissenschaft in Deutschland zu fördern, vgl. http://www.stifterverband.info/ueber_den_stifterverband/geschichte/index.html (10.01.2014).

30 Klassische Beispiele sind die »Allgemeinverständlichen Vorlesungen« wie z. B. die des berühmten Anatomen, Physiologen und Physikers Hermann von Helmholtz oder des Physikers Werner Heisenberg.

31 Der erste Band der von der GDF herausgegebenen Schriftenreihe wurde 1967 dem bedeutenden Gelehrten Gottfried Wilhelm Leibniz in memoriam gewidmet. Prof. Fritz Hartmann forschte über Leibniz und begann seine in der Leibniz-Forschungsstelle Hannover verwahrten medizinischen Handschriften erstmalig zu transkribieren. Vgl. Brigitte Lohff: »… dass einer der größten Erfolge der wahren Sittlichkeit oder Politik die Herstellung einer besseren Medizin sein wird …« in: Michael Kempe (Hrsg.): Der Philosoph im U-Boot. Angewandte Wissenschaft und Technik im Kontext von Gottfried Wilhelm Leibniz (2014, im Druck).

[…] deutlich zu machen und ein Verständnis für Ideen und Formen zu schaffen, mit denen die in der Medizinischen Hochschule wirkenden Menschen diese Aufgabe erfüllen wollen. Zu diesem Verständnis gehört auch ein Begriff von dem geschichtlich-gesellschaftlichen Zusammenhang, in dem eine solche Entwicklung steht«[32]. So wurde beispielsweise am 7. Januar 1970 gemeinsam mit der Medizinischen Hochschule die Ausstellung »Imaginäre Welten – gestalteter Wahn« im Theodor Lessing-Saal der Volkshochschule eröffnet. Die wissenschaftliche Leitung hatte Priv.-Doz. Gunter Hofer von der 1966 eröffneten Psychiatrischen Klinik an der MHH inne.[33]

Seit vielen Jahrzehnten unterstützt und fördert die GDF auch den Chor und das Orchester der MHH, deren Aufführungen an der MHH und anderen Hannoveraner Einrichtungen mit dazu beitragen, dass die Bedeutung der MHH in der Öffentlichkeit auch auf diesem Wege unterstrichen wird.

Die Gesellschaft der Freunde der MHH im Wandel

Die Unterbringung der GDF war anfänglich insofern gut geregelt, als Konsul Dr. Erich Nain im Rahmen seiner Tätigkeit im Vorstand des Hannoverschen Verkehrsvereins ÜSTRA in dessen Verwaltungsgebäude, Am Hohen Ufer 6, den Mitgliedern des Vorstandes der GDF die Möglichkeit bot, sich dort zu treffen. Nach seiner Pensionierung stellte sich das Problem der Geschäftsräume für den Vorstand. Hier hatte Dr. Nain vorgesorgt und bereits am 10. Dezember 1970 einen 24 m² großen Büroraum für die GDF im Verwaltungsgebäude der ÜSTRA angemietet.[34] Nach einigen Umzügen innerhalb des Hauses fand am 19. September 1984 der Umzug der GDF in ein teilmöbliertes Büro der Hannoveraner Filiale der Commerzbank in die Theaterstraße 14 statt. Im November 1985 benötigte die Gesellschaft für ihre Tätigkeit mehr Platz, so dass innerhalb des Gebäudes der Commerzbank vorübergehend die GDF unterkam, allerdings bereits mit dem Hinweis, dass größere Umbaumaßnahmen anstünden.[35] Die GDF zog dann am Montag, den 21. März 1986, in die Stolzestraße 59 um. Zwei weitere Umzüge erfolgten in den vergangenen 15 Jahren. Für einige Jahre kam die GDF im Haus K18 der Kranken- und Kinderkrankenpflegeschule am Stadtfelddamm unter. Als diese Räume jedoch für den Hirte-Kindergarten[36] benötigt wurden, zog die GDF 2007 in das Haus K27 auf dem Gelände der MHH um.

Von Beginn an bis heute war und ist die Tätigkeit des Vorstandes der GDF ausschließlich ehrenamtlich erfolgt. Die Aufgaben und Verpflichtungen des Vorstands der GDF bestanden darin, die ihr übereigneten Spenden gut und finanztechnisch erfolgreich zu verwalten und sie ziel- und zweckgerichtet für die vielfältigen Aktivitäten der Antragssteller aus der MHH einzusetzen. Dieser organisatorische und verwaltungstechnische Aufwand ist ohne zusätzliche

32 Otto Reuleaux, Fritz Hartmann: Geleitwort zu Band 10, 1971, S. 5.

33 Als erster Leiter der Psychiatrie wurde 1966 Prof. Karl Peter Kisker berufen; PD Dr. Gunter Hofer leitete den Bereich vergleichende Psychopathologie, vgl. dazu Karl Peter Kisker und Erich Wulff: Psychiatrie. In: Die Medizinische Hochschule Hannover 1965–1985. Hannover 1985, S. 372–380. Diesem Thema widmete sich der Band 7 der Schriftenreihe der GDF unter dem Titel »Kreativität in der Psychose« 1970.

34 Auszug aus der Besprechung des Vorstandes am 4. Februar 1971 und Mietvertrag [Gründung GDF].

35 Vgl. Schreiben vom 29.11.1985 an Bankdirektor Harald Wohlthat der Commerzbank Filiale Hannover [Gründung GDF].

36 Diese Hochschuleinrichtung konnte mit Unterstützung der Wilhelm Hirte-Stiftung realisiert werden.

Unterstützung einer Verwaltung nicht zu leisten. Daher übernahm von Beginn an ein mehr oder weniger ehrenamtlich tätiges Sekretariat die stetig wachsenden Verwaltungsaufgaben für den Vorstand der GDF.

Zum Vorstand gehörten ab 1982 der jeweilige Rektor bzw. ab 2002 der Präsident der MHH sowie der Vizepräsident für Wirtschaftsführung und Administration. Anfänglich gehörten zum Vorstand zwei Beisitzer, um den Kontakt zwischen den Hannoveraner Hochschulen[37] und der Ärztekammer aufrecht zu erhalten. Vielfältige wichtige Kontakte waren notwendig, um Resonanz in der Bevölkerung für die Belange der MHH durch und über die GDF aufzubauen und die wachsende Zahl der Anträge an die GDF zu prüfen. Dem wurde dadurch Rechnung getragen, dass seit 1969 die Zahl der Beiratsmitglieder sukzessiv aufgestockt wurde.[38] Durch eine Satzungsänderung 1973 wurde die Zahl der Beisitzer auf bis zu 25 Beiratsmitgliedern erhöht.[39] Der Beirat beriet u.a. den Vorstand der GDF in Hinsicht auf die Förderrichtlinien. Qua Amt waren die jeweiligen Vorsitzenden der Kassenärztlichen Vereinigung Niedersachsen bzw. der Bezirksstelle der Kassenärztlichen Vereinigung Hannover auch Beiratsmitglieder in der GDF. So war zum Beispiel auch der Sohn des ersten Beiratsmitgliedes Dr. Paul Eckel, Prof. Hayo Eckel, in dieser Funktion bei der GDF; auch Dr. Hartmut Lummert und Dr. Eberhard Gramsch sowie auch Dr. Cornelia Goesmann waren bzw. sind im Vorstand tätig.

1974 legte der Vorsitzende der GDF Dr. Otto Releaux aus Altergründen sein Amt nieder. In seine Position wurde der Sprecher aus dem Vorstand der Kali-Chemie Werner Wendrich gewählt. Werner Wendrich bekleidete das Amt des Vorsitzenden der GDF bis 1987. Dipl.-Kfm. Werner Symannek, ehemaliges Vorstandsmitglied der Riedel-de Haen AG, Seelze, übernahm diese Aufgabe von 1987 bis 1996. Der ehemalige Direktor und Sprecher der Zweigniederlassung Hannover der Siemens AG Klaus Richter folgte ihm als Vorsitzender der GDF bis 1999.

Nach dem Ausscheiden des ehemaligen Oberbürgermeisters der Stadt Hannover Karl Wiechert aus dem Amt des Stellvertretenden Vorsitzenden der GDF übernahm der ehemalige Chefredakteur der Hannoverschen Allgemeinen Zeitung Wilhelm Plog[40] diese Position bis 1978. Ihm folgte für eine Dauer von zwei Jahren Hans Bosch, bevor er am 25. November 1981, nach insgesamt 17 Jahren, aus dem Vorstand der GDF ausschied.

Viele Persönlichkeiten aus Hannover und Niedersachsen haben in den folgenden Jahren die ehrenamtlichen Aufgaben im Vorstand der GDF übernommen. Ab 2002 hat der ehemalige Medizinische Direktor der Solvay Arzneimittel in Hannover, Professor Dr. Hartmut Küppers, offiziell den Vorsitz in der GDF übernommen. Als sein Stellvertreter wurde 2005 Werner Albrecht, der langjährige Generalsekretär der TUI-Stiftung, und als Schriftführer im selben Jahr der Steuerberater bei der KPMG[41] Manfred Seidel gewählt. Der Vorsitzende der Geschäftsleitung der Commerzbank-Filiale Hannover, Michael Koch, übernahm 2005 die Aufgaben des Schatzmeisters der GDF.

37 Gemeint sind die Technische Universität Hannover, die Tierärztliche Hochschule und die 1971 gegründete Evangelische Fachhochschule Hannover sowie die Akademie für Musik und Theater [seit 1973 Hochschule für Musik und Theater].

38 Vgl. Jahrbuch der Gesellschaft der Freunde, Jg. 1968 bis 1973.

39 Zum Jahreswechsel 1984/1985: Zwanzig Jahre Gesellschaft der Freunde der Medizinischen Hochschule Hannover. Zum Jahreswechsel 1984/1985. Maschinen-Typoskript [Gründung GDF]

40 Wilhelm Plog (1903–1986) war zeitweise Geschäftsführer des von Bischof Lilie gegründeten Sonntagsblatt bevor er 1956 Chefredakteur der HAZ wurde. Vgl. Hann. Biogr. Lexikon, S. 208.

41 KPMG ist ein international agierendes Steuer- und Wirtschaftsprüfungsunternehmen.

Der Vorstand der Gesellschaft der Freunde 1964–2014 im Überblick[42]

VORSITZENDER	STELLVERTRETER	SCHRIFTFÜHRER	SCHATZMEISTER
Dr.-Ing. Otto Reuleaux (1964–1974)	Karl Wiechert (1964–1971)	Dr. Erich Nain (1964–1974)	Hans Bosch (1964–1978)
	Wilhelm Plog (1971–1978)		
Werner Wendrich[43] (1974–1987)	Dr. jur. Herrmann Flath[44] (1974–1979)	Dieter Busch[45] (ab 1974–1977)	
	Hans Bosch (1978–1981)	Dr. jur. Karl Lowes (1977–1984)	Dr. jur. Hans Litten (1978–1980)[46]
	Dr. jur. Hans Litten[47] (1979–1987)		Klaus Mund (1980–1987)
	Dr. Ernst-E. Weinhold[48] (1983–1997)	Dr. Hans-Jürgen Oehler (1984–1987)	
Werner Symannek (1987–1996)	Dr. Hans-Jürgen Oehler (1987–1996)	RA Joachim Gaedtke (1987–1993)	Ralf Gorka (1987–1990)
	RA Joachim Gaedtke (1993–1997)	Dr. rer. pol. Georg Kurtz (1993–2002)	Wolfram Combecher (1990–1995)
Klaus Richter (1996–1999)	Dr. E. Müller-Dethard[49] (1997–2002)		Wolf-Peter Wirsing (1995–2000)
Prof. Hartmut Küppers (seit 2002[50])	Renate Seifart (2002–2003)	Herr Giesecke (2002–2003)	Volker Schönfeld (2000–2005)
	Werner Albrecht (seit 2005)	Manfred Seidel (seit 2005)	Michael Koch (seit 2005)

42 Diese Tabelle erhebt keinen Anspruch auf Vollständigkeit, da kurzfristige Wechsel zwischen den Positionen auf Grund des Ausscheidens aus dem Vorstand oder einiger Unterlagen zurzeit nicht auffindbar waren. Dennoch haben wir uns entschlossen, an dieser Stelle alle dokumentierten Persönlichkeiten aufzuführen, die sich für die Belange der GDF und damit für die MHH eingesetzt haben.

43 Werner Wendrich (1911–1997), Diplomkaufmann, war 1971 bis zu einer Pensionierung 1977 Sprecher des Vorstands der Kali-Chemie, vgl. http://www.european-coatings.com/layout/set/print/Editorial-Archive/Dipl.-Kfm.-Werner-Wendrich. Er wurde als Vorstandsvorsitzender der GDF im November 1975 gewählt, am 24. September 1979 nochmals offiziell im Vereinsregister eingetragen und in seiner Position verlängert bis zum 23. September 1989. Vgl. Notarielle Bestätigung vom 1. April 1986 [Gründung GDF].

44 Hermann Fladt war Generaldirektor der Landschaftlichen Brandkasse.

45 Dieter Busch, Dipl.-Kfm., Geschäftsführer der in Hannover ansässigen Günter Wagner Pelikanwerke.

46 Vgl. Notizzettel [Gründung GDF].

47 Dr. jur. Litten war seit dem 20. Februar 1979 offiziell als Vorstandmitglied geführt und in dieser Position ebenfalls für 10 Jahre bestätigt. Vgl. Notarielle Bestätigung vom 1. April 1986 [Gründung GDF].

48 Professor Dr. med. Ernst-Eberhard Weinhold (1920–2013) war Allgemeinarzt, berufspolitisch aktiv und von 1977–1989 Vorstandsvorsitzender der Kassenärztlichen Vereinigung Niedersachsen. 1989 wurde ihm die Paracelsus-Medaille verliehen. Vgl. Dtsch Ärztebl 2013; 110(21): A-1049 / B-915 / C-909.

49 Dr. Ellen Müller-Dethard (1926–2011) wurde 1970 zur Personal- und Studentenärztin an der Medizinischen Hochschule Hannover berufen und leitete den Personalärztlichen Dienst bis zu ihrer Pensionierung 1991. 2007 wurde ihr die Paracelsus-Medaille verliehen. Vgl. http://www.bundesaerztekammer.de/page.asp?his=0.2.20.4640.5171.5206 (12.01.2014).

50 In der Zeit 1999–2002 übernahm Prof. Hartmut Küppers den Vorsitz kommissarisch.

Die in der Satzung festgeschriebenen Zwecke und Ziele »Helfen Fördern Unterstützen«[51] der GDF wurden von Beginn an konsequent umgesetzt. In den ersten 20 Jahren konnte die GDF 12.276.700 DM für Forschung, Tagungen, Publikationen und Preise aufwenden sowie ab 1973 Preisgelder für den Johann Georg Zimmermann-Preis für die Krebsforschung, für den Promotionspreis oder den Rudolf Schoen-Preis zur Verfügung stellen. In einer Auflistung der entsprechenden Ausgaben für die von der GDF geförderten Projekte ergaben sich für die ersten 30 Jahre folgende Summen:

Aufstellung der zur Verfügung gestellten Mittel der 1964–1993 in DM[52]

Jahre	Wissenschaftliche Zwecke	Jahrbuch Veröffentlichungen	Verwaltung / Personal / Miete
1964–1970	169.605	79.600	6.500
1971–1975	872.200	71.500	48.600
1976–1980	3.430.600	175.100	55.300
1981–1985	5.396.600	254.400	122.100
1986–1990	14.090.300	169.900	208.900
1991–1993	13.703.600	70.300	246.500
Summe	**37.662.900**	**820.800**	**687.900**

Jeweils im Oktober/November findet die jährliche Mitgliederversammlung statt, auf der neben den Berichten aus dem Vorstand auch der Jan Brod-Preis, der Sir Hans Adolf Krebs-Preis und der Rudolf Schoen-Preis verliehen werden. Seit einigen Jahren werden zeitgleich die Dissertationspreise der Heinrich Niemann-Stiftung und der Tumorstiftung vergeben. Seitdem auch längerfristig Förderungen eines Forschungsprojektes an MHH aus Stiftungen über die GDF an Wissenschaftlerinnen oder Wissenschaftler ausgelobt werden, werden auf der Jahresversammlung der GDF z. B. auch mehrere Preise zur Tumorforschung und Jahresstipendien überreicht.[53]

Seitens des Vorstandes war man von Beginn an darum bemüht, den Mitgliedern der GDF Einblicke in die Arbeit der MHH zu ermöglichen. Dies geschah zum einen durch die Publikationsreihen, durch die jeweiligen Festreden anlässlich der Jahresversammlungen oder auch durch Führungen durch Abteilungen und Kliniken der MHH. Aufgrund des Zuwachses an Preisverleihungen wurde 2010 ein traditioneller Passus der Jahresversammlung aufgegeben: die Festrede. Sie diente bis dahin dazu, den Mitgliedern der GDF einen Einblick in bestimmte Themenfelder der Medizin zu gewähren, die zu einem nicht unerheblichen Teil von den Zuwendungen an die GDF profitiert haben.

Die Gesellschaft der Freunde erfreut sich einer breiten öffentlichen Resonanz, und es gelingt ihr durch das große persönliche Engagement der Vorstandsmitglieder der GDF seit nunmehr 50 Jahren, die Mitglieder der

---

51 Vgl. aktueller Flyer der GDF sowie Homepage der GDF.
52 Aus der handschriftlichen Aufstellung [Gründung GDF].
53 Vgl. dazu Einladung zur Mitgliederversammlung am 6. November 2013. Zu den einzelnen Preisen siehe die entsprechenden Kapitel in diesem Buch.

GDF für die Belange der MHH zu interessieren, so dass von Beginn an die Zahl der Mitglieder sich zwischen 600 und 800 bewegte. Die Zahl der Stifter und ihrer Stiftungen ist bedeutsam und hat in den letzten 50 Jahren in einem entscheidenden Maß dazu beigetragen, dass Wünsche und Ziele der an der MHH tätigen Mitarbeiter in den unterschiedlichsten Bereichen verwirklicht werden konnten.

Betrachtet man im Kontext der Förderkreise und Freundesgesellschaften anderer Universitäten die Förderung der Medizinischen Hochschule Hannover durch die Gesellschaft der Freunde der Medizinischen Hochschule im Verlaufe der 50 Jahre des Bestehens und verfolgt man das dafür unabdingbare Engagement des Vorstandes, so kann man von einer Erfolgsgeschichte sprechen.

Anmerkungen zur Geschichte und Bedeutung von Forschungspreisen in der Medizin

Als wir im Jahr 2008 – unterstützt vom Vorstand der Gesellschaft der Freunde der Medizinischen Hochschule Hannover – begannen, uns mit den von der Freundesgesellschaft vergebenen Preisen zu befassen, waren sowohl Prof. Hartmut Küppers und der gesamte Vorstand der GDF als auch der damalige Präsident der MHH, Prof. Dr. Dieter Bitter-Suermann, davon überzeugt, dass das anstehende 50-jährige Jubiläum der Freundesgesellschaft ein guter Zeitpunkt sei, sich darüber Rechenschaft abzulegen, welche Rolle es für die Preisträger bedeutet haben mag, einen der von der GDF vergebenen Preise zu erhalten. Bei der Planung dieses Projektes leitete uns anfänglich die Frage, welche Bedeutung einer wissenschaftlichen Auszeichnung in der Biographie des Preisträgers zukommt. Ebenfalls interessierte uns, ob diese Ehrung Einfluss auf die wissenschaftliche Karriere genommen und das damit verbundene Preisgeld die Umsetzung der eigenen Forschungskonzepte befördert hat. Aus der Sicht der Mitglieder der GDF und der vielen Sponsoren spielt natürlich auch die Überlegung eine wichtige Rolle, ob und in welcher Weise die finanzielle Ausgestaltung der Preise Weichenstellungen in der individuellen Biographie erleichtert haben.

Um solche Fragen zu beantworten, ist vorauszusetzen, dass man alle Preisträger erfassen und die gegenwärtige berufliche Einbindung in Erfahrung bringen kann. Wir waren erstaunt, nachdem 1973 erstma-lig mit dem Johann Georg Zimmermann-Preis ein Wissenschaftspreis von der GDF verliehen wurde, wie viele unterschiedliche Auszeichnungen bereits bis 2009 vergeben worden waren, als wir im Rahmen der Mitgliederversammlung die ersten Ergebnisse vorgestellt haben. Die Zahl der Preise hat in den letzten vier Jahrzehnten ständig zugenommen, und bis 2009 waren 371 Preisträger zu verzeichnen. Bis zum Ende des Jahres 2013 werden gegenwärtig in 15 Kategorien Preise und Stipendien ausgelobt und die Zahl der Preisträger ist inzwischen auf 487 angestiegen.

Die Vergaben von Stipendien und Preisen in der Medizin werden allgemein und sicher auch an der MHH weiter anwachsen. So werden aktuell unter dem Stichwort »internationale Forschungspreise für die Medizin« 130 und speziell für Krebsforschung 12 Preise aufgelistet.[1] Die Datenbank academics.de verzeichnet allein 179 unterschiedliche Preise und Stiftungen für die in Deutschland in der Medizin forschenden Ärzte und Ärztinnen, Wissenschaftler und Wissenschaftlerinnen, Promovenden und Promovendinnen.[2] Es ist jedoch davon auszugehen, dass damit sicher nicht alle Promotions-, Nachwuchs- und Förderpreise und Forschungsstipendien erfasst worden sind,[3] die an deutschen Forschungseinrichtungen vergeben werden, und bis Mitte 2014 sind vermutlich schon einige weitere neue hinzugekommen.

---

1   http://de.wikipedia.org/wiki/Kategorie:Medizinpreis (02.01.2014).

2   http://www.academics.de/wissenschaft/stipendien_und_wissenschaftspreise_10303.html (02.01.2014).

3   Das lässt sich bereits anhand der Nachwuchspreise und der Forschungsstipendien, die von der Gesellschaft der Freunde der MHH vergeben werden, nachvollziehen, die in keiner Liste aus dem Internet aufgeführt sind.

Kleiner Exkurs zur Geschichte der Preise für die medizinische Forschung

Die Vergabe von Medizinpreisen ist vornehmlich eine Geschichte der zweiten Hälfte des 20. Jahrhunderts. Der älteste Preis der Würdigung von außergewöhnlichen Leistungen in der Medizin ist die Cothenius Medaille. Diese wurde 1792 von der Akademie der Naturforscher Leopoldina erstmalig vergeben[4], deren erste Preisträger heute dem Vergessen anheimgefallen sind.[5] Erst der zweite Preisträger der Cothenius-Medaille, Christoph Wilhelm Hufeland (1762–1836)[6], gehört zu Gruppe der historischen Persönlichkeiten. Der berühmteste und renommierteste Preis für die Medizinforschung ist der seit 1901 vergebene Nobelpreis für Physiologie oder Medizin, der erstmalig an Emil von Behring verliehen wurde für die erfolgreiche Bekämpfung der Diphtherie.[7]

Vereinzelt gab es schon vor dem 20. Jahrhundert spezielle Preise für die Medizin, wie z. B. den Adolf Fick-Preis für Physiologie, der seit 1929 alle 5 Jahre vergeben wird[8] oder die seit 1925 vergebene Bernhard von Nocht-Medaille für Tropenmedizin. Bereits an diesen beiden frühen Würdigungen für bedeutende Arbeiten aus dem Bereich der Medizin lässt sich erkennen, dass die Fülle der heute vergebenen Preise nicht nur der zunehmenden Spezialisierungen in der Medizin geschuldet, sondern auch Folge davon ist, dass in der Medizin sowohl theoretische Grundlagenforschung als auch klinische Grundlagen- und Anwendungsforschung zum Fortschritt der medizinischen, diagnostischen und therapeutischen Kenntnisse beitragen. Ebenfalls gibt es bei der Vielzahl der Preise im Bereich der Medizin die Auszeichnungen für das Lebenswerk, für besondere wissenschaftliche Leistungen von Nachwuchsforschern sowie für arrivierte, noch tätige Wissenschaftler. Gemeinsam ist allen vergebenen besonderen Würdigungen, dass aus der Sicht des Preis-Komitees diese Wissenschaftler mit ihren Arbeiten in dem jeweiligen Bereich die theoretischen Grundlagen, die Diagnostik oder die Therapie entscheidend weiterentwickelt haben.

Im Verzeichnis der in Deutschland aktiven Stiftungen für die Forschung umfasst das Verzeichnis der medizinrelevanten Stiftungen allein 79 Ansprechpartner.[9] Betrachtet man die Fülle der an jeder medizinischen Fakultät, den Akademien, den jeweiligen medizinischen Fachgesellschaften oder in der Medizinforschung aktiven Industrie-

---

4   Die Cothenius-Medaille wurde von Christian Andreas von Cothenius (1708–1789), Leibarztes des Preußenkönigs Friedrich II., gestiftet. Anfänglich wurden die Preisträger für die Bearbeitung medizinischer Forschungsfragen ausgezeichnet. Seit 1954 vergibt die Leopoldina die Cothenius-Medaillen für das herausragende wissenschaftliche Lebenswerk der Geehrten. In der Regel werden die Auszeichnungen an Mitglieder der Akademie verliehen. Vgl. Deutsche Akademie der Naturforscher Leopoldina – Nationale Akademie der Wissenschaften, Pressemitteilung vom 4. September 2013.

5   Es handelte sich dabei um die Ärzte Cornelius Johann Voss, Georg von Wedekind und Gerhard Anton Gramberg.

6   Hufeland ist nicht nur wegen seiner Schrift »Makrobotik oder die Kunst das menschliche Leben zu verlängern« (1792) bis heute im Bewusstsein der Ärzte und der Ernährungsexperten geblieben, sondern auch als Direktor der Charité und erster Dekan und Professor für Pathologie und Therapie an der 1810 gegründeten Berliner Universität sowie auch als Leibarzt der preußischen Königsfamilie.

7   Vgl. Brigitte Lohff: Dauer und Wandel – 125 Jahre DMW: Serumtherapie – Emil von Behring und die Anfänge der Immunitätsforschung. DMW, 124 (1999), S. 1321–1322.

8   Der erste Preisträger war der Göttinger Physiologie Hermann Rein, vgl. http://de.wikipedia.org/wiki/Adolf-Fick-Preis (02.01.2014).

9   Vgl. das von der Technischen Universität Dresden erstellte Verzeichnis unter http://tu-dresden.de/die_tu_dresden/fakultaeten/medizinische_fakultaet/forschung/ausschreibungen/foeextern/stiftverz/Stiftungsverzeichnis.pdf (02.01.2014).

zweige sowie die seitens der Ärztekammern etc. ausgelobten Preise und Stipendien, so stellt sich aus wissenschaftshistorischer Sicht natürlich die Frage, warum es ab den 1950-er Jahren weltweit zu einem rasanten Anstieg von Auszeichnungen kam, die jeweils mit entsprechenden Preisgeldern verknüpft waren.

Darauf lässt sich nur eine vorläufige Antwort geben. Die Auslobung neuer Preise und Stiftungen oder die Bereitstellung von Forschungsgeldern stellt oftmals eine Verbindung zwischen einer akademischen Einrichtung und einem entsprechenden Sponsor her, der die finanzielle Ausgestaltung des Preises ermöglicht. Zu den Sponsoren von Preisen ab den 1970er Jahren haben sich die akademischen Vertreter häufig mit den regionalen Geldinstituten oder mit der in der Medizinforschung tätigen regional ansässigen Firmen zusammengefunden. Bei vielen internationalen oder deutschlandweit ausgeschriebenen Medizinpreisen und Stipendien werden die Geldmittel oft von international agierenden Firmen zur Verfügung gestellt. Welche Erwartungen von Seiten der Industrie mit ihrem Engagement für die Forschung verbunden sind, führte Professor Adolf Steinhofer[10] 1970 in seiner Rede anlässlich des 20-jährigen Bestehens des Fonds der Chemischen Industrie aus. Darin plädierte er für eine Kooperation der Industrie mit den Universitäten in Hinsicht auf die anwendungsorientierte Forschung: »Diese Argumentation [einer ausschließlich in den Forschungsabteilungen der Industrie stattfindenden anwendungsorientierten Grund-

lagenforschung, B.L.] unterschätzt den Ideenreichtum unserer studentischen Jugend und die Leistungsfähigkeit von Diplomanden und Doktoranden im Arbeitskreis einer mitreißenden Forscherpersönlichkeit. [Mit der finanziellen Förderung durch die Industrie, B.L.] können neue Ideen und rasche Maßnahmen ohne mühsame Genehmigungsverfahren, ohne Verzögerung und ohne Dämpfung des Elans des Forschers angepackt werden. Den jungen Hochschullehrern gilt unsere besondere Förderung, für sie stellen diese Mittel oft die erste Möglichkeit dar, ein eigenes wissenschaftliches Gebiet aufzubauen.«[11]

Übertragbar ist diese Argumentation auf die Bereitstellung von Fördermitteln durch Kooperationen zwischen Universitäten und medizinisch forschenden Wirtschaftsunternehmen. Der Kooperationswille mit der universitären Forschung seitens der wirtschaftlichen Unternehmen äußert sich auch in dem Zusammenschluss zum Stifterverband für die deutsche Wissenschaft, der »eine Gemeinschaftsaktion der deutschen Wirtschaft [ist]. In ihm haben sich rund 3.000 Unternehmen, Unternehmensverbände, Stiftungen und Privatpersonen zusammengeschlossen, um Wissenschaft, Forschung und Bildung voranzubringen. Seine gemeinnützigen Aktivitäten finanziert der Stifterverband ausschließlich über die Beiträge und Spenden seiner Mitglieder und Förderer. Dank der privaten Finanzierung ist es möglich, unbürokratisch und frei von staatlichen Vorgaben zu handeln.«[12]

---

10 Adolf Steinhofer (1908–1990), Chemiker, seit 1957 Leiter der Forschungsabteilung der Badischen Anilin & Soda-Fabrik [BASF], Vorsitzender des Engeren Kuratoriums des Fonds der Chemischen Industrie.

11 Adolf Steinhofer: 20 Jahre Fonds der Chemischen Industrie. Rückblick und Ausblick. In: 20 Jahre Fonds der Chemischen Industrie zur Förderung von Forschung, Wissenschaft und Lehre, hrsg. vom Verband der Chemischen Industrie, Frankfurt 1970, 19–27, hier S. 21.

12 Vgl. http://www.stifterverband.info/. Der Stifterverband hat seine Wurzeln im Stifterverband der Notgemeinschaft der deutschen Wissenschaft, der 1920 gegründet wurde, um Forschungsgelder zu akquirieren. Eine Neugründung erfolgte 1948, vgl. http://www.dfg.de/dfg_profil/geschichte/chronik/ (08.01.2014).

Private Stiftungen und Preise

Seit Ende des 20. Jahrhunderts ist zu beobachten, dass zunehmend Privatpersonen bereit sind, ein Teil ihres Vermögens der Forschung zur Verfügung zu stellen. Oftmals spielten dabei eigene Erfahrungen von Krankheit eine Rolle, wenn der Sponsor Preisgelder oder Stipendien mit eindeutiger Vorgabe zur Verfügung stellt, um auf einem bestimmten Gebiet der Medizin die weitere Entwicklung zu unterstützen. Einer der bekannteste dürfte der Leukämie-Preis der José Carreras-Stiftung sein.[13] Einen Preis zu stiften, ein Förderstipendium zu vergeben und einen Preis oder ein Stipendium zu erhalten, ist für alle drei darin involvierten Personenkreise ein Gewinn: Der Preisträger wird für seine wissenschaftliche Leistung gewürdigt und bereichert seine wissenschaftliche Biographie; die Universität, die akademische Einrichtung oder die Institution, die den Preis vergibt, steigert ihr öffentliches Renommee; und die jeweiligen Stifter zeigen ihre Bereitschaft, sich gemeinnützig für die Forschung zu engagieren.

Bei der Namensgebung des jeweiligen Preises greifen die Initiatoren häufig auf historische Persönlichkeiten zurück, die in dem entsprechenden Gebiet von Bedeutung waren oder als Begründer einer entsprechenden Forschungsrichtung angesehen werden. So erinnert beispielsweise der Karl Landsteiner-Preis[14] an den österreichischen Immunologen, Serologen und Entdecker der Blutgruppen Karl Landsteiner (1868–1943)[15] oder der Hans Berger-Preis für Neurophysiologie an den Erfinder des Elektroencephalogramms [EEG] Hans Berger (1873–1941).[16] Eine weitere Kategorie der Namensgebung von Forschungspreisen richtet sich nach den jeweiligen Sponsoren wie z. B. die Else Kröner-Fresenius-Stiftung, mit der von der Stifterin Else Kröner (1925–1988) an die 1912 erfolgte Gründung des Pharmazieunternehmens und ihren Adoptivvater Eduard Fresenius (1874–1946) erinnert werden soll.[17] Häufiger erhalten Preise oder Stiftungen den Namen derjenigen Persönlichkeiten, die treuhänderisch ihre Vermögen in eine Stiftung eingebracht haben, um damit Nachwuchswissenschaftlern bei der Finanzierung von Forschungsvorhaben zu unterstützen. Damit kann oft die Erinnerung an diese Persönlichkeiten lebendig erhalten werden. Häufig wird aber auch durch die Namensgebung der Forschungsbereich klar umrissen, wie z.B. beim 1986 von der pharmazeutischen Industrie gesponserten Deutschen Krebspreis oder dem im Jahr 2008 von dem Ehepaar Horst und Luise Köhler und der Alliance für chronisch seltene Erkrankungen gestifteten Eva Luise Köhler-Forschungspreis für Seltene Erkrankungen.

Über die Einrichtung von Alumni-Vereinen oder, wie im Fall der Medizinischen Hochschule Hannover, einer Freundes-

---

13 Gegründet wurde diese Stiftung 1988 in Spanien, die Deutsche José Carreras Leukämie-Stiftung gibt es seit 1995.

14 Es gibt auch einen Karl Landsteiner Memorial Award und eine Karl Landsteiner-Medaille, die beide von der American Association of Blood Banks verliehen werden, während der Karl Landsteiner-Preis von der österreichischen Gesellschaft für Allergologie und Immunologie vergeben wird.

15 Zur Biographie des 1938 in die Emigration gezwungenen Karl Landsteiner vgl. Paul Speiser: Karl Landsteiner, Entdecker der Blutgruppen und Pionier der Immunologie. Biographie eines Nobelpreisträgers aus der Wiener Medizinischen Schule. 3 Aufl. Berlin 1990.

16 Zur Biographie von Hans Berger vgl. Thomas T. Nagel; Dominik Groß et al.: Die »Gehirnbewegung« – Historische Anmerkungen zu einem vergessenen Forschungsgegenstand und seine maßgeblichen Protagonisten. In: Dominik Groß et al. (Hrsg,): Medizingeschichte in Schlaglichtern: Beiträge des »Rheinischen Kreises der Medizinhistoriker«, Bd. 2. Kassel 2011, S. 123–144.

17 Vgl. http://www.fresenius.de/2091.htm (06.01.2014).

gesellschaft konnten die Medizinischen Fakultäten in der Öffentlichkeit auf die Bedeutung von Stiftungen und Forschungsförderungen aufmerksam machen. Mittlerweile verleiht jede medizinische Fakultät in Deutschland eigene Preise in allen Kategorien und lobt Stipendien und Stiftungsprofessuren aus, durch die aus der Universität hervorgegangene Promovenden oder Forscher ausgezeichnet werden oder Wissenschaftler an die jeweiligen Universitäten geholt werden können. Die Alumini-Vereine oder Freundesgesellschaften verwalten verantwortlich die an die entsprechenden akademischen Einrichtungen anvertrauten Stiftungen oder Vermögen. Sie organisieren und überwachen die Verteilung dieser Gelder und Preise und übernehmen die Ansprache potentieller Förderer und Stifter. Dass jede Universität zu dem bedeutenden finanziellen Gewinn davon auch einen ideellen erhält, zeigt sich an der Bereitschaft der Sponsoren, die universitäre Forschung zu unterstützen, wodurch viele Vorhaben erst realisiert werden und die akademische Einrichtung sich damit im Wettbewerb der Forschung zusätzlich positionieren können.

Das »Preisträger-Buch«

Wie bereits erwähnt, begannen die Recherchen für dieses Buch Ende 2008. Der erste Schritt bestand darin, vollständig alle Preisträger ab dem Jahr 1973 zu erfassen. Da in den ersten Jahrzehnten die elektronische Erfassung der Preisträger und aller dazu gehörenden Aktivitäten – wie z. B. die Ausschreibungstexte, die Gutachtergremien, die Anzahl der Bewerber, die Gutachten die Festlegung des Preisträgers, etc. noch nicht alltäglich in der Verwaltung war, verging einige Zeit, bis eine vollständige Liste aller Preisträger erstellt war. Da weit über dreihundert Preisträger schon bei Beginn der Recherchen erfasst wurden, verabschiedeten wir uns von der Vorstellung, alle Geehrten mit einem Curriculum vitae in dieser Publikation zu würdigen. Wir entschieden uns, zwei größere Kategorien in der von der GDF über die Medizinische Hochschule vergebenen Preise zu bilden. Bei den vier »traditionellen« Preisen, die an der MHH bis Ende des 20. Jahrhunderts vergeben wurden – dem ab 1973 vergebenen Johann Georg-Zimmermann-Preis, dem ab 1988 vergebenen Rudolf Schoen-Preis und den ab 1994 vergebenen Jan Brod-Preis und Sir Hans Adolf Krebs-Preis – sollte jeder Preisträger mit einer aktuellen tabellarischen Darstellung seines oder ihres wissenschaftlichen Lebenslaufes vorgestellt werden. Bei der zweiten Gruppe der Preise und ihrer Preisträger, die vornehmlich die nach dem Jahr 2000 von der Gesellschaft der Freunde ausgelobten Preise betraf, hatten wir den Ehrgeiz, auch die jeweilige heutige Position und den Lebensort der einzelnen Preisträger zu erfassen. In dieser zweiten Kategorie haben wir auch den zweitältesten Preis, den die Medizinische Hochschule vergeben hat, eingeordnet: den ab 1975 vergebenen Promotionspreis. Bei den bis 2013 vergebenen 135 Promotionspreisen gestaltete sich allein die Suche nach dem gegenwärtigen beruflichen Verbleib ausgesprochen mühevoll. Obwohl es eine sicher spannende Studie werden könnte, gerade die Rolle von Promotionspreisen auf die individuelle Biographie hin zu untersuchen, wäre dieses Unterfangen jedoch zu zeitaufwändig geworden.

Besonders gefreut hat uns, dass alle Preisträger, wenn wir ihre aktuellen Adressen ausfindig gemacht hatten, bereitwillig unsere Anfragen beantwortet haben. Ohne ihre durchgehend positive Rückmeldung hätten wir Details ihrer Biographien nicht klären können und sicher größere Lücken in der Darstellung hinnehmen müssen. Lücken sind gleichwohl unvermeidlich und für mögliche Fehler bitten wir an dieser Stelle bereits um Nachsicht. Es würde der Gesellschaft der Freunde der MHH und dem Archiv der MHH entgegenkommen, wenn wir von Korrekturen und Ergänzungen für die Dokumentation der GDF und für das Archiv der MHH Kenntnis erhielten.

Darstellung der Preisträgerinnen und Preisträger

Unser Ziel war es zum einen, von allen Preisträgern den Titel der Publikation, für die sie den Preis erhalten haben, dann die akademische Einrichtung, der sie im Jahr der Verleihung angehörten sowie ihre heutige berufliche Situation zu ermitteln. Zum anderen wollten wir auch die Entscheidungen, einen entsprechenden Preis auszuloben und welche Veränderungen es im Laufe der Jahre bei der Vergabe dieser Preise gegeben hat, erfassen. Ebenfalls sollten die jeweiligen Namensträger und/oder Stifter der einzelnen Ehrungen dargestellt werden. Denn die Stifter sind der wichtige Gegenpart, der gewährleistet, dass ein Wissenschaftler für seine Forschungen ausgezeichnet wird oder eine finanzielle Unterstützung erhält. Die von 1965 bis 1999 von der GDF herausgegebenen Jahresberichte der Gesellschaft der Freunde der Medizinischen Hochschule e.V. war eine unentbehrliche Quelle für die ersten Jahre der Preisverleihungen. Das Archiv der MHH, die Akten des Präsidialamtes und der GDF sowie die Unterlagen der Presseabteilung, insbesondere deren Fotodokumentation anlässlich der Preisverleihungen, bildeten die Basis für die Darstellung der einzelnen Preise und ihrer Preisträger. Eine unentbehrliche Quelle hinsichtlich des heutigen Verbleibs der Preisträger und der Ehrungen und Publikationsverzeichnisse war das Internet. Briefwechsel und Korrespondenz per E-Mail sowie Telefonate mit den Preisträgern oder den Stifterorganisationen haben uns stets weitergeholfen bei der Abklärung von offenen oder widersprüchlichen Daten. Die einzelnen Preise und ihre Preisträger sind jeweils chronologisch zusammengestellt, die Promotionspreise und neuer Auszeichnungen und Stiftungen sind nach ihren Preiskategorien chronologisch und tabellarisch aufgelistet.

Tabellarische Lebensläufe können nur ausschnitthaft etwas von der wissenschaftlichen Biographie einer Persönlichkeit vermitteln. Wir mussten uns für eine Struktur entscheiden und haben versucht, wichtige Stationen in dem entsprechenden wissenschaftlichen Werdegang aufzunehmen. Die persönliche Biographie haben wir dabei nicht berücksichtigt, nur bei der ersten Preisträgerin des Johann Georg Zimmermann-Preises 1981 sind wir davon abgewichen. Zu der Biographie von Frau Prof. Brigit van der Werf-Messing ließen sich trotz intensiver Recherche und Befragung von Kollegen der Röntgenologie und Nuklearmedizin[18] und des Vorstands der Deutschen Röntgengesellschaft keine Hintergründe ermitteln. Mehr durch Zufall gelangten wir in das Zeitschriftenarchiv des Journals of Radiation Oncology Biology and Physics. 1990 ist in dieser Zeitschrift ein Artikel anlässlich der Emeritierung von Frau Prof. Werf-Messing publiziert worden. In diesem Fall wollten wir das Leben dieser Wissenschaftlerin dem Vergessen entreißen, da es pars pro toto für die Folgen deutsch-jüdischer Biographien

---

18 Anlässlich des Festsymposiums am 11. März 2013 zum 85. Geburtstag von Prof. Heinz Hundesagen startete die Verfasserin diese Nachfrage.

im 20. Jahrhundert steht und zudem Forschungspreise an Frauen im letzten Jahrhundert mehr die Ausnahme waren.[19]

Bezüglich der Struktur der Darstellung haben wir bei jedem Preisträger zusätzlich zum tabellarischen Lebenslauf die Forschungsschwerpunkte kurz charakterisiert, Ehrungen[20] aufgelistet und jeweils die erste sowie die aktuellste bzw. letzte wissenschaftliche Publikation mit aufgenommen. Unterschiede hinsichtlich des Umfangs der biographischen Informationen ergaben sich hauptsächlich aus dem Alter der Ausgezeichneten. Teilweise haben wir bei einigen Curricula vitae Kürzungen vorgenommen, um die Länge der Lebensläufe untereinander anzugleichen. Bei den Publikationen sind wir gelegentlich vom genannten Vorgehen abgewichen, wenn von dem Preisträger Standardwerke verfasst worden sind, deren Nennung uns wichtig war. Die jeweilige Gesamtanzahl der Publikationen haben wir nicht aufgeführt, da eine korrekte Erfassung kaum möglich ist.[21]

Viele Fragen würden es lohnen, weiter verfolgt zu werden. So z. B. die Preisträger, die mehrere Preise erhalten haben[22], oder die selten auftretenden Ehepaare als Preisträger. Die sich daran anschließenden, mehr in die Kategorie der Wissenschaftssoziologie fallenden Studien über den Einfluss von Nachwuchspreisen auf die Forscherlaufbahn konnten jedoch nicht Gegenstand dieser Publikation sein, in der wir alle Preisträger der von der GDF vergebenen Preisen berücksichtigen wollten. Ebenfalls konnten wir nicht die wichtige Frage verfolgen, wie Preisvergabe und Wissenschaftsentwicklung voneinander abhängen; ebenso, wie innovativ und vorausschauend durch das Gutachtergremium die zukünftige Entwicklung von Forschung durch die Preisvergabe widergespiegelt wird. Thema der Wissenschaftsforschung wird es zukünftig einmal sein, den Fragen nachzugehen, ob staatliche und öffentliche oder private Forschungsförderung auf preiswürdige Publikationen einen Einfluss haben, oder welche Rolle Gutachtern in diesem Prozess zukommt. Aus Sicht der Autorin lässt sich jedoch aus der nun mehrjährigen Beschäftigung mit Forschungspreisen und den Forscherbiographien festhalten: Preise reflektieren den jeweiligen Stand der Forschung hinsichtlich der Erwartungen an den Fortschritt der Medizin in all ihren Facetten. Forschungspreise liegen genau auf dem Grad von »Normalwissenschaft« und/oder schrittweiser Weiterentwicklung des jeweiligen Gebietes. Ob Arbeiten, die einen Paradigmenwechsel in der Forschung eingeleitet haben – wie Thomas S. Kuhn[23] es bezeichnet hat – oder im Karl Popper'schen Sinne Publikationen mit erkenntnisleitender Falsifikationen[24] mit Preisen versehen werden, wird eine Frage der zukünftigen wissenschaftshistorischen Aufarbeitung sein.

---

19 Dieses lässt sich auch an den Preisen, die an der Medizinischen Hochschule vergeben wurden, belegen: Die Promotionspreis der MHH wurde in den ersten 25 Jahren von 1975 bis 2000 insgesamt 81 Mal vergeben, davon erhielten 19 Frauen die Auszeichnung; in den letzten 14 Jahren ab 2000 wurden von 54 Promotionspreisen 22 Frauen und 32 Männer für ihre Arbeit ausgezeichnet.

20 Bei den Persönlichkeiten, die mit vielen Ehrungen ausgezeichnet worden sind, haben wir uns entschlossen, eine Auswahl zu treffen.

21 Uneindeutigkeiten ergaben sich u.a. daraus, dass einige nur ihre Zeitschriftenartikel angeben, manche ihre Buchbeiträge nicht erwähnen und bei den Büchern die Frage der Herausgeberschaft oder der Autorenschaft nicht ohne immensen Aufwand eindeutig zu klären gewesen ist. Hält man sich primär an die für medizinische Publikationen wichtige Quelle PubMed der US National Library of Medicine und der National Institutes of Health, so unterschlägt man bei vielen Autoren die für die Forschung wichtigen Buchbeiträge und Lehrbücher.

22 Insgesamt haben 15 Preisträger zweimal einen Preis von der GDF erhalten.

23 Thomas S. Kuhn: The Structure of Scientific Revolutions (1962, deutsch 1967) hat die Diskussion um die Prinzipien der Wissenschaftsentwicklungen beeinflusst.

24 Karl Popper: Die Logik der Forschung (1934, 1959 englisch) wird besonders von Experimentalwissenschaftlern geschätzt.

Danksagungen

Ein solches Unterfangen, 177 Curricula zusammenzutragen und zusätzlich die weiteren 290 Preisträger mit den wesentlichen Daten zu ihrem Preis und ihrem heutigen Lebensort zu erfassen, ist nicht ohne die Unterstützung von anderen möglich. Dem Vorstand der Gesellschaft der Freunde der MHH und besonders Herrn Prof. Hartmut Küppers, Herrn Werner Albrecht und Herrn Martin Seidel sei an dieser Stelle mein herzlicher Dank ausgesprochen. Sie haben dieses Projekt mit ihrem Wissen und ihren Archivmaterialen unterstützt und damit unsere Arbeit über die Geschicke der GDF ergänzt und mit ihrer Anerkennung für meine historische Sicht auf die 50 Jahre Gesellschaft der Freunde der MHH dieses Projektes begleitet. Unser aufrichtiger Dank gilt vielen anderen Personen und Institutionen, die uns in Gesprächen mit Informationen und ihrer Kenntnis geholfen haben. Hätte Frau Petra Linke, Büroleiterin des Forschungsdekanats der MHH, uns ihre Auflistungen nicht uneigennützig zu Verfügung gestellt, da sie bereits begonnen hatte, die Namen aller Preisträger der von der Freundesgesellschaft der MHH verliehenen und vom jeweiligen Forschungsdekan übergebenen Preise zu erfassen, wir wären sicher am Beginn unserer Recherche verzweifelt. Von ihr hatten wir für die Jahre ab 2004 eine unentbehrliche Zusammenstellung von allen Preisträgern und der dazugehörenden wichtigsten Eckdaten wie Titel der ausgezeichneten Publikation, Institution, Adresse usw. erhalten. Frau Linke hat uns stets in jeder erdenklichen Weise Zugang zu den wichtigen Akten gewährt und unsere Fragen geduldig beantwortet. Karoline Bomm hat als studentische Hilfskraft in der Anfangsphase

sich engagiert in dieses Projekt eingearbeitet und mit viel Geduld die Internetrecherche vorangetrieben, so dass wir im November 2009 schon über die ersten Ergebnisse im Rahmen der Verleihung des Rudolf Schoen-Preises, Sir Hans Krebs- und Jan Brod-Preises auf der Mitgliederversammlung der Gesellschaft der Freunde MHH berichten konnten. Mit den 2009 vorliegenden Zusammenstellungen verfügten wir bereits über einen guten Fundus an Informationen zum Kreis der biographisch zu erfassenden Preisträger.

Lisa Schulz, die 2010 an das Institut als Mitarbeiterin in Rahmen eines freiwilligen wissenschaftlichen Jahres kam, hat durch ihre konsequente und geradezu kriminalistische Internetrecherche ab Ende 2012 alle fehlenden Angaben aufgespürt, die vorhandenen geprüft, korrigiert und aktualisiert. Andreas Siegwarth, Archiv der MHH, hat in vielfältiger Hinsicht dieses Projekt geduldig und einfallsreich begleitet, meine Literatur- und Archivanfragen und -suchen stets erfolgreich lösen können und das Layout und Lektorat für dieses Buch professionell durchgeführt. Ebenfalls möchten wir dem Verleger des Buches Herrn Matthias Wehrhahn vom Wehrhahn-Verlag Hannover für die freundliche Zusammenarbeit und sein konstruktives Eingehen auf unsere speziellen Wünsche danken.

Durch Lisa Schulz' und Andreas Siegwarths verlässliche und engagierte Mitarbeit liegt nun diese Publikation vor, mit der wir hoffen und wünschen, dass alle Stifter, Mitglieder und Förderer der Gesellschaft der Freunde der MHH und deren Preisträger sich angemessen erfasst und dargestellt wiederfinden.

Im Februar 2014   Brigitte Lohff

Die Gesellschaft der Freunde der Medizinischen Hochschule Hannover und ihre Preise

Zusammenfassender Überblick der Preise der Gesellschaft der Freunde der MHH 1973–2013

Chronologie aller Preise (erste Verleihung):

1973	Johann Georg Zimmermann-Preis
1975	Johann Georg Zimmermann-Förderpreis
1975	Promotionspreis
1988	Rudolf Schoen-Preis
1994	Jan Brod-Preis
1994	Sir Hans Adolf Krebs-Preis
1999	Wilhelm Hirte-Gedächtnispreis
2001	Hans-Heinrich Niemann-Preis
2002	Wilhelm Hirte-Stiftungsprofessur
2003	Hannelore Munke-Forschungsstipendium
2004	Dissertationspreis Tumorforschung
2007	Claudia von Schilling-Preis
2007	Masterstudiengang Biomedizin
2007	Ernst Eickhoff-Preis
2010	Geschlechtersensible Medizin
2011	Forschungspreis der Tumorstiftung der MHH/auf Basis des Hannelore Munke-Preises
2012	Promotionspreis Infektionsforschung

Preise, die nach dem/der Stifter/in benannt sind und Förderschwerpunkt:

Claudia von Schilling-Preis	(Brustkrebsforschung, 2007)
Ernst Eickhoff-Preis	(Kardiologie/Herzchirurgie, 2007)
Hannelore Munke-Forschungsstipendium	(Krebsforschung, 2003)
Hans-Heinrich Niemann-Preis	(Grundlagenforschung Biochemie, 2001)
Johann Georg Zimmermann-Preis	(Krebsforschung, 1973)
Johann Georg Zimmermann-Förderpreis	(Krebsforschung, 1975)
Jan Brod-Preis	(Kreislauf-, Nierenerkrankungen, 1994)
Rudolf Schoen-Preis	(klinische Forschung, 1988)
Sir Hans Adolf Krebs-Preis	(med. Grundlagenforschung, 1994)
Wilhelm Hirte-Preis	(Lehrpreis, 1999; PhD-Studiengang Infektforschung, 2012)

Anzahl der vergebenen Preise nach Geschlecht:

Preis	gesamt	davon Frauen
Johann Georg Zimmermann-Preis	71	5
Sir Hans Adolf Krebs-Preis	35	10
Jan Brod-Preis	28	4
Rudolf Schoen-Preis	43	7
Gesamt	**177**[1]	**26**

Preis	gesamt	davon Frauen
Zimmermann-Förderpreis	83	13
Claudia von Schilling-Preis	8	3
Hannelore Munke-Preis	16	7
Dissertationspreis Tumorforschung	11	7
Hans Heinrich Niemann-Preis	16	9
Ernst Eickhoff-Preis	11	3
Geschlechtersensible Medizin	2	0
Masterstudiengang Biomedizin	21	17
Promotionspreis	135	44
Wilhelm Hirte-Preis(e)	7	1
Gesamt	**310**	**114**

Zukünftige Analysen zu den Themen der ausgezeichneten Publikation, Dissertationen oder Wissenschaftsfeldern werden nicht nur die Veränderungen in den jeweiligen Gebieten nachzeichnen, sondern auch die Wanderungsbewegung der Zentren für bestimmte innovative Forschungen. Beispielhaft steht dafür der Johann Georg Zimmermann-Förderpreis, der 1975–1995 an Nachwuchsforschergruppen vergeben wurde. Von den insgesamt 83 Preisträgern entfielen auf die Forscher und Forscherinnen folgender Standorte die meisten Ehrungen:

MHH	12	Heidelberg	7	Berlin	5	Mainz	5
Göttingen	10	Essen	6	Hamburg	5		

Betrachtet man in diesem Zusammenhang z. B. rein quantitativ, wie viele Preisträger ihre Forschung an der MHH geleistet haben oder noch einbringen, so ergibt sich folgendes Bild:

	Zimmermann-Preis (gesamt 71)	Zimmermann-Förderpreis (gesamt 83)	Schoen-Preis (gesamt 43)	Brod-Preis (gesamt 28)	Krebs-Preis (gesamt 35)
Früher an der MHH	2	12	24	12	7
Bis heute (bzw. zur Emeritierung) an der MHH	3	1	12	7	13

---

1   17 Preisträger sind mittlerweile verstorben.

Dabei handelt es sich jedoch nur um anfängliche Hinweise, die erst ihre Bedeutung durch eine vertiefte Analyse in Hinsicht auf die Forschungsleistung der entsprechenden Preisträger erlangt. Es kann sich aus der Perspektive von einigen Jahrzehnten vorerst nur um eine Beurteilung handeln, die sich an metrischen Aussagen wie Impactfaktoren oder Drittmitteleinwerbung orientiert. Ob damit etwas über die Bedeutung für relevante Fortschritte der Forschung oder Medizin gesagt werden kann, wird sich erst in der Zukunft zeigen lassen können.

Johann Georg Zimmermann-Preis

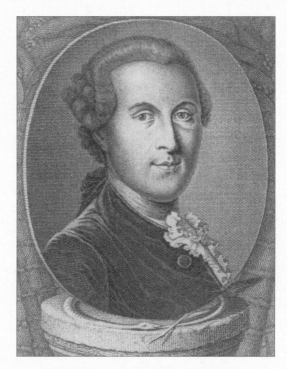

Johann Georg Zimmermann

Johann Georg Zimmermann-Preis

1. Der Namensgeber: Johann Georg Zimmermann (1728–1795)

Am 21. Februar 1974 wurde der anfänglich als »Krebspreis« bezeichnete Preis in Johann Georg Zimmermann-Preis für Krebsforschung umbenannt.[1] Dieser Vorschlag war durch den Archivdirektor des Niedersächsischen Hauptstaatarchivs Dr. Heinz Haase eingebracht worden. Begründet wurde diese Namensgebung mit dem Hinweis, dass der ehemalige Hof- und Leibarzt des Königs von Hannover und England Johann Georg Zimmermann, zu seiner Zeit »als hervorragender Mediziner in Europa bekannt war und in laufendem Gedankenaustausch mit vielen Persönlichkeiten seiner Zeit« stand.[2]

»Zimmermann, Jean George: L'un des plus illustres médecins du dix huitième siècle«[3], so wurde der königliche Hof- und Leibmedicus Johann Georg Zimmermann (1728–1795) noch 30 Jahre nach seinem Tod in französischen Lexika charakterisiert.

In Frankreich wurde er mit Thomas Sydenham, dem »englischen Hippokrates«, mit den in Leiden, Göttingen und Montpellier lehrenden Professoren Herman Boerhaave, Albrecht von Haller, Théophile Bordeu und Jean Paul Barthez in eine Reihe gestellt. In Deutschland erlangt Zimmermann niemals ein entsprechendes hohes Renommee. Unmittelbar nach seinem Tod erschien 1797 von seinem Freund Simon André Tissot die Biographie »La vie de Monsieur Zimmermann«[4]; bis Ende des 19. Jahrhunderts lagen zwei weitere größere Biographien vor. Seine Briefwechsel mit dem europäischen Adel fanden Aufmerksamkeit und wurden veröffentlicht.[5] Im 20. Jahrhundert wurde Zimmermann vornehmlich als populärphilosophischer Schriftsteller bezeichnet.[6]

Johann Georg Zimmermann, der am 8. Dezember 1728 in Brugg im Kanton Bern

---

1   Vgl. Protokoll 21. Feb. 1974, Johann Georg Zimmermann-Fonds 1972–1984, [ArchMHH ZA, P 5. 2, C. I. 5. 10, unpag.].

2   Vorwort vom 1. Juni 1985 von Rolf Schneider zu [ArchMHH ZA, P 5. 2, C. I. 5. 10, unpag.].

3   Dictionaire des sciences médicales. Biographie médicale. Tome 7, Paris 1825, S. 527–530, hier S. 527.

4   Vgl. auch deutsche Ausgabe »Das Leben des Ritters von Zimmermann, Hofrath und Leibarzt in Hannover«, Hannover 1797. Weiter Biographien zu Zimmermann: Eduard Bodemann: Johann Georg Zimmermann. Sein Leben und bisher ungedruckte Briefe an denselben. Hannover; 1878; Rudolf Ischer: Johann Georg Zimmermann's Leben und Werk. Bern 1893. Eine neue Publikation über Zimmermann erschien zum 200. Todestag: Hans-Peter Schramm (Hrsg.): Johann Georg Zimmermann – königlich-großbritannischer Leibarzt (1728–1795) Wiesbaden 1998, siehe auch Brigitte Lohff: Johann Georg Zimmermann und die Medizin des 18. Jahrhunderts. Ausstellung anlässlich des 75. Geburtstages von Prof. Fritz Hartmann an der Medizinischen Hochschule Hannover 1995.

5   Albrecht Rengger: Johann Georg Zimmermanns Briefe an einige seiner Freunde in der Schweiz. Aarau 1830; Eduard Bodemann: Der Briefwechsel Katharina II von Russland und Johann Georg Zimmermann. Hannover 1906.

6   In der Brockhaus-Encyklopädie wird er zudem als jemand bezeichnet, der sich polemisch gegen die Aufklärung und die katholische Weltanschauung wandte. Dieser Kategorisierung geht sicher auf R. Ischers Beitrag in der Allgemeinen Deutschen Biographie zurück, in der Zimmermann als »Arzt und Popularphilosoph« charakterisiert wird. ADB Bd. 45, 1900, S. 273–277.

geboren wurde, hat 27 Jahre seines 67-jäh-rigen Lebens in Hannover gelebt. Medizin studierte er in Göttingen und wurde Schüler von Albrecht von Haller.[7] Nach der Promotion ging Zimmermann 1752 für vierzehn Jahre wieder nach Brugg/Schweiz und eröffnete dort eine Praxis. Am 1. August 1768 übernahm er bis zu seinem Tod am 7. Oktober 1795 nach Paul Gottlieb Werlhofs Tod[8] dessen Hof- und Leibmedicus Stelle beim großbritannischen-hannoverschen König Georg III. Hannover und den Niedersachsen gegenüber hatte Zimmermann Zeit seines Lebens eine ambivalente Haltung. Als Arzt erwarb er sich besonders beim europäischen Adel großes Vertrauen und hohe Reputation. Ebenso korrespondierte er mit vielen Persönlichkeiten aus Literatur, Wissenschaft und Politik des 18. Jahrhunderts, worunter seine Korrespondenz mit Friedrich dem Großen, den er auch behandelte, und Kaiserin Katharina die Große besondere Aufmerksamkeit erregte. Zimmermann war eine Person, die Anstoß gab und erregte[9] und er war ein Mensch, der auf der Schattenlinie zwischen Anerkennung und Verzweiflung, Geselligkeit und tiefer Einsamkeit, wacher Weltzugewandtheit und Depression lebte. Goethe, den Zimmermann im November 1774 kennenlernte, die aber nicht miteinander, aber übereinan-

der korrespondierten, hatte Zimmermann in »Dichtung und Wahrheit« beschrieben als von Natur aus heftig und geradeaus vor sich hin, als ungebändigten Charakter, von dem er in kurzer Zeit sehr viel lernte.[10] Am treffendsten hat seine zweite Frau die widersprüchliche, komplizierte Persönlichkeit Zimmermanns nach seinem Tod in einem Brief an Tissot beschrieben: »Was würde das für ein Mann gewesen sein, wenn seine Nerven ihn niemals beherrscht hätten.«[11]

Weit über 100 Veröffentlichungen sind von Zimmermann verfasst worden. Diese sind vor allem in dem »Göttinger Gelehrten Anzeiger« und dem 1750 gegründeten Intelligenz-Correspondenzblatt »Hannöversches Magazin« erschienen. Wenige Jahre nach seinem Tod wurde in der deutschen medizinischen Literatur Zimmermanns Werke »Über die Einsamkeit« (4 Bde., 1756–1784) und »Von der Erfahrung in der Arzneykunst« (2 Bde. 1763/1765)[12] kaum erwähnt jedoch in Frankreich und England intensiv rezipiert.[13]

Denkt man darüber nach, welche Beziehung zwischen dem Namensträger des Preises und den auszuzeichnenden Forschungen über Entstehen, Diagnostik, Therapie von Krebserkrankungen besteht, so bietet sich dafür vielleicht in Zimmermanns folgende Bemerkung an: »Ein Arzt, der den natürlichen

---

7   Haller setzte sich für ihn menschlich und beruflich ein, was Zimmermann aus Hallers Sicht letztlich nicht zu würdigen wusste. Zimmermann wollte mit seinem Buch »Das Leben des Herrn von Haller«, Zürich 1755 seinem Lehrer ein Denkmal setzen. Haller war mit dieser Veröffentlichung nicht ganz einverstanden, zumal sich auch das Verhältnis zwischen Lehrer und Schüler verschlechtert hatte. Vgl. dazu Ischer 1893 S. 224, 225.

8   Udo Benzenhöfer: Der hannoversche Hof- und Leibarzt Paul Gottlieb Werlhof. Aachen 1992.

9   Vgl. Arthur Kielholz: Johann Georg Zimmermann zum zweihundertsten Geburtstag. Ein pathographischer Versuch. Imago 25 (1929) 241–262. Seine familiären Schicksalsschläge hätten selbst für ein schlichteres Gemüt Anlass zur Verzweiflung gegeben. Seine erste von ihm sehr geliebte Frau starb 1770 nach 16 Ehejahren. Sein Sohn verfiel dem Wahnsinn, seine Tochter starb mit 25 Jahren an Tuberkulose.

10   Vgl. dazu Bodemann, 1878 S. 93; Zimmermann charakterisierte Goethe in einem Brief von 20. Nov. 1777 an Lavater: »Die Liebkosungen Goethes sind wie die eines Tigers. Man faßt unter seinen Umarmungen immer an den Dolch in der Tasche.« (Bodemann 1878, S. 97).

11   Bodemann 1878, S. 159.

12   Von der Diät der Seele (1764) lag als dritter Teil »Von der Erfahrung in der Arzneykunst« nur als Manuskript vor. Vgl. Udo Benzenhöfer, Gisela vom Bruch: Johann Georg Zimmermanns Werk: Von der Diät für die Seele. Hannover 1995.

13   Vgl. B. Lohff: Die Rezeption der Werke Johann Georg Zimmermanns in Montpellier. Gesnerus 54, 1997: 174 –183.

Verlauf einer Krankheit betrachtet, macht also Beobachtungen, ein Arzt, der in einer Krankheit ein Mittel gibt und auf die Wirkungen dieses Mittels aufmerksam ist, macht ein Experiment. Der beobachtende Arzt hört die Natur, der erfahrende frägt sie.«[14]

In dem Kapitel »Über das Erforschen der Ursachen« führte Zimmermann weiter aus: »Die Ursache lässt sich in der Wirkung, die Ordnung in der Verwicklung nicht finden, wenn man nicht mit dem äussersten Scharfsinn in jeden Umstand hineintritt, und bis

ihr Innerstes jede Erscheinung verfolgt. Wer einmal den Grund einer Krankheit erreicht hat, sieht jeden Umstand nach diesem Grunde sich biegen, jede Erscheinung an eine andere sich schmiegen und die ganze Krankheit die Wirkung der wohl bestimmten Ursache seyn; diese Entdeckung macht das Genie allein, weil es den Zusammenhang der Ursache mit der Wirkung entdecket. Das Genie des Arztes äussert sich vorzüglich durch die Fertigkeit, die Ursache der Begebenheiten zu finden.«[15]

Der Johann Georg Zimmermann-Preis 1972–2013

In dem Jahresbericht der Gesellschaft der Freunde wurde 1972 der Öffentlichkeit bekannt gegeben, dass zur Förderung der Krebsforschung von der Deutschen Hypothekenbank Hannover anlässlich ihres hundertjährigen Jubiläums ein Fonds – ausgestattet mit einem Kapital von 500.000 DM – eingerichtet wurde.[16] Auf der Sitzung des Vorstandes am 4. Oktober 1972 ist zu Protokoll gegeben worden, dass die Gesellschaft der Freunde sich verpflichtet, den gestifteten Betrag »speziell zur Förderung der Wissenschaft und Forschung betreffend die Ursachen und Bekämpfung der Krebskrankheiten zu verwenden.«[17]

Die Stiftungssumme wurde von einem Kuratorium aus sieben ehrenamtlichen Mitgliedern verwaltet, die in »alleiniger Verantwortung« über den jeweiligen Schwerpunkt

in der Tumorforschung für die Preisvergabe entscheiden konnten.[18] Jährlich sollten jeweils zwei Preise vergeben werden: der Wissenschaftspreis für langjähriger hervorragender und richtungweisender Erkenntnisse und Publikationen im Bereich der Tumorforschung sowie einen Förderungspreis für noch nicht publizierte Arbeiten von jungen Wissenschaftlern bis zum vollendeten vierzigsten Lebensjahr.[19] Dabei wurde nicht ausgeschlossen, dass der Wissenschaftspreis auch an zwei Forscher und der Förderpreis an eine oder mehrere Forschergruppen vergeben werden kann. Es war ebenfalls vorgesehen, dass das »Kuratorium Preis-Ausschreibung für Arbeiten aus den verschiedenen Bereichen der Krebsforschung jährlich erneut festlegt.«[20]

---

14 Johann Georg Zimmermann: Von der Erfahrung in der Arzneykunde. Neue Aufl. Zürich,1787, S. 26. Vgl. dazu auch: Antoinette Emch-Dériaz: À propos. De l'expérience en médecine de Zimmermann. Can. Bull. Med. Hist 9 (1992): 3–15.

15 Zimmermann, Von der Erfahrung, 1787, S. 308.

16 Vgl. Jahrbuch der Gesellschaft für Freunde der MHH, Jg. 1972, S. 52.

17 Protokoll vom 4. Okt. 1972, § 1. Der Johann Georg Zimmermann-Fonds 1972–1984 [ArchMHH ZA, P 5. 2, C. I. 5. 10, unpag.].

18 Zu den ersten Kuratoriumsmitgliedern gehörten Konsul Dr. jur. Erich Nain; Prof. Heinz Hundeshagen; Prof. Hans Stephan Stender; Prof. Georg Ostapowicz; Bankdirektor Dr. Franz Rillinger; Bankdirektor i.R. Hans Bosch und RA Fritz Mattiszik. Protokoll vom 1. Nov. 1972. [ArchMHH ZA, P 5. 2, C. I. 5. 10, unpag.]. Über die Höhe des jeweils ausgeschütteten Preisgeldes wurde in Anlehnung an die jeweiligen Zinsausschüttungen jährlich neu entschieden.

19 Jahrbuch der Gesellschaft für Freunde der MHH, Jg. 1974/75, S. 27.

20 Protokoll vom 4. Okt. 1972, §3 [ArchMHH ZA, P 5. 2, C. I. 5. 10, unpag.].

Für das Jahr 1973 sollten Forschungen zu Ursachen, Erkennung und Bekämpfung der Krebserkrankungen berücksichtigt werden. Bis 1992 wurden jeweils folgende Themen durch das Kuratorium festgelegt:

- 1974 Tumordiagnostik: Schwerpunkt Früherkennung
- 1975 Tumor-Induktion
- 1976 Chirurgie und Strahlenbehandlung
- 1977 Chemotherapie und immunologische Behandlung
- 1978 Entwicklung und Methoden zur Festlegung der Geschwulstausbreitung
- 1979 Fortschritte in der Behandlung von Leukämien
- 1980 Fortschritte der Therapie von Tumoren des Urogenitalbereiches (männlich/weiblich)
- 1981 Diagnostik und Therapie des Mamma-Karzinoms
- 1982 Schilddrüsenkarzinom: Diagnostik und Therapie
- 1983/84[21] Malignes Melanom: Diagnostik und Therapie
- 1984/85,1986 Kombinationstherapie bei Krebserkrankungen
- 1986/87 Neue Stadienfestlegung von Tumoren[22]
- 1987/88 Einsatz von In vitro Verfahren bei Fragen der Tumorinduktion und Tumortherapie
- 1988/89 Zytokine und Neoplasien
- 1989/90 Einsatz von Großgeräteverfahren für die therapierelevante Diagnostik und Therapiekontrolle bei Tumoren
- 1990/91 Aufdeckung und Behandlung minimaler residualer Tumorerkrankungen.[23]

Um das Renommee des Preises auf hohem Niveau und international zu verankern, wurde folgendes Verfahren gewählt: Die Ausschreibung des Preises sollte ebenfalls international in englischer Sprache erfolgen und es wurden mehrere internationale Krebsforschungsinstitute in die Beratung einbezogen. Medizinische Fakultäten aus Deutschland, Österreich und der Schweiz wurden zudem gebeten, aus ihrer Sicht besonders herausragende und preiswürdige Wissenschafter in der Krebsforschung zu benennen.[24]

Am 2. Mai 1973 wurde der erste »Krebspreis« an Prof. Hans H. Osswald, Deutsches Krebsforschungszentrum Heidelberg, verliehen. Zusätzlich wurde die Hannoveraner Forschergruppe Prof. Georgii mit seinen Mitarbeitern Drs. U. Desselberger; Ph. Krause; W. Lang; H. Ostertag; G. Siegis-

---

21 Die Preisverleihung sollte möglichst um den Gründungstag der MHH, dem 17. Mai erfolgen; Protokoll vom 5. Sept. 1973 [ArchMHH ZA, P 5. 2, C. I. 5. 10, unpag.]. Da sich der Termin für die Preisverleihung immer häufiger in den November des folgenden Jahr verschob, wurde eine auf zwei Jahre bezogenen Bezeichnung beschlossen. [JGZF 1985–1988, Arch. MHH].

22 Ab 1986 fand eine Diskussion unter den Kuratoriumsmitgliedern und zugezogenen Gutachtern statt, ob jährlich ein neuer Themenschwerpunkt die moderne zukunftweisende Entwicklung der Krebsforschung erfassen kann. Vgl. Briefwechsel Ordner Johann Georg Zimmermann-Preis, Allgemeine Deutsche Hypothekenbank, Abteilung I; [ArchMHH ZA, P 5. 2, C. I. 5. 10, unpag.].

23 Die jeweiligen Themen für die Vergabe des Johann Georg Zimmermann-Preises erfolgt u. a. in den Jahresberichten der Gesellschaft der Freunde, der Hannoveraner Allgemeine Zeitung [HAZ], dem Niedersächsischen Ärzteblatt und ab 1984 im Medicon–Jahrbuch der Preise, Wettbewerbe und Stiftungen in der Medizin.

24 Protokoll vom 30 Mai 1974 [ArchMHH ZA, P 5. 2, C. I. 5. 10, unpag.]. Es wurden zur weiteren Beratung auch ehemalige Preisträger mit einbezogen. Bedauert wurde, dass sich die FAZ nicht bereit erklärte, auf die Ausschreibung hinzuweisen.

mund; J. Thiele und H. Zobl ausgezeichnet und auch die Ulmer Forschergruppe der Drs F. Trepel, H. Theml und S. Schick, »da die in der Arbeit dargestellten Methoden und Behandlungsweisen völlig neu und daher besonders interessant«[25] seien.

Erstmalig überreicht wurde der »Krebspreis« am 18. Mai 1973[26]. Ab 1974 wurde – wie bereits erwähnt – der Krebspreis in Johann Georg Zimmermann-Preis für Krebsforschung umbenannt.

Neben dem Johann Georg Zimmermann-Preis wurde auch jährlich ein Johann Georg Zimmermann-Förderpreis an Nachwuchsforschergruppen verliehen, die sich mit neuen und zukunftsweisenden Ansätzen in Theorie und Therapie der Tumorerkrankungen hervorgetan haben. Wurde der Hauptpreis in der Regel einer oder zwei Persönlichkeiten zuerkannt, so konnte sich eine größere Gruppe von jungen Forschern über die Anerkennung durch den Johann Georg Zimmermann-Förderpreis freuen.[27] Dieser Förderpreis wurde von 1973 bis 1992 an 84 Nachwuchsforscher und -forscherinnen vergeben. 1984 wurde beschlossen, die Ausschreibung des Zimmermann-Preis im MEDICON Jahrbuch Preise, Wettbewerbe, Stipendien in der Medizin zu veröffentlichen. Deshalb erfolgten eine Systematisierung der Bedingungen und zugleich eine Festschreibung des Preisgeldes für den Wissenschaftspreis auf je 20.000 DM für maximal zwei Preisträger und für den Förderpreis auf je 10.000 DM für maximal vier Preisträger.[28]

Anfänglich war seitens des Finanzamtes der von der Hypovereinsbank gestiftete Fond auf 15 Jahre festgelegt worden, so dass 1987 die Frage des weiteren Verfahrens zur Diskussion stand. Da der Fond noch nicht erschöpft war, gelang es dem Kuratorium, dieses Förderinstrument um fünf weitere Jahre zu verlängern.[29] 1991 zeigte sich, dass voraussichtlich 1993 der Fonds finanziell erschöpft sei, so dass eine Umstrukturierung hinsichtlich des Kuratoriums erfolgen und neue Stifter gesucht werden müssten. Vom Vorsitzenden des wissenschaftlichen Kuratoriums Prof. Hundeshagen wurde vorgeschlagen, eine Trennung in geschäftsführendes Kuratorium und wissenschaftlichen Beirat vorzunehmen, dessen »Aufgabe, die wissenschaftliche Ausrichtung und darauf aufbauend die Bewertung der zu fördernden Arbeiten dem geschäftsführenden Kuratorium vorzuschlagen« sei.[30] Anlässlich des 20-jährigen Bestehens der Förderung der Krebsforschung durch den Johann Georg Zimmermann-Fonds wurde vom 19.–20. Juni 1992 ein zweitägiges Symposium mit Förderpreisträgern veranstaltet. Damit endete auch die Vergabe des Johann Georg Zimmermann-Förderpreises.

Am 4. August 1994 fand die konstituierende Sitzung des neuen geschäftsführenden Vorstandes des Johann Georg Zimmermann Fonds statt, mit der auch die Satzung überarbeitet wurde und die Rolle der Deutschen Hypothekenbank und potentieller Spender gestärkt wurde und ihnen auch die Orga-

---

25 Protokoll 2. Mai 1973 [ArchMHH ZA, P 5. 2, C. I. 5. 10, unpag.].

26 Die Preisverleihung sollte möglichst am Gründungstag der MHH sein, dem 17. Mai erfolgen; Protokoll vom 5. September 1973 [ArchMHH ZA, P 5. 2, C. I. 5. 10, unpag.].

27 Das Preisgeld für den Wissenschaftspreis wurde bezüglich der Anzahl der Preisträger auf den jeweiligen Sitzungen des JGZF neu festgelegt.

28 Bis zum Jahr 1990 wurden Preisgelder von mehr als 1. Million DM ausgeschüttet. Vgl. Deutsche Hypothekenbank (Actien-Gesellschaft): Der Johann-Georg Zimmermann Fonds zur Förderung der Krebsforschung der Medizinischen Hochschule Hannover 25-jährigen Jubiläums gewidmet. Hannover: Deutsche Hypothekenbank [1990].

29 1984 stand zur Diskussion, ob der Johann Georg Zimmermann-Fonds in eine Stiftung umgewandelt werden sollte.

30 Protokoll von 8. April 1991 [ArchMHH ZA, P 5. 2, C. I. 5. 10, unpag.].

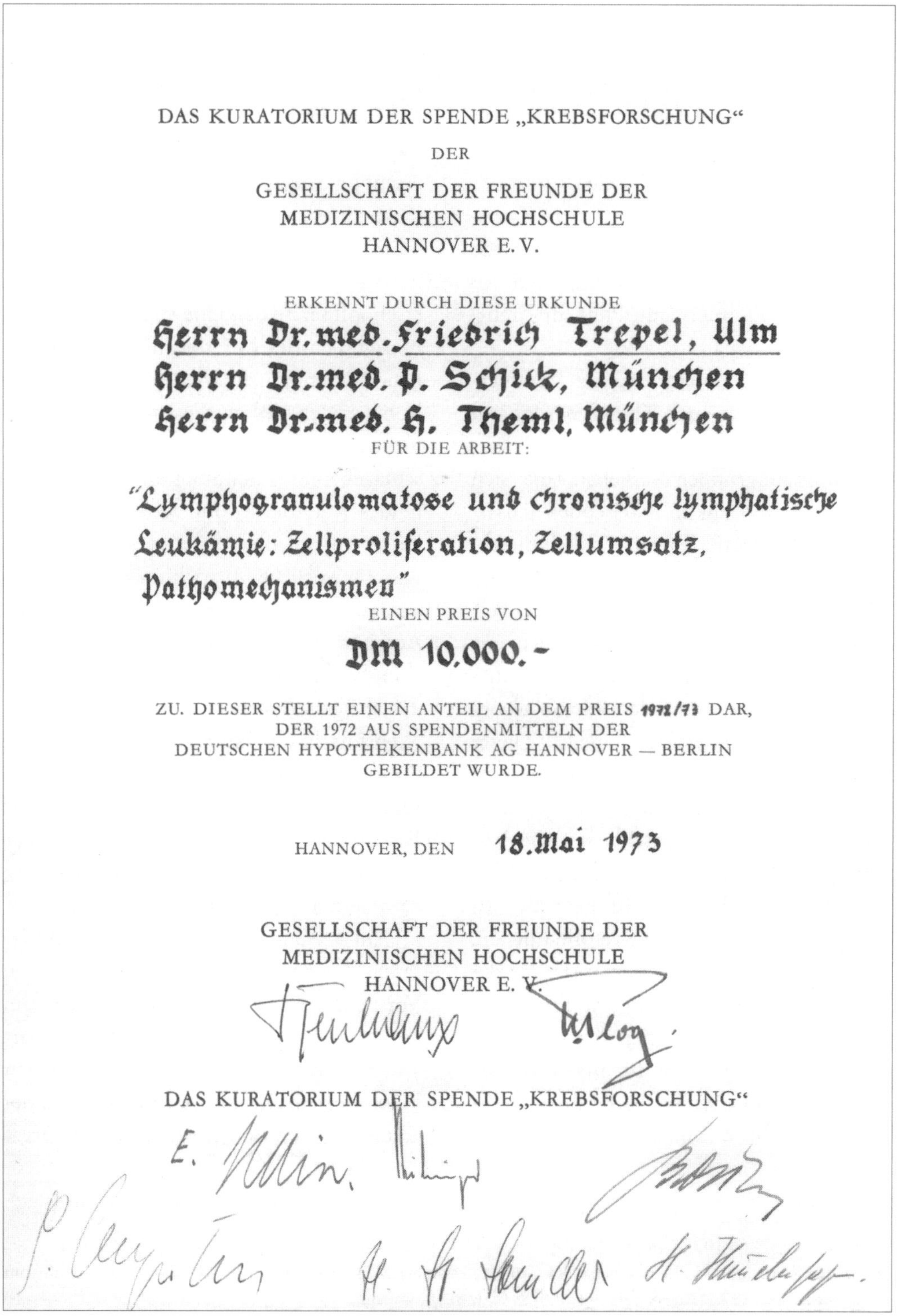

DAS KURATORIUM DER SPENDE „KREBSFORSCHUNG"

DER

GESELLSCHAFT DER FREUNDE DER
MEDIZINISCHEN HOCHSCHULE
HANNOVER E. V.

ERKENNT DURCH DIESE URKUNDE

Herrn Dr. med. Friedrich Trepel, Ulm
Herrn Dr. med. P. Schick, München
Herrn Dr. med. H. Theml, München

FÜR DIE ARBEIT:

„Lymphogranulomatose und chronische lymphatische
Leukämie: Zellproliferation, Zellumsatz,
Pathomechanismen"

EINEN PREIS VON

DM 10.000.–

ZU. DIESER STELLT EINEN ANTEIL AN DEM PREIS 1972/73 DAR,
DER 1972 AUS SPENDENMITTELN DER
DEUTSCHEN HYPOTHEKENBANK AG HANNOVER — BERLIN
GEBILDET WURDE.

HANNOVER, DEN   18. Mai 1973

GESELLSCHAFT DER FREUNDE DER
MEDIZINISCHEN HOCHSCHULE
HANNOVER E. V.

DAS KURATORIUM DER SPENDE „KREBSFORSCHUNG"

Urkunde des Zimmermann-Preises 1973 für
die Forschergruppe Trepel, Schick und Theml
(Quelle: Private Unterlagen Friedrich Trepel)

PROGRAMM · 19.6.1992

Brustdrüsenkrebs

14.00   Aktuelle Ergebnisse zur Entwicklung
des Brustdrüsenkrebses
Prof. Dr. med. W. Böcker, Münster

14.20   Neue Prognosefaktoren
beim primären Mammakarzinom
Prof. Dr. med. M. Kaufmann, Heidelberg

14.40   Entwicklung mammatumorhemmender
Aromataseinhibitoren
Prof. Dr. R. W. Hartmann, Saarbrücken

15.00   Kaffeepause

Spezielle Verfahren zur Tumordiagnostik

15.15   Nuklearmedizinische Diagnostik in der Onkologie
Prof. Dr. Chr. Reiners, Essen

15.35   Diagnostik des medullären Schilddrüsenkarzinoms
PD Dr. med. F. Raue, Heidelberg

15.55   Diagnostik von Hirntumoren mit der
regionalen Darstellung metabolischer Vorgänge
Prof. Dr. Dr. O. Schober, Münster

16.15   Pause

17.00 s.t.   FEIERSTUNDE

Musikalische Einleitung
Studentenorchester der Medizinischen Hochschule Hannover

Grußwort

Dipl. Volkswirt Wolfgang Hollender
Vorsitzender des Kuratoriums Johann-Georg-Zimmermann-Fonds

Dipl. Kaufmann Werner Symannek
Vorsitzender der Gesellschaft der Freunde
der Medizinischen Hochschule Hannover

Begrüßung durch
Professor Dr. Dr. h. c. Heinz Hundeshagen
Rektor der Medizinischen Hochschule Hannover

Laudationes und Vergabe
der Johann-Georg-Zimmermann-Preise 1990/91
(Wissenschaftspreis und Förderpreise)

Annahme und Dank
Professor Dr. med. Claus Bertram, Ulm

Musikalischer Ausklang
Studentenorchester der Medizinischen Hochschule Hannover

PROGRAMM · 20.6.1992

*Molekularbiologie
und Grundlagenforschung*

9.00   Moleküle der Zelldifferenzierung –
Bedeutung für Diagnostik und Therapie
Prof. Dr. W. Dippold, Mainz

9.20   Charakterisierung und klinische Anwendung
klonspezifischer DNS-Sequenzen
bei malignen Lymphomen
Dr. M. Kneba, Göttingen

9.40   Die Rolle von Hematopoetinen in der Pathophysiologie
maligner Erkrankungen
Dr. med. W. Oster, Marburg

10.00   Bedeutung der Mechanismen der Zytostatikaresistenz
maligner Zellen in vitro für die Entwicklung
klinischer Behandlungsstrategien zu ihrer Überwindung
Prof. Dr. S. Seeber, Essen

10.20   Kaffeepause

Tumortherapie

10.45   Zytostatische Chemotherapie des Ovarialkarzinoms
Dr. med. E. Petru, Graz

11.05   Das Hodenkarzinom –
Ein Modell für eine kurative Tumortherapie
Prof. Dr. H.-J. Schmoll, Hannover

11.25   Topische Interleukin-2-Applikation:
Eine effiziente und nebenwirkungsarme Therapie
fortgeschrittener Malignome, am Beispiel des
metastasierten Nierenzellkarzinoms und des
infiltrierend wachsenden Harnblasenkarzinoms
Dr. Edith Huland, Berlin

11.45   Einfluß der MR-Tomographie auf die Diagnostik
und Therapie von Knochentumoren
PD Dr. med. R. Erlemann, Münster

*Programm des Symposiums der
Zimmermann-Förderpreisträger 1992
(Quelle: ArchMHH ZA, P 5. 2, C. I. 5. 10, unpag.)*

nisation und Verleihung dem JGF-Fonds oblag.[31] Zukünftig gab es einen geschäftsführenden Vorstand, bestehend aus 4 Mitgliedern und ein fünfköpfiges wissenschaftliches Kuratorium. Es erfolgt in diesem Zusammenhang auch eine Neuausrichtung des »Johann-Georg-Zimmermann-Preis für die Krebsforschung«, indem »jüngere Wissenschaftlerinnen und Wissenschaftler bis Vollendung des 45. Lebensjahres ausgezeichnet« werden sollten und deren Preisarbeit noch nicht publiziert sein durfte.[32] Für die Preisvergabe 1994/95 wurde als Themenschwerpunkt beschlossen: Das Mammakarzinom, Grundlagenforschung sowie innovative Ansätze zur Diagnostik und Therapie. Mit der Preisverleihung am 4. November 1994 fand auch ein Symposium statt, auf dem jüngere Wissenschaftler ihre Arbeiten vorstellen konnten, die sich auch um den Preis beworben hatten.

1995/96 wurde auf Grund der 125 Jahrfeier der Deutschen Hypothekenbank kein Preis verliehen.[33] Der JGZ-Fonds war mittlerweile soweit aufgebraucht, so dass keine Preisgelder davon finanziert werden konn-

ten. In der Diskussion um die Fortführung dieses Krebsforschungspreises wurde deutlich, dass es zwar mehrere Wissenschaftsauszeichnungen in der Krebsforschung vergeben werden,[34] aber der Johann Georg Zimmermann-Preis zu den international renommierten Preisen in diesem Bereich zu zählen sei. Der Vorstand der Deutschen Hypovereinsbank erklärte seine Bereitschaft, dieses Preisgeld weiterhin jährlich zur Verfügung zu stellen, allerdings mit der Festlegung, dass nur noch ein einziger renommierter Preisträger ausgezeichnet werden könnte.[35] Die Verantwortung für die Auslobung des Preises lag nun hauptverantwortlich bei dem geschäftsführenden Vorstand des JGZ-Fonds unter Hinzuziehung eines wissenschaftlichen Kuratoriums.[36] Die Deutsche Hypothekenbank übernahm vollständig die Organisation und Verleihung des Preises, da seitens der Gesellschaft der Freunde im Mittelpunkt ihrer Tätigkeit die Förderung der Wissenschaft lag.

Für das Jahr 1996/97 wurde wegen des Renommees des seit 25 Jahren verliehenen Preises[37] eine öffentlichkeitswirksamere Ver-

---

31 Spendenurkunde des Johann Georg Zimmermann-Fonds vom 2. Oktober 1972 in der Fassung vom 4. August 1994 [ArchMHH ZA, P 5. 2, C. I. 5. 10, unpag.].

32 Niedersächsisches Ärzteblatt 67,1994: 22.

33 Protokoll 10. Oktober 1996 [ArchMHH ZA, P 5. 2, C. I. 5. 10, unpag.].

34 Im Jahr 2000 wurden bereits eine Fülle von Preisen für die Krebsforschung verliehen, z.B.: 1963 der nach dem Hamburger Gastrom Wilhelm Warner benannte Preis, 1986 der von der Deutschen Krebsgesellschaft verliehene von den unterschiedlichen Pharmazeutischen Firmen gestiftete Deutsche Krebspreis; 1997 der Krebspreis der Deutschen Krebshilfe; vom Deutschen Krebsforschungszentrum Heidelberg wurden seit 1970 der Dr. Emil Salzer Preis, 1981 der Wilhelm und Maria Meyenburg-Preis, 1983 der Walther und Christine Richtzenhain-Preis verliehen. Die deutsche Gesellschaft für Hämatologie und Onkologie vergab seit 1970 den Arthur Pappenheim und 1985 den Vincenz Czerny-Krebspreis und Forschungsförderungspreis gestiftet durch die Firma Wyeth Pharma GmbH.

35 Protokoll 15. Januar 1998 [ArchMHH ZA, P 5. 2, C. I. 5. 10, unpag.]. Um den Preis noch weiter öffentlichkeitswirksam zu gestalten, wurde seitens der Stifter vorgeschlagen, dass ein Preisträger aus dem deutschsprachigen Raum stammen und möglichst eine »Schule« sich um sein Arbeitsgebiet gebildet haben sollte, er noch nicht emeritiert und er noch einige Jahre wissenschaftlich aktiv sein. [Protokoll des JGZ-Fond vom 26. März 1999, ArchMHH ZA, P 5. 2, C. I. 5. 10, unpag.]. Ebenfalls wurde überlegt, das Kuratorium dahingehend zu erweitern, dass Fachvertreter aus der Bauchchirurgie, Urologie und Gynäkologie mit einbezogen werden. [Protokoll 20. Januar 2000; ArchMHH ZA, P 5. 2, C. I. 5. 10, unpag.].

36 Zum wissenschaftlichen Beirat gehörten die MHH-Professoren Hundeshagen, Georgii und Poliwoda, Prof. Hiddemann Göttingen und der Vorsitzende der nds. Ärztekammer. Prof. Hundeshagen schied Ende 2001 aus dem Kuratorium aus und Prof. Manns übernahm diese Position.

37 Da die Deutsche Hypothekenbank 1972 den Fonds eingerichtet hatte, bedeutete dieses, dass 1997 dieser Preis seit 25 Jahren bestand. Der Deutsche Krebspreis der Deutschen Krebsgesellschaft wurde 1986 das erste Mal vergeben. Die ersten Preisträger dieser Auszeichnung waren Prof. Dr. H. zu Hausen und Prof. H. Riehm.

leihung des Johann Georg-Zimmermann-Preises im Vorstand beschlossen. Dieses sollte dadurch Rechnung getragen werden, dass der Preis an eine »bekannte herausragende Persönlichkeit«[38], die noch nicht emeritiert ist, so dass er noch einige Jahre wirken wird. Eine allgemeinverständliche Laudatio sollte von einem renommierten Forscher gehalten werden.[39] Hervorragende Arbeiten zur Leukämie bzw. Morbus Hodgkin sollten für den Johann Georg Zimmermann-Preis 1997/98 ausgewählt werden. Das Preisgeld sollte, nachdem kein Förderpreis mehr vergeben wurde, 30.000 DM betragen. Damit war der Preis einer der höchstdotierten in der Krebsforschung. Ab 2002 wurde der wissenschaftliche Nachwuchs wieder besonders gefördert. Seitdem wird jährlich die Zimmermann Medaille für renommierte Forscher verliehen und der Zimmermann-Forschungspreis für jüngere Wissenschaftler ausgelobt. Der Forschungspreis wurde mit jeweils 10.000 Euro, die Medaille mit 2.500 Euro dotiert.[40] Die Auswahl der Preisträger oblag dem geschäftsführenden Vorstand unter Hinzuziehung des wissenschaftlichen Kuratorium, einem Gremium dass mit Forschern aus der Hochschule zusammengesetzt ist. Seit 2010 übernahm die Norddeutsche Landesbank die Verantwortung für die finanzielle Geschicke und die Leitung des geschäftsführenden Kuratoriums des Johann Georg Zimmermann-Preises. Seitdem wird der Preis von der Stiftung MHH[plus] verliehen.

In der nunmehr 40-jährigen Geschichte des Zimmermannpreises lassen sich bestimmte Phasen erkennen. Von 1972/73 bis 1988 wurde dieser Wissenschaftspreis an Forscher aus USA, England, Italien und Deutschland vergeben. 1988 wurde mit Prof. Peter H. Duesberg das letzte Mal ein ausländischer Forscher mit dem Johann Georg Zimmermann-Preis geehrt. Mit Prof. Karl Welte wurde 1989 das erste Mal ein MHH-Forscher ausgezeichnet.[41] Seitdem sind die Johann Georg Zimmermann-Preise bzw. -Medaillen und Forschungspreise ausschließlich an Krebsforscher aus Deutschland vergeben worden.[42]

Einige Besonderheiten sind noch zu erwähnen: In den vergangenen 40 Jahren erhielten den Zimmermann Wissenschafts- bzw. -forschungspreis/-Medaille am häufigsten Wissenschaftler aus Heidelberg (sieben Mal Deutschen Krebsforschungszentrum und Universität Heidelberg). Von den Universitäten Berlin, Köln, München und Ulm sowie die MHH sind drei bzw. vier Mal Forscher ausgezeichnet worden. Bei dem Wissenschaftsförderpreis in den Jahren 1973 bis 1992 wurden zwölf Forscher und Forscherinnen aus der MHH; zehn aus der Universität Göttingen und sieben vom DKFZ ausgezeichnet. Sechs bzw. fünf Auszeichnungen erhielten junge Wissenschaftler aus Essen, Hamburg Berlin und Mainz. Unter den 61 vergebenen Zimmermann-Preisen/Medaillen befinden sich nur wenige Frauen. Die erste Wissenschaftlerin, die den Johann Georg Zimmermann-Wissenschaftspreis erhielt war 1981 Brigit von der Werf-Messing für ihre wegweisenden Forschungen zum Einsatz radiologischer Methoden in der urologischen Krebsdiagnostik und -behandlung. Im Jahr 2013 erhielt Frau Prof. Charlotte Niemeyer die Zimmermann-Medaille für ihre herausragenden Forschungen auf dem Gebiet der pädiatrischen Leukämien. Den Zimmermann Förderpreis erhielten in den Jahren 1973–1992 von insgesamt 84 Preisträgern 13 jüngere Wissenschaft-

---

38 Protokoll 10. Oktober 1996 [ArchMHH ZA, P 5. 2, C. I. 5. 10, unpag.].
39 Protokoll 26. März 1999 [ArchMHH ZA, P 5. 2, C. I. 5. 10, unpag.].
40 http://www.deutsche-hypo.de/wir_jgz_profil.htm.
41 Prof. Riehm wurde 1979 mit dem Wissenschaftspreis geehrt als er noch an der FU Berlin forschte. Auf den Lehrstuhl für Kinderheilkunde an der MHH wurde er 1984 berufen.

lerinnen 2002/03 und 2007/08 wurden zwei jüngere Forscherinnen mit dem Forschungspreis ausgezeichnet.

Betrachtet man die Rolle des Preises in den jeweiligen Wissenschaftlerleben der Preisträger, so hat der Johann Georg Zimmermann-Preis nicht nur breite Resonanz und Anerkennung erlangt, sondern dieser Preis, verliehen für Fortschritte in der Krebsforschung, Diagnostik und Be-

handlung, kommt in den jeweiligen Biographie eine besondere Bedeutung zu und findet stets Erwähnung. In wieweit der Förderpreis oder Forschungspreis den wissenschaftlichen Werdegang der Ausgezeichneten positiv unterstützt hat bzw. welche Rolle er für die wissenschaftliche Karriere hatte, wird sich nur anhand der genaueren Betrachtung der einzelnen Biographien ermitteln lassen.

---

42 Vgl. Deutsche Hypothekenbank (Actien-Gesellschaft): Der Johann-Georg Zimmermann Fonds zur Förderung der Krebsforschung der Medizinischen Hochschule Hannover zum 25-jährigen Jubiläum gewidmet. Hannover: Deutsche Hypothekenbank [1990].

Die Preisträger des

Johann Georg Zimmermann-Preises

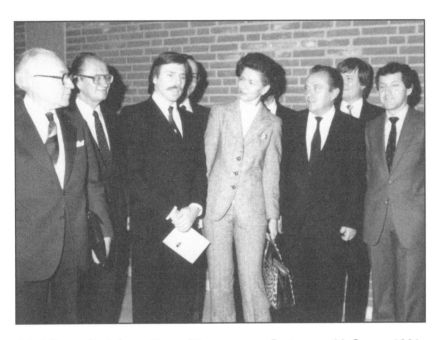

Verleihung des Johann Georg Zimmermann-Preises am 23. Januar 1981:
Prof. Brigit van der Werf-Messing (Mitte), Prof. Heinz Hundeshagen (Dritter v.r.)
(MHH Pressestelle)

1973

Prof. Hans Osswald

»Für seine Arbeit des überadditiver Synergismus der chemothera-
peutischen Wirkung bestimmter Kombinationen von antineoplasti-
schen Chemotherapeutika und Nucleoside«

* 29. Oktober 1925 in Hindenburg (Zabrze/Polen) – † 2. August 2008 Mühlheim/Ruhr[1]
1946–1951 Studium der Medizin (Dr. med.)
1951–1964 Wissenschaftlicher Assistent an der Universität Bonn
7. Juli 1961 Habilitation im Fach Pharmakologie und Toxikologie
1964–1969 Mitarbeiter am Institut für experimentelle Geschwulsterzeugung und -behand-
	lung am Institut für Toxikologie und Chemotherapie am Deutschen Krebsforschungs-
	zentrum Heidelberg
16. Januar 1969 Ernennung zum apl. Professor
1972–1990 Mitglied der Senatskommission zur Prüfung von Lebensmittelzusätzen
	und -inhaltsstoffen bei der DFG
1969–1991 Leiter der Abteilung »Experimentelle Chemotherapie« am Deutschen Krebsfor-
	schungszentrum Heidelberg
Nach seiner Pensionierung weiterhin enge Verbindungen zum DKFZ

Forschungsschwerpunkte
Translationalen Ansätzen in der Krebstherapie. »Er trug wesentlich zu seinem Forschungsge-
biet und für den Ruf des DKFZ bei.«[2]

Ehrungen (u.a.)
1970 Hufelandpreis für seine Studien zur Krebserzeugung durch Medikamente
1985 Farmitalia-Carlo-Erba-Preis für klinische Krebsforschung

Publikationen (Auswahl)
Hans Osswald (1951): Der Einfluß fluorescierender Farbstoffe auf transplantable Tumoren,
Z. Krebsforsch., 58, S. 65–71; Hans Osswald et al. (2009): 17beta-Estradiol modulates apoptosis in pancreatic beta-cells by specific involvement of the sulfonylurea receptor (SUR)
isoform SUR1, J. Biol. Chem., 284, S. 4905–4913.

---

1 Drüll, Dagmar (2009): Heidelberger Gelehrtenlexikon 1933–1986, Heidelberg 2009, S. 447–448.
2 http://www.dkfz.de/de/alumni/download/alumni_2_2008.pdf (14.05.2013).

1973

Prof. Axel Georgii

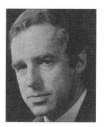

Mit seiner Arbeitsgruppe Prof. Dr. Hartmut Zobl, Prof. Dr. Helmut Ostertag, Dr. Hans-Peter Krause, Prof. Dr. med. Walter Lang, Dr. Ulrich Desselberger, Dr. Gerd Siegismund († 2002), Prof. Dr. med. Jürgen Thiele für ihre Entwicklung eines »Modells zur Analyse der Krebsentwicklung: Morphologische, proliferationskinetische und immunologische Untersuchungen zur Entwicklung Polyomavirus-induzierten Rattentumoren«[1]

* 2. August 1927 in Tübingen[2]
1944–1945 zum Wehrdienst eingezogen, bis 1947 Kriegsgefangenschaft
1949–1954 Studium der Medizin in München und Innsbruck
1954 Promotion im Fach Pathologie, München
1955 Vollapprobation
1956 Wissenschaftlicher Assistent am Pathologischen Institut in München
1960 Habilitation allgemeine Pathologie und Pathologische Anatomie, München
1965 Gründung eines gemeinsamen Instituts für Rechtsmedizin/Pathologie an der MHH
    (gemeinsam mit Dr. med. Bernd Brinkmann, Lehrbeauftragter d. Rechtsmedizin)
1966 Abteilungsvorsteher/Professor/Prorektor am Pathologischen Institut, München
1968 Ruf an die Medizinische Hochschule Hannover
    Lehrstuhlinhaber des Instituts für Pathologie der MHH
1973 Aufbau des Knochenmark-Registers mit mehr als 100.000 Fällen, das viele Jahre als
    Referenzzentrum für myeloproliferative Erkrankungen fungiert hat
    Einsatz für die Prävention durch die Einführung von klinischen Krebsregistern und
    für die Mitarbeit der Ländergesellschaften bei der Motivierung der Bevölkerung für
    Vorsorgeuntersuchungen

Forschungsschwerpunkte
Schwerpunkt seiner wissenschaftlichen Arbeit bestand in der Erforschung der experimentellen Pneumonie und der Virusgenese von Tumoren, experimentell erzeugte Virus-Leukämien, Tumoren durch SE-Polyoma-Virus[3]

Publikationen (Auswahl)
Axel Georgii (1956): Zur Frage der Erblichkeit familiär-typischer Fehlbildungskomplexe beim Menschen; übereinstimmende Kombination von Polydaktylie mit multiplen Abartungen bei Geschwistern (Sektionsbefunde), Beitr. Pathol. Anat., 11, S. 259–272; Georgii et al. (2008): Marrow fibrosis predicts early fatal marrow failure in patients with myelodysplastic syndromes, Leukemia, 22, S. 313–322.

---

1   Jahrbuch der Gesellschaft der Freunde, Jg. 1972, S. 53.
2   Jahrbuch der Gesellschaft der Freunde, Jg. 1969, S. 55–56.
3   Entnommener Lebenslauf aus der schriftlichen Mitteilung von Prof. Dr. Axel Georgii vom 04.04.2013.

1973

Prof. Hartmut Zobl

Für die Entwicklung eines »Modells zur Analyse der Krebsentwicklung: Morphologische, proliferationskinetische und immunologische Untersuchungen zur Entwicklung Polyomavirus-induzierten Rattentumoren«[1]

* 11. Juni 1938[2]
1958–1964 Studium der Humanmedizin, München
1964 Medizinalassistent in der Chirurgischen Klinik des Städtischen Krankenhauses Bamberg[2]

Publikationen (Auswahl)

Hartmut Zobl et al. (1963): Dehydrogenase-erhöhende Virus aus Mäusegeschwülsten im Serum, Z. Krebsforsch., 65, S 334–41; Zobl et al. (1978): Transformation of ameloblastic fibroma to fibrosarcoma, Int. J. Oral. surg., 7, S. 503–507.

---

1   Jahrbuch der Gesellschaft der Freunde, Jg. 1972, S. 53.
2   https://portal.dnb.de/opac.htm;jsessionid=2C8DF09378A6EDC68A39F0E6C26356B5.prod-worker1?method=showFullRecord&currentResultId=hartmut+zobl%26any&currentPosition=2 (17. Jan. 2013).
3   Zobl, Helmut (1965): Das Lactatdehydrogenase-erhöhende Virus aus Mäusegeschwülsten (Riley-Virus), Diss. med., München.

1973

Prof. Helmut Ostertag

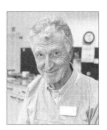

*Für die Entwicklung eines »Modells zur Analyse der Krebsentwick-
lung: Morphologische, proliferationskinetische und immunologische Untersuchungen zur Entwicklung Polyomavirus-induzierten
Rattentumoren«*[1]

* 2. Oktober 1941 in Heubach, Baden-Württemberg
1960–1966 Studium der Humanmedizin, Universitäten Erlangen, Wien und München
    (Staatsexamen)
1966–1968 Medizinalassistent in Vilsbiburg, Dortmund, München und Hannover
1968 Promotion, LMU München
1969 Approbation, MHH
1969–1981 Wissenschaftlicher Assistent, akademischer Rat und Oberrat
1974 Oberarzt am Pathologischen Institut, MHH
1977 Leitender Oberarzt, Pathologisches Institut, MHH
1980 Habilitation, »Zur Morphologie des Magencarcinoms. Eine Untersuchung an 163
    Frühcarcinomen«
1981–1993 Oberarzt des Pathologischen Instituts, Nordstadtkrankenhaus, Hannover
1983–2009 Chefarzt des Pathologischen Instituts, Nordstadtkrankenhaus, Hannover
1986 Ernennung zum apl. Professor, MHH
1987–1996 Ärztlicher Direktor im Nordstadtkrankenhaus Hannover
Seit 2006 Vertragsarzt für Pathologie
2009 Ruhestand[2]

Forschungsschwerpunkte
Pathologie der Knochentumoren

Ehrungen (u.a.)
2004 Ehrenplakette der Ärztekammer Niedersachsens[3]

Publikationen (Auswahl)[4]
Helmut Ostertag et al. (1972): Über die onkologische Aktivität des Polyoma Virus in der
Maus, Zentralbl. Bakteriol. Orig. A., 219, S. 28–38; Ostertag et al. (2012): Adenomatous tumors of the middle ear and temporal bone: clinica, morphological and tumor biological characteristics of challenging neoplastic lesions, Eur. Arch. Otorhinolaryngol., 269, S. 823–831.

---

1   Jahrbuch der Gesellschaft der Freunde, Jg. 1972, S. 53.
2   http://www.haz.de/Hannover/Aus-der-Stadt/Uebersicht/Der-Diagnostiker (08.04.2013).
3   Entnommener Lebenslauf von Prof. Dr. Helmut Ostertag aus dem Telefonat vom 30.04.2013 und der schrift-
    lichen Mitteilung vom 17.05.2013.
4   Standardwerk: Ostertag, H. et al. (1988): Knochentumoren: Klinik, Radiologie, Pathologie.

1973

Prof. Walter Lang

Für die Entwicklung eines »Modells zur Analyse der Krebsentwicklung: Morphologische, proliferationskinetische und immunologische Untersuchungen zur Entwicklung Polyomavirus-induzierten Rattentumoren«[1]

* 14. Juli 1940 in Augsburg
Studium der Humanmedizin, LMU München
Promotion, LMU München
1978 Habilitation, Schwerpunkt: Schilddrüsentumore, MHH
1978 Ernennung zum apl. Professor
Niederlassung gemeinsam mit dem Cytologen Prof. Atay (MHH)
Seit 2010 im Ruhestand

Forschungsschwerpunkte
Klinisch-diagnostische Pathologie mit Schwerpunkt Lunge und Leber sowie Abstoßungsdiagnostik des Herzens[2]

Publikationen (Auswahl)
Walter Lang et al. (1973): Inhibition of cell proliferation caused by oncogenic DNA-polyoma virus, Experientia, 29, S. 595–596.

---

1   Jahrbuch der Gesellschaft der Freunde, Jg. 1972, S. 53.
2   Entnommener Lebenslauf von Prof. Dr. med. Walter Lang aus der E-Mail vom 23.05.13.

1973

Prof. Ulrich Desselberger

Für die Entwicklung eines »Modells zur Analyse der Krebsentwicklung: Morphologische, proliferationskinetische und immunologische Untersuchungen zur Entwicklung Polyomavirus-induzierten Rattentumoren«[1]

* 22. Juli 1937 in Darmstadt

1957–1967 Studium der Humanmedizin, Universitäten Frankfurt, Marburg/Lahn, Berlin und Paris

1967 Politischer Gefangener in Ost-Berlin

1967 Approbation, Promotion, FU Berlin

1968–1969 Wissenschaftlicher Mitarbeiter, Institut für Pathologie, Rudolf Virchow Krankenhaus, Berlin

1970–1976 Wissenschaftlicher Mitarbeiter und Consultant (seit 1976), Abteilung für Virologie, MHH

1976 Habilitation, Medizinische Mikrobiologie, MHH

1977–1979 Fullbright Research Fellow und Gastprofessor, Department of Microbiology, Mount Sinai School of Medicine, New York

1979–1988 Senior Lecturer in Virologie, Dept. of Virology, University of Glasgow, and Honorary Consultant; Greater Glasgow Health Board, Glasgow, UK

1980–1986 Senior Lecturer in Virologie, University of Glasgow, Scotland

1981–1985 Visiting Research Fellow, Dept. of Microbiology, Mount Sinai School of Medicine, NY

1983 Apl. Professor, MHH

1988–1991 Beratender Virologe und Direktor, Regional Virus Laboratory, East Birmingham Hospital, Birmingham, UK

1990–2002 Konsultierender Virologe und Direktor, Clinical Microbiology and Public Health Laboratory, Addenbrookes Hospital, Cambridge, UK

1996–1997 Acting Director (part-time), Public Health Laboratory, John Radcliffe Hospital, Oxford UK

1998–2002 Clinical Director of Pathology, Addenbrooke's Hospital, Cambridge

1999–2000 Acting Group Direktor, PHLS East Group, Cambridge

2002–2005 Gast-Forschungsaufenthalt, URM Virologie Moleculaire et Structurale, CNRS, Gif-sur-Yvette, Frankreich

2005–2007 Gast-Forschungsaufenthalt, International Center for Genetic Engineering and Biotechnology, Trieste, Italien

Seit 2007 Forschungsdirektor, Dept. of Medicine, University of Cambridge, Addenbrooke's Hospital, Cambridge, UK[2]

---

1   Jahrbuch der Gesellschaft der Freunde, Jg. 1972, S. 53.
2   http://www.infectiousdisease.cam.ac.uk/directory/ud207@cam.ac.uk (23.04.2013).

Forschungsschwerpunkte

Genomanalyse und molekulare Epidemiologie vom RNA Virus, Molekularbiologie von Rotaviren, Molekulare Grundlagen der viralen Pathogenität, Virale Immunologie, Analyse von Resistenzen Förderung von HIV-RNA, Molekulare Epidemiologie des humanen Papillomavirus, Molekulare Techniken in der diagnostischen Virologie[3]

Publikationen (Auswahl)

Ulrich Desselberger et al. (1970): On the activity of the glutamic-oxalacetic transaminase in experimental myocardial infarct of the rat. Comparative histochemical and plasmochemical Studies, Virchows Arch. Pathol. Anat., 351; S. 347–364; Desselberger et al. (2013): Lipidome analysis of rotavirus-infected cells confirms the close interaction of lipid droplets with viroplasms, J. Gen. Virol., 20.

---

3   Entnommener Lebenslauf aus der schriftlichen Mitteilung von Prof. Dr. Ulrich Desselberger vom 01.05.2013.

1973

Prof. Gerd Siegismund

Für die Entwicklung eines »Modells zur Analyse der Krebsentwick-lung: Morphologische, proliferationskinetische und immunologi-sche Untersuchungen zur Entwicklung Polyomavirus-induzierten Rattentumoren«[1]

* 10. September 1941, † 29. April 2002
Chefarzt der Pathologie/Histologie des St. Joseph-Krankenhauses, Berlin-Tempelhof[2]

Publikationen (Auswahl)
Gerd Siegismund et al. (1971): Autoradiographie von Polyomavirus infizierten Nieren bei Ratten, Verh. Dtsch. Ges. Pathol., 55, S. 651–654; Siegismund et al. (1982): Ultrastructure and visceral distribution of lipopigments in infantile neuronal ceroid-lipofuscinosis, Pathol. Res. Pract., 175, S. 335–347.

---

1   Jahrbuch der Gesellschaft der Freunde, Jg. 1972, S. 53.
2   http://boards.ancestry.de/stellen.europa.deutschland.berlin/6097/mb.ashx (01.02.2013).

1973

Prof. Friedrich Trepel

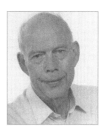

Mit seiner Arbeitsgruppe Prof. Harald Theml und Dr. Peter Schick für ihre Untersuchungen über »Lymphogranulomatose und chronische lymphatische Leukämie: Zellproliferation, Zellumsatz, Pathomechanismen«[1]

* 12. August 1934 in Stettin[2]

1954–1959 Studium der Medizin in Göttingen, Wien und München

1959 Medizinisches Staatsexamen an der LMU München

1962 Approbation und Promotion zum Dr. med.

1962–1964 Facharztausbildung an der 1. Med. Klinik und kreislaufphysiologische Forschungen mit Prof. E. König

1964–1968 Forschungsstipendium der DFG

1968–1974 wissenschaftlicher Assistent in der Abteilung klinische Physiologie in Ulm

1971 Habilitation im Fach Klinische Physiologie

1974 Apl. Professor

1976 Ernennung zum ordentlichen Professor an der Abteilung klinische Morphologie

1975–1980 Hochschullehrer an der Abteilung klinische Morphologie

1981–2001 Arzt für Allgemeinmedizin in Karlsruhe

Forschungsschwerpunkte

Physiologische und pathologische Reaktionen des lymphatischen Zellsystems; ernährungsphysiologische und therapeutische Wirkungen von Diabetestherapien

Publikationen (Auswahl)

Friedrich Trepel (2004): Ballaststoffe mehr als ein Diätmittel. Teil I: Arten, Eigenschaften, physiologische Wirkungen; Teil II: Präventive und therapeutische Anwendungen Wien Klin Wochenschr.,116, S. 465–476; S. 511–522.; Trepel, F. Das lymphatische Zellsystem: Struktur, allgemeine Physiologie und Pathophysiologie. In: Handbuch der inneren Medizin, Band II/3 Berlin: Springer 1976; Rastetter J, Theml H, Trepel F, Waubke R.: Autoradiographische Untersuchungen lymphoproliferativer Erkrankungen nach in-vitro-Markierung. Blut. 1967, 15, S. 157–163.

---

1   Jahrbuch der Gesellschaft der Freunde, Jg. 1972, S. 52.
2   Schriftliche Mitteilung von Prof. Dr. Friedrich Trepel vom 9. Feb. 2013.

1973

Dr. Peter Schick

Für Untersuchungen über »Lymphogranulomatose und chronische lymphatische Leukämie: Zellproliferation, Zellumsatz, Pathome-chanismen«[1]

* 1943 – † 1989
1973–1980 Ärztlicher Mitarbeiter an der I Medizinische Abteilung des Städtischen Kran-kenhauses München-Schwabing
1980–1989 Niedergelassener Allgemeinarzt

Publikationen (Auswahl)
Harald Theml, Peter Schick (1998): Praktische Differentialdiagnostik in Hämatologie und Onkologie Taschenatlas der Hämatologie.

---

1 Jahrbuch der Gesellschaft der Freunde 1972, S. 52.

1973

Prof. Harald Theml

Für Untersuchungen über »Lymphogranulomatose und chronische lymphatische Leukämie: Zellproliferation, Zellumsatz, Pathome-chanismen«[1]

* 20. Oktober 1940 in Berlin – † 30.10.2005 in Warngau
  Medizinstudium in München und Tübingen
1966 Promotion
  Arzt an I Medizinische Abteilung des Städtischen Krankenhauses München-Schwabing
1977 Habilitation
1982 Apl. Professor an der TU München
1984–1996 Chefarzt der Hämato-Onkologischen Abteilung des Zentrums für Innere Medizin an den Vincentius-Krankenhäusern in Karlsruhe
1996–2004 Tätig in eigener Praxis für Onkologie in München
Gründungsmitglied
  – der Deutschen Arbeitsgemeinschaft für Psychoonkologie
  – der Gesellschaft für Umweltmedizin
  – der Deutschen Sektion der IPPNW (International Physicians for the Prevention of Nuclear War)

Publikationen (Auswahl)

Harald Theml et al. (1997): Treatment of prolonged chemotherapy induced severe thrombo-cytopenia with recombinant human interleukin-3 – a report on four cases. Anticancer Drugs, 8, S. 288–292; Trepel F, Rastetter J, Theml H, Stockhusen G (1996): Nukleinsäuresynthese und Zytostatikawirkung in pathologischen Lymphknotenzellen. Med Klein, 61, S. 618–622.

---

1 Jahrbuch der Gesellschaft der Freunde 1972, S. 52.

1974

Prof. Charles Marie Gros

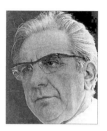

*Für »seine besonderen Verdienste um die Früherkennung des Brust-
krebses mit radiologischen Methoden«[1]*

* 1910 in Aigues-Mortes/Dép. Gard/Frankreich – † 11. November 1984 in Straßburg
Studium der Mathematik (Diplom 1928) und Physik (Diplom 1929)
Studium der Humanmedizin (Examen 1943)
1947 Chefarzt der Radiotherapie an der Universität Straßburg
1949 Chefarzt des Instituts für Radiologie
1950–1979 Professor für Radiologie und Direktor des Zentrums für Radiotherapie und
    Radiologie der Universität Straßburg
15. Dezember 1962 Gründungsversammlung der European Association of Radiology
    (EAR) gemeinsam mit Boris Rajewsky (MPI, Frankfurt)[2]
1964 Gründung des Faches Sénologie
1965 Entwicklung in Kooperation mit der französischen Firma Compagnie Générale de
    Radiologie des Prototyp eines Sénographen[3]
1972 Präsident der Sociéte de Sénologie
1976 Gründung der Senologic International Society (S.I.S.)
    Einführung eines speziellen Diploms für Brusterkrankungen in Frankreich
1979 Emeritierung

Forschungsschwerpunkte

Differenzialdiagnose der Brusterkrankungen unter dem Begriff der Sénelogie und multidiszi-
plinäre Erforschung und Behandlung des Mamakarzinoms. »Mit der Veröffentlichung 1951
leitete er eine neue Ära der Mammographie in Europa ein.«[4]

Ehrungen (u.a.)

Ehrenpräsident der Gesellschaft für Senélogie
1983 EAR Boris Rajewsky Medallie

Publikationen (Auswahl)

Charles Marie Gros et al. (1951): La radiographie de la glande mammaire, Classic Papers in
Modern Diagnostic Radiology, S. 569–607[5]; Gros (1963): Les Maladies du Sein; Gros et al.
(1980): Breast thermography and cancer risk prediction, Cancer, 45, S. 51–56.

---

1   Jahrbuch der Gesellschaft der Freunde, Jg. 1974/75, S. 91.
2   The European Association of Radiology 1962–2007 http://www.ear-online.org (10.01.2013).
3   Beatrijs Verbrugge: Validation of analysis methods for automates CDMAM reading. Thesis de Faculté de
    Medicine der Université der Leuven 2007.
4   http://sisbreast.org/index.php/2011-10-18-18-45-40 (30.01.2013).
5   Onlineversion unter http://link.springer.com/book/10.1007/b138427/page/1 (15.02.2013).

1974

Dr. Josef Zajicek

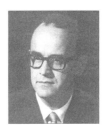

Für »seine besonderen Verdienste um die Früherkennung der Krebs-erkrankung mit zytologischen Methoden«[1]

* 1923 in Jugoslawien – † 1979 in Stockholm[2]
   Medizinstudium in Wien, Examen 1949
1950 Forschungsaufenthalt in Stockholm
1957 Promotion am Karolinska Institute, Stockholm
   Kooperation mit Sixten Franzen mit Biopsie-Materialien (FNA fine needle asperiation)
1974 Leiter des Departements für Clinical Cytology und Tumor Pathology am Universitäts-krankenhaus Karolinska Sjukhuset, Stockholm

Forschungsschwerpunkte

Klinische Zytologie; systematische Studien und Popularisierung der FNA-Methode: »Drs. Franzen Sixten, Joseph Zajicek, and Torsten Löwhagen – all from the Karolinska Institute in Stockholm, Sweden – should be attributed with popularizing the present use of FNAs.«[3]

Ehrungen (u.a.)

1969 Maurice Goldblatt Cytology Award
1979 Papanicolaou Medal of the American Society of Cytology

Publikationen (Auswahl)

Josef Zajicek (1957): Studies on the histogenesis of blood platelets and megakaryocytes, his-tochemical and gasometric investigations of acetylcholinesterase activity in the erythrocytee-rythropoietic and platelet-megakaryocytic systems of various mammals; boktryckeri S. A. Norstedt och söner; Aspiration Biopsy Cytology: Ill., Graph. Darst., Band 1 (Monographs in clinical cytology, 4) Karger: Basel 1973; Aspiration Biopsy Cytology. Cytology of infradia-phragmatic organs, Teil 2 Karger: Basel 1979.

---

1   Jahrbuch der Gesellschaft für Freunde der MHH, Jg. 1974/75, S. 91.
2   Acta Cytologica 24, 1980, S. 177.
3   Prabodh K. Gupta; Zubair W. Baloch (Eds): Cytohistology: Essential and Basic Concepts. Cambridge: Cam-bridge University 2011, S. 5.

1975

Prof. Peter N. Magee

Für den »Nachweis von Wirkungsmechanismen karzinogener Nitroseverbindungen«[1]

* 21. Dezember 1921 in Sheffield, Derbyshire – † 11. Februar 2000[2]
Medizinstudium am Cambridge University College Hospital [UCH]
1945 License of the Royal College of Physicians; Arzt am UCH, in Kent und Sussex,
1946 Bachelor of Medicine and of Surgery von der Universität Cambridge
Medical Officer der Royal Airforce[3]
1950 Arzt am Hampstead General Hospital; erste Tierexperiment mit Nitrosaminen am
Medical Research Council Toxicology Research Unit, Carshalton
1951–1953 Graham scholar in pathology am UCH
1953–1956 wissenschaftler am Medical Research Council's toxicology research unit
1962–1965 Präsident der EORTC (European Organisation for Research and Treatment of
Cancer), Professor für experimentelle Biochemie am Courtauld Institute für Biochemie, London
1967–1975 Philip Hall Professor at Middlesex
1976–1991 Direktor und Professor für Pathologie am Fels Research Institute for Cancer
Research der Temple University, Philadelphia
1978 Vorsitzender des Board of Scientific Counselors of the NCI's Division of Cancer
Cause and Prevention
1981–1984 Trustee of the American Health Foundation

Forschungsschwerpunkte
Forschungen über den Einfluss des Rauchens auf die Entstehung von Krebserkrankungen, deren Epidemiologie sowie Prävention durch gesundheitspolitische Maßnahmen

Ehrungen (u.a.)
1981 John Bames-Preis der britischen Gesellschaft für Toxikologie
2000 William Drummond Macdonald Paton-Preis

Publikationen (Auswahl)
Peter N. Magee et al. (1982) (Eds): Nitrosamines and Human Cancer (Banbury Report);
Magee et al. (2001): Alpha-difluoromethylornithine induction of apoptosis: a mechanism which reverses pre-established cell proliferation and cancer initiation in esophageal carcinogenesis in zinc-deficient rats, Cancer Epidemiol. Biomarkers Prev., 10, S. 191–199.

---

1   Jahrbuch der Gesellschaft der Freunde, Jg. 1975, S. 62.
2   Munk's Roll: Volume XI: Peter Noel Magee, S. 371 (15. Mai 2013).
3   http://www.zoominfo.com/#!search/profile/person?personId=145484056&targetid=profile (15.05.2013).

1976

Prof. Otto Käser

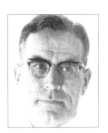

Für »seine Verdienste auf dem Gebiet der chirurgischen Behandlung des gynäkologischen Karzinoms«[1]

*19. Januar 1913 in Schöftland/Aargau – † 29. Dezember 1995[2]
  Tätigkeit als Assistenz- und Oberarzt in Basel
1948 Habilitation und Privatdozent
1954 Chefarzt der Frauenklinik des Kantonsspitals St. Gallen
1960 Publikation des »Atlas der gynäkologischen Operationen« gemeinsam mit Franz A. Iklé, bedeutendes Referenzwerk gynäkologischer Operationen
1962–1969 Leiter der Universitätsfrauenklinik in Frankfurt/Main
1968 Mitbegründer und Herausgeber der Fachzeitschrift »Der Gynäkologe«
1969–1982 Direktor der Universitäts-Frauenklinik des Kanton-Spitals in Basel

Forschungsschwerpunkte
Gynäkologische Tumorchirurgie, virale Entstehung des Cervixcarcinom

Ehrungen (u.a.)
1986 erster Preisträger der Carl Kaufmann-Medaille für besondere Verdienste um die deutschsprachige Gynäkologie
1982 Ehrenmitgliedschaft des American College of Obstetricians and Gynecologists (ACOG)

Publikationen (Auswahl)
Otto Käser (1945): Die Erfolge der Sterilitätsbehandlung am Basler Frauenspital, Schweiz. Med. Wochenschr., 75, S. 1106–1110; Käser (1989): Die Entwicklung radikaler Operationstechniken in der Gynäkologie am Beispiel des Ovarial- und Zervixkarzinoms, Geburtshilfe Frauenheilkd., 49, S. 1025–1030; Käser et al. (2008): Atlas der gynäkologischen Operationen. Thieme: Stuttgart 1. Auflage 1960/letzte Auflage 2008.

---

1   Jahrbuch der Gesellschaft der Freunde, Jg. 1976/77, S. 74.
2   Hans Ludwig. Die Geschichte des Lehrstuhles für Gynäkologie und Geburtshilfe an der Universität Basel. Aus: Hans Ludwig, Alfonso Castano Almendral (Hrsg.). Festschrift Prof. Dr. Otto Käser. Symposium zu Ehren von Herrn Prof. Dr. Otto Käser aus Anlass des 75. Geburtstages. Schwabe & Co, Basel, 1988: S. 23–37.

1976

Prof. Heinz Oeser

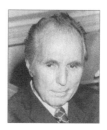

Für »seine Verdienste auf dem Gebiet der Strahlenlehre und kritischen Stellungnahme zum Krebs«[1]

* 16. Juni 1910 in Dresden – † 28. Dezember 1995 in Gautingen/München[2]
1928–1934 Medizinstudium in Freiburg, München, Wien und Berlin
1936 Promotion und Tätigkeit an der Radiologie an der Charité Berlin
1944 Habilitation
1947 Arzt am Westsantorium Berlin Charlottenburg
1949 A.o. Professor im Fach Röntgenologie und Strahlenheilkunde
1950–1969 Direktor des Lehrstuhls Medizinische Strahlenkunde des Strahleninstituts am
        Städtischen Krankenhaus Berlin Westend
1951 Erneute Gründung der Berliner Röntgengesellschaft
1960 Planung der Strahlenklinik am Universitätsklinikum der Freien Universität Berlin
1960–1972 Mitglied des Vorstands der Deutschen Röntgengesellschaft
1966 Ernennung zum ordentlichen Professor
1970 Leitung der Strahlenklinik am Uniklinikum Berlin Steglitz
1978 Emeritierung

Forschungsschwerpunkte
Diagnostik und strahlentherapeutische Behandlung von bösartigen Tumoren

Ehrungen (u.a.)
1978 Albers-Schönberg-Medaille der Deutschen Röntgengesellschaft
1983 Ehrenmitglied der Deutschen Röntgengesellschaft
1985 Bundesverdienstkreuz 1. Klasse für sein Lebenswerk

Publikationen (Auswahl)
Heinz Oeser (1937): Zum röntgenologischen Erscheinungsbild der Knochengeschwülste. Strahlenbehandlung der Geschwülste: Technik, Ergebnisse, und Probleme. München: Urban 1954; Oeser et al. (1968): Atlas der Szintigraphie : Einführung, Technik und Praxis München; Oeser (1984): Die Zukunft der Radiologie? Röntgenpraxis, 37, S. 113–122.

---

1   Jahrbuch der Gesellschaft der Freunde, Jg. 1976/77, S. 74.
2   Walter Frommhold: Professor Dr. H. Oeser zum 50. Geburtstag, Röntgen und Laborpraxis 13, 1960, R81-
     R82 sowie Medicine-Worldwide.

1977

Prof. Norbert Brock

Für seine Arbeiten zur »Chemotherapeutische und immunologische Krebstherapie«

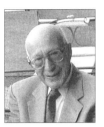

* 26. Mai 1912 in Dorsten – † 25. Juni 2008 in Bielefeld[1]

1930–1935 Studium der Medizin

1935 Promotion

1935–1940 Parallel zur internistischen Facharztausbildung: Studium der Pharmakologie

1940 Habilitation im Fach Innere Medizin

1949 Leiter der Pharmakologischen Forschungsabteilung der ASTA-Werke AG in Halle/ Bielefeld der Pharmakologischen Forschung speziell für die Krebs-Chemotherapie

1952 Entwicklung des nicht-steroidalen synthetischen Östrogenanalogons Fosfestrol; sowie anschließend Ifosfamid; Cyclophosphamid als Basistherapeutikum der Krebstherapie Gründung der Deutschen Gesellschaft für Experimentelle und Klinische Toxikologie

1979 Leitung der Tumorforschung der ASTA-Werke

1982 Ruhestand

Forschungsschwerpunkte

Aufklärung des Metabolismus und der Pharmakokinetik von Basistherapeutikum für die Krebstherapie sowie Entwicklung von Medikamenten für Spasmolyse, Allergie sowie Herz-Kreislauf

Ehrungen (u.a.)

1978 Ehrenpromotion der TU München

1979 Ehrenmitglied der Deutschen Gesellschaft für Experimentelle und Klinische Toxikologie (DGPT)

1988 Chain Award of the American Association of Oncology

1988 Bundesverdienstkreuz 1. Klasse für die Leistungen in der Tumorforschung

1995 Kettering-Preis der General Motors Cancer Research Foundation für seine Verdienste in der Forschung zur Krebstherapie

1995 Schmiedeberg-Plakette der Deutschen Gesellschaft für Experimentelle und Klinische Pharmakologie und Toxikologie

Namensgeber des »Professor Dr. Norbert Brock Award« für herausragende Krebsforscher

Publikationen (Auswahl)

Norbert Brock et al. (1940): Die Erzeugung von Leberkrebs durch den Farbstoff 4-Dimethylamino-azobenzol, Zeitschrift für Krebsforschung, 50, S. 431–456; Brock et al. (1990): Basic principles in preclinical cancer chemotherapy, J. Cancer Res. Clin. Oncol., 116, S. 411–424; Brock (1996): The history of the oxazaphosphorine cytostatics. Cancer, 78, S. 542–547.

1　Eberhard Kutscher; Nachruf Prof. Dr. Dr. med. h.c. Norbert Broch Biospektrum 14, 2008 S. 641.

1977

Prof. Georges Mathé

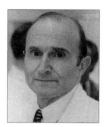

*»Professor Mathé gehört zu den profiliertesten Onkologen Europas
… Besonders bekannt und wegweisend wurden seine Untersuchungen zur Chemo-Immuntherapie von bösartigen Erkrankungen, mit denen er einen neuen Weg der Krebsbehandlung eröffnete«*[1]

* 9. Juli 1922 in Semages, Département Nièvre – † 15. Oktober 2010 in Villejuif, Paris
1941–1944 Mitglied der Résistance während des 2. Weltkriegs
1948 immunologische Forschungen bei Bernard Halpert
1950 Promotion an der Medizinischen Fakultät der Sarbonne, Paris
1951–1952 Forschungsaufenthalt am Sloan-Kettering-Institute in New York
1954–1958 Forschung am Institut National d'Hygiène bei Louis Bugnard
1958 Erste erfolgreiche Therapie einer Leukämie im Mausmodell durch Ganzkörper-Bestrahlung und Transfusion von allogenem Knochenmark
1959 erste erfolgreiche Knochenmarktransplantation mit allogenem Knochenmark
1960 Erstbeschreibung der Graft-versus-Host-Reaktion
1961 Direktor der Hämatologie am Institute Gustave Roussy Villejuif, Paris, und Zusammenarbeit mit dem Transplantationschirurg René Küss (1913–2006)
1962 Gründung Groupe Européen des Chimothérapie Anticancéreuse [GECA], 1968 Umbenennung in European Organization for Research and Treatment of Cancer
1964 Gründung des Instituts für Onkologie und Immungenetik
1966–1990 Professor für experimentelle Onkologie an der Universität in Paris
        Gründung des Institut National de la Santé et de la Recherche Medicale (INSERM)
1980–1988 Gründung und Leitung des Service des Maladies Sanguines et Tumorales am Hospital Paul Brousse[2]

Forschungsschwerpunkte
Erforschung und Therapie der Leukämien und des Blutsystems; Immuntherapie; HIV/AIDS-Therapien; Graft-versus-Host-Reaktion

Ehrungen (u.a.)
1994 Léopod Griffuel Preis
2002 Medawar Preis, Grand Médaille de Académie française de la médicine

Publikationen (Auswahl)
Georges Mathé (1951): Therapy of acute renal insufficiency, Clinique (Paris),46, S. 5–13; Mathé et al. (2006): Analysis of cell proliferation and cell death during in situ hyperthermic treatment of neoplastic cells: a case report of human non-Hodgkin lymphoma, Biomed Pharmacother., 60, S. 227–232.

---

1   Jahrbuch der Gesellschaft der Freunde, Jg. 1976/77, S. 74–76.
2   http://www.nytimes.com/2010/10/21/health/research/21mathe.htm (13.02.2013).

1978

Prof. Phil Gold

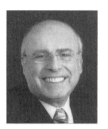

Für »seine Verdienste um die Entwicklung der CEA-Methode (kar-
zinogene embryonale Antigene)«[1]

* 17. September 1936 in Montreal, Québéc[2]

1957 B.Sc. in Physiologie

1961 M.Sc. (Physiologie) und medizinisches Staatsexamen

1965 PhD an der McGill University of Québéc

1967–1968 Forschungen am Public Health Research Institute New York

1968 Rückkehr an das Montreal General Hospital und a.o. Professor der McGill University;
Entdeckung des carcinoembryonic Antigen (CEA) gemeinsam mit Samuel O. Freed-
man

1972 Erster ordentlicher Professor für Onkologie Leiter des Cancer Center der McGill-
Universität

1977 Direktor des Centers of Clinical Immunology und Allergy

1980–1995 Leiter des Department of Medicine und den Montreal General Hospital

1995 Direktor des Research Institute McGill University Health Centre

Ehrungen (u.a.)

1977 Mitglied der Royal Society of Canada

1978 Gardiner Foundation International Award

1989 L'Ordre nationale du Québec
Gold Medal Award of Merit of the Graduate Society of McGill University

2006 Einrichtung des Phil Gold Lehrstuhl an der McGill University

2010 in die Canadian Medical Hall of Fame aufgenommen[3]

Publikationen (Auswahl)

Phil Gold et al. (1965): Demonstration of Tumor-specific Antigens in Human Colonic
Carcinomata by Immunological Tolerance and Absorption Techniques, J. Exp. Med., 121,
S. 439–462; Gold et al. (2013): Reflection on the Discovery of Carcinoembryonic Anti-
gen, Prostate-Specific Antigen, and Cancer Antigens CA125 and CA19-9, Clin. Chem., 59,
S. 22–31.

---

1 Jahrbuch der Gesellschaft der Freunde, Jg. 1978, S. 104.
2 http://misam.mcgill.ca/?page_id=768 (25.01.2013).
3 http://www.mcgill.ca/search/?query=Prof.+Phil+Gold&find=Search (05.02.2013).

1978

Prof. Wolfgang Horst

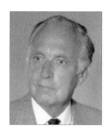

Für »sein Wirken auf dem Gebiet der Radiodiagnostik von Metasta-
sen in vivo und vitro«[1]

* 28. August 1920 Oldenburg – † 15 Dezember 2002 Zürich, Schweiz[2]

1940–1944/45 Studium der Medizin an der Universität Hamburg

1945 Promotion

1954 Facharzt für Röntgenologie und Strahlenheilkunde, Habilitation
    Aufbau der Radiotherapie und der Nuklearmedizin der Universitätsklinik Hamburg-
    Eppendorf

1960 Ernennung zum außerplanmäßigen Professor sowie Vorsteher der Abteilung für Ra-
    diotherapie und Nuklearmedizin an der Radiologischen Universitätsklinik in Ham-
    burg-Eppendorf

1962 Berufung als Ordinarius ad personam für Radiotherapie und Nuklearmedizin und als
    Direktor der Radiotherapeutischen Klinik und Poliklinik des Kantonsspitals Zürich

1962 Ernennung zum ordentlichen Professor, Lehrgebiet Radiotherapie und Nuklearmedi-
    zin

1967–1972 vorübergehende Amtseinstellung

1987 Emeritierung

Forschungsschwerpunkte

Klinische Forschungen zur Anwendung unterschiedlicher Methoden der Nuklearmedizin

Publikationen (Auswahl)

Wolfgang Horst (1951): Die Therapie der Hyperthyreosen mit Radiojod, Strahlentherapie,
85, S. 183–195; Horst et al. (1985): A convenient method for the preparation of 99mTc(V)
dimer captosuccinic acid (99mTc(V)-DMSA), Int. J. Appl. Radiat. Isot., 36, S. 311–312.

---

1   Jahrbuch der Gesellschaft der Freunde, Jg. 1978, S. 104.
2   Urs Martin Lütolf: Prof. Dr. Wolfgang Horst (1920–2002), Strahlentherapie und Onkologie, 178, 2002,
    S. 663.

1979

Prof. Donald Pinkel

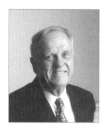

Für »die Entwicklung von Behandlungsplänen der akuten lymphatischen Leukämie im Kindesalter«[1]

* 7. September 1926 in Buffalo, New York, USA[2]

1944–1945 Militärdienst bei der US Navy

1947–1951 Studium der Medizin am Canisius College und der School of Medicine, Buffalo, New York

1951–1954 Ausbildung zum Kinderarzt am Children's Hospital, Buffalo, New York Research Fellow am Children's Cancer Research Foundation, Boston

1956 leitender Pädiater am Roswell Park Memorial Institute, Buffalo, New York

1961–1973 Ärztlicher Direktor des St. Jude Children's Research Hospital, Memphis, Tennessee, Aufbau einer klinischen Forschergruppe zur Behandlung der akuten lymphatischen Leukämie

1974–1978 Leiter des Department of Pediatrics, The Medical College of Wisconsin, Milwaukee Children's Hospital und Midwest Children's Cancer Center

1978–1982 Leiter der Division of Pediatrics, City of Hope National Medical Center, Duarte, Kalifornien, USA

1982–1985 Professor und Direktor der Abteilung für Pädiatrie, School of Medicine Temple University; Director des, St. Christopher's Hospital for Children, Philadelphia

1985–1999 Professor für Pädiatrie an der Texas Medical School, Houston, Texas

1993 Kelcie Margaret Kana Lehrstuhl für Kinder-Leukämie Houston, Texas

1994 Professor Emeritus am MD Anderson Cancer Center, Houston, Texas

1998–2001 Texas MM University College of Medicine

Ehrungen (u.a.)

1972 Albert Lasker Award for Medical Research

1978 David Karnofsky Memorial Award

1986 General Motors Foundation Kettering Prize

Publikationen (Auswahl)

Donald Pinkel (1956) : Advances in chemotherapy of cancer in man, Adv. Cancer Res., 4, S. 1–71; Pinkel et al. (1971): Drug dosis and remission duration in childhood lymphocytic leukemia, Cancer, 21, S. 247; Pinkel et al. (2013): Genomic profiling of isolated circulating tumor cells from metastatic breast cancer patients, Cancer Res., 73, S. 30–40.

---

1   Jahrbuch der Gesellschaft der Freunde, Jg. 1979, S. 105.
2   Friedrich Lampert: Donald Pinkel. Eur J Pediatr (1995), 154, S. 503.

1979

Prof. Hansjörg Riehm

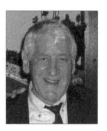

Für »die Entwicklung von Behandlungsplänen der akuten lymphatischen Leukämie im Kindesalter«[1]

* 2. März 1933 in Herrenberg/Württemberg
1952–1957 Medizinstudium in Tübingen, Kiel, Innsbruck und Berlin
Staatsexamen in Tübingen[2]
1958 Promotion, Hals-Nasen-Ohren-Klinik der Universität Tübingen
1960 Assistenzarzt am Pathologischen Institut der FU Berlin und an der Medizinischen Klinik der Technischen Universität München
1962–1967 Weiterbildung im Fach Kinderheilkunde an der Kinderklinik der FU Berlin
1967–1969 Wiss. Assistent am Memorial-Sloan-Kettering Cancer Center, New York
1970 Oberarzt Berlin Kinderklinik, Habilitation[3]
1972 Ernennung zum Professor
1973 Leiter der Abt. Pädiatrische Hämatologie und Onkologie der Berliner Kinderklinik
1976 Gründung der deutschen Forschungsgruppe »ALL-BFM«[4]
1984 Direktor der Abteilung für Pädiatrische Hämatologie und Onkologie an der MHH
1996 Emeritierung; seitdem Aufbau des Centro Infantile Bolderini in Champi/Brasilien

Forschungsschwerpunkte
»Die Idee, die kindlichen bösartigen Erkrankungen initial mit einer maximalen Therapie zu behandeln (…) ist ein Meilenstein der Medizingeschichte.«[5]

Ehrungen (u.a.)
1986 Deutscher Krebspreis der Deutschen Gesellschaft für Krebsforschung
2002 Ehrenmitgliedschaft der Deutschen Gesellschaft für Kinderheilkunde und Jugendmedizin
2004 Auslobung des Hansjörg Riehm-Preises für Forschungen in der pädiatrischen Leukämie
2007 Verdienstkreuz 1. Klasse des Verdienstordens der Bundesrepublik Deutschland
2011 Otto Heubner-Preis der Deutschen Gesellschaft für Kinder- und Jugendmedizin

Publikationen (Auswahl)
Hansjörg Riehm (1968): Chemotherapie der akuten Leukämie, Dtsch. Med. Wschr., 19, S. 145–150; Riehm et al. (2012): Outcomes after induction failure in childhood acute lymphoblastic leukemia, N. Engl. J. Med., 366, S. 1371–1381.

---

1   Jahrbuch der Gesellschaft der Freunde, Jg. 1979, S. 105.
2   Riehm, Hansjörg (1958): Untersuchungen über den Verlauf des sinus sigmoideus bei verschiedener Preumatisation des Schläfenbeins. Zugleich ein Beitrag zu Frage der sekundären Sklerosierung des Warzenfortsatzes. Diss. med., Tübingen.
3   Thema: Mechanismen der zellulären Resistenz gegen antineoplastische Antibotika in invitro Untersuchungen Monatsschrift Kinderheilkunde, 11, 2011, S. 1145.
4   Deutsches Ärzteblatt 2003, 100: A842/B-712/C-665.
5   Monatsschrift für Kinderheilkunde 10, 2002, S. 1254.

1980/81

Prof. Brigit van der Werf-Messing

Forschungsthema: »Fortschritte in der Therapie von Tumoren des Urogenitalbereiches (männlich, weiblich)«[1]

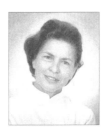

* 1923 in Bonn[2]

1934 Emigration der Eltern Dr. med. A. A. Messing und Dr. med. Thekla M. H. Johnen nach Medan/Sumatra Niederländisch Ost-Indien

1941 Beginn des Medizinstudiums Universität Batavia (heute Djakarta/Java/Indonesien)

1941 Heirat mit dem Ingenieur Geert Georg van der Werf (Geburt der Söhne 1946/1948)

7. Dezember 1941–1945 in japanischer Kriegsgefangenschaft

Ende 1945 Wiederaufnahme des Medizinstudiums

1946–1947 Fortsetzung des Medizinstudiums in Amsterdam

1948 Promotionsstudium an der Universität Djakarta

1950 Promotionsurkunde der Universität Djakarta und Utrecht/NL

1950–1954 Facharztausbildung im Fach Radiologie an der Universität Djakarta

1955 Gastwissenschaftlerin am Christies Hospital Manchester/UK und Radio-Therapy Institute in Rotterdam/NL bei Daniel den Hoed

1956–1959 Radiologin am Nairobi City Council und im Auftrag der WHO für den Tuberculosis Services in Kenia

1959–1988 Leitende Radiologin des Strahleninstituts an der Universität Rotterdam

1962 PhD von der Universität Leyden

1970 Ernennung zur Professorin und Lehrstuhlinhaberin für Radiologie der Erasmus Universität Rotterdam

1972–1975 Wissenschaftliche Direktorin der Strahlentherapeutischen Einrichtungen

1978–1984 Direktorin des Comprehensive Cancer-Center Rotterdam

1988 Emeritierung

Forschungsschwerpunkte

Tumore der Niere und des Urogenitaltraktes insbesondere der Harnblase und deren prä- und postoperative strahlentherapeutische Behandlung

Ehrungen (u.a.)

1978 Del Regato Gold Medal

1987 Officier in de Ordre van Oranje-Nassau (Royal Honor), Medaille der Fakulté de Medicine de Montpellier

1988 Albert Soiland Memorial Award der Albert Soiland Cancer Foundation Los Angeles

1988 Cromwell Medal London

---

1 Jahrbuch der Gesellschaft der Freunde, Jg. 1980, S. 77–78.
2 Frank Ellis; Peter Levendag: Brigit Hendrika Paula van der Werf-Messing, in: J. Radiation Oncology Biol. Phys. 18, 1990, S. 3–12.

Ehrenmitgliedschaften: 1982 der Indonesian Radiology Society; 1984 der Deutschen Röntgengesellschaft; 1985 der Radiological Society of North America; 1987 der Dutch Society of Oncology

Publikationen (Auswahl)

Brigit Van der Werf-Messing et al. (1962): Some Investigations into the Origin of the ß-Glucuronidase Activity in the Urine of Patients with Cancer of the Bladder, Br. J. Cancer, 16, S. 570–576 ; Van der Werf-Messing et al. (1990): Late radiation damage in prostate cancer treated by high dose external radiotherapy in relation to rectal dose, Int. J. Radiat. Oncol. Biol. Phys., 18, S. 23–29.

1981/82

Prof. Peter Wilhelm Jungblut

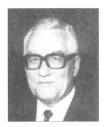

Für »seine Pionierleistungen in der Erforschung der Steroidrezepto-ren beim Mammakarzinom ... Es ist der große Verdienst von Profes-sor Jungblut, durch seine Arbeiten die Möglichkeiten zum Nachweis der Hormonabhängigkeit von Mammakarzinomen und deren ent-sprechende Behandlung erbracht zu haben«[1]

* 6. Juli 1927 in Andernach – † 20. Juli 2003 in Neustadt am Rbge.

1946–1951 Studium der Medizin an der Universität Mainz

1952 Promotion bei Fritz Turba »Über die Beteiligung polarer Gruppen an der Aktinpoli-merisation und der Bindung zwischen F-Aktin und Myosin«[2]
Assistenzarzt in Mainz, München, Würzburg; Forschungen zur Proteinchemie; Klä-rung des Trueta-Phänomen des intrarenalen Nierenkreislaufes

1959 Klärung der Biochemie der Proteinsynthese

1963 Habilitation für physiologische Chemie über »Untersuchungen zur Lokalisation und zum biochemischen Mechanismus der Synthese von Serumalbumin in Leberzellen«

1963–1967 Fulbright-Stipendiat Charlie Higgins/Elwood Jensen am Ben-May-Laboratory for Cancer Research in Chicago
Entdeckung des Kernrezeptors für Östradiol im Mammakarzinom erstmalige Identifi-kation eines kernständigen Transkriptionsfaktors (»Estradiol-bindendes Prinzip«)

1967 Berufung zum wissenschaftlichen Mitglied am Max-Planck-Institut für Meeres- und Zellbiologie, Wilhelmshaven

1968 außerplanmäßige Professur für physiologische Chemie an der Universität Münster

1980 Gründungsdirektor des Max-Planck-Instituts für exper. Endokrinologie, Hannover

1982–1990 Herausgeber der Fachzeitschrift Acta endocrinologica/ European Journal of Endocrinology

Forschungsschwerpunkte

Steroidrezeptor in normalem und Tumorgewebe

Ehrungen (u.a.)

2001 Ehrendoktorwürde der MHH

Ehrenmitglied der Nordwestdeutschen Chirurgen

Publikationen (Auswahl)

Peter Wilhelm Jungblut et al. (1955): Eine Methode zur fortlaufenden Blutentnahme aus der Vena portae von Hunden, Experientia, 11, S. 241–242; Jungblut et al. (1998): Identification of target cells by immunohistochemical detection of covalently rearranged estradiol in rehyd-rated paraffin sections, Histochem. Cell Biol., 109, S. 295–300.

---

1   Jahrbuch der Gesellschaft der Freunde, Jg. 1982, S. 96.
2   Nachruf für Prof. Jungblut, Endokrinologie Informationen, 27 (2003) 4, S. 151–152.

1981/82

Prof. Umberto Veronesi

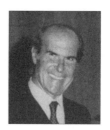

»Die Untersuchungen von Professor Veronesi schränken das Ausmaß der Chirurgie beim Mammakarzinom ein«[1]

* 29. November 1925 in Mailand

1950 Examen in Medizin an der Universität Mailand
        Gastaufenthalte in England und Frankreich

1972 Erste Brust-erhaltende Chirurgie beim Mamma-Karzinom

1981 Erfindung der Quadrantektomie
        Aktivist in der Anti-Tabak-Kampagne

1975–1994 Direktor des Fondazione IRCCS Istituto Nazionale dei Tumori, INT

1985–1988 EORTC Präsident[2]

1994 Gründung des European Institute of Oncology in Mailand

2000–2001 Minister für Gesundheit unter Guiliano Amati[3]

2003 Gründung der Fondazione Umberto Veronesi

2005 Kampagne für aktive Sterbehilfe »Morire è un diritto fondamentale«

2008 Senator im italienischen Parlament

2011 Präsident des wissenschaftlichen Komitees der italienisch-amerikanischen Gesellschaft (Fondazione Italia – USA) und der italienischen Reaktorsicherheitsagentur (Agenzia per la sicurezza nucleare)

Ehrungen (u.a.)

Ehrenpräsident der SIS Senologic International Society
2002 King Faisal International Prize

Publikationen (Auswahl)

Umberto Veronesi et al. (1955): The female breast in senescence; histomorphological and histochemical study, Biol. Lat., 8, S. 1–101; Veronesi et al. (2012): Accelerated partial breast irradiation with intraoperative electrons: Using GEC-ESTRO recommendations as guidance for patient selection, Radiother. Oncol.

---

1   Jahrbuch der Gesellschaft der Freunde, Jg. 1982, S. 99.

2   Maurice Schneider: Interview with Umberto Veronesi. European Oncology Leaders 2005, S. 131–135 (http://link.springer.com/content/pdf/10.1007%2F3-540-27069-8_15.pdf).

3   http://de.wikipedia.org/wiki/Umberto_Veronesi (10.02.2014).

1982/83

Prof. William Henry Beierwaltes

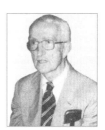

Für »seine besonderen Verdienste um die Erkennung und Behandlung des Schilddrüsenkarzinoms, insbesondere auf dem Gebiet der
Radiojodtherapie«[1]

* 23. November 1916 in Saginaw, Michigan – † 14. August 2005 in Petoskey, Michigan[2]
1934–1938 University of Michigan in Ann Arbor (Bachelor of Art)
1941 medizinisches Examen (MD) School of Medicine Ann Arbor
1945 Facharzt für Endokrinologie, wissenschaftlicher Mitarbeiter an der School of Medicine University of Michigan und Aufbau des Bereiches Nuklearmedizin
1946 Ausbildung bei der Atomic Energy Commission in Oak Ridge für die Arbeit mit
   Radioisotopen
1947 Assistant Professor
1952 Associate Professor und Leiter des Klinischen Radioisotopen Service an der University
   of Michigan
1959 Ordentlicher Professor für Innere Medizin und Leiter des Dept. für Nuklearmedizin
1970 Co-Inhaber des Patents auf Iobenguane, für die Darstellung der Nebenniere
1987 Eintritt in den Ruhestand, Ernennung zum Professor Emeritus of Internal Medicine
1987–1994 ärztliche Tätigkeit am William Beaumont Hospital (Royal Oak MI) und St.
   John Hospital (Gross Pointe, Michigan)

Forschungsschwerpunkte
Pionier der Verwendung von Radioisotopen, Entwicklung von Methoden zur Diagnose und
Therapie von Krebs mit Radioisotopen und Aufbau der Nuklearmedizin als Subdisziplin der
Medizin »From that day until the day I retired in 1994, thyroid cancer became my main
obsession.«[3]

Ehrungen (u.a.)
1982 Verleihung des Distinguished Faculty Achievement Award
1983 Georg de Hevesy Nuclear Medicine Pioneer Award der Society of Nuclear Medicine[4],
Scientific Achievement Award, höchste Auszeichnung der American Medical Association

Publikationen (Auswahl)
William Henry Beierwaltes et al. (1946): Remissions in thyrotoxicosis after discontinuing
thiouracil, J. Am. Med. Assoc., 13, S. 735–738; Beierwaltes et al. (1992): How harmful to
others are iodine-131 treated patients, J. Nucl. Med., 33, S. 2116–2117.

---

1   Jahrbuch der Gesellschaft der Freunde, Jg. 1983, S. 103.
2   Thomas S. Hyneie: Hevesy nuclear medicine pioneer lecture: William H. Beierswaltes Journal of Nuclear
    Medicine 1982, 23, S. 466–468.
3   William H. Beierswaltes, MD, 1916–2005: The Journal of nuclear medicine; 2005, 46, 15N–16N .
4   http://um2017.org/faculty-history/faculty/william-h-beierwaltes/memoir (25.01.2013).

1983/84

Prof. Natale Cascinelli

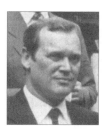

Forschungsthema: »Malignes Melanom – Diagnostik und Therapie«[1]

* 1939 in Mailand[2]

Promotion 1965 an der Universität Mailand

1965 Mitarbeiter im Nationalen Krebsinstitut, Mailand

1970 Facharzt für Chirurgie

1977 Berufung zum Direktor des WHO Collaborating Center for Evaluation of Methods of Diagnosis and Treatment of Melanoma[3]

1981 Direktor der Abteilung Chirurgische Onkologie

1990 Präsident des »Melanom-Programms« der WHO

1992 Professor für spezielle und allgemeine Chirurgie Universität Mailand

1998 Wissenschaftlicher Direktor des Nationalen Krebsinstitut in Mailand

2006 Emeritierung

Seit 2007 Mitglied der Taskforce »Melanom« der American Joint Commission on Cancer

Forschungsschwerpunkte

Wissenschaftliche und klinische Forschungen auf dem Gebiet des malignem Melanoms sowie deren gesundheitspolitische Konsequenzen

Ehrungen (u.a.)

1979 Ehrendoktor der Universität von Montevideo/Urugay

1994 Annual Award for Scientific Excellence in Medicine der American-Italian Foundation for Cancer Research

Publikationen (Auswahl)

Natale Cascinelli et al. (1964): Carcinoma and sarcoma appearing in radiodermitis, Tumori, 50, S. 233–237; Cascinelli et al. (2011): Prognostic significance of mitotic rate in localized primary cutaneous melanoma: an analysis of patients in the multi-institutional American Joint Committee on Cancer melanoma staging database, J. Clin. Oncol., 29, S. 2199–2205.

---

1   Jahrbuch der Gesellschaft der Freunde, Jg. 1984, S. 77.

2   http://www.qlmed.org/Scopi/NC1 (16.04.2012).

3   http://www.ide.it/scheda_natalecascinelli.asp (10.02.2014).

1983/84

Prof. Egon Macher

Forschungsthema »Malignes Melanom – Diagnostik und Therapie«[1]

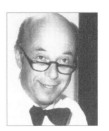

13. Juni 1924 in Leipzig – † 2. Oktober 2008 in Münster[2]
1943–1945 Studium der Humanmedizin in Tübingen
Kriegsgefangenschaft
1945–1948 Studium der Humanmedizin in Tübingen, Jena und Heidelberg[3]
1948 Promotion in Heidelberg
    Facharztausbildung an der Universitätsklinik Marburg
1959 Habilitation im Fachgebiet Dermatologie und Venerologie
1960 Oberarzt an der Hautklinik Universität Freiburg im Breisgau
1965 Ernennung zum Außerplanmäßigen Professor
1972 Ruf auf den Lehrstuhl für Dermatologie/Venerologie an der Universität Münster
1974 Mitglied der »Malignant Melanoma Cooperative Group« der EORTC
1977 bis 1980 EORTC-Präsident
    Mehrjährige Aufenthalte in den USA an der Rockefeller Universität, New York
2005 Stiftung des Egon-Macher-Preises für experimentelle Dermatologie

Forschungsschwerpunkte

Histopathologie und Elektronenmikroskopie von Hautkrankheiten, Immundermatologie (insbesondere zellvermittelte Immunreaktion), Tumorimmunologie

Ehrungen (u.a.)

Ehrenmitglied der Polnischen Dermatologischen Gesellschaft, Namensgeber des Egon Macher-Preises für Nachwuchsforscher der Arbeitsgemeinschaft für Dermatologische Forschung
Mitglied der Nordrhein-Westfälischen Akademie der Wissenschaften und der Künste
Deutschen Akademie der Naturforscher Leopoldina
2003 Karl-Herxheimer-Medaille, verliehen durch die Deutsche Dermatologische Gesellschaft

Publikationen (Auswahl)

Egon Macher (1953): Die Bedeutung des Talkgranuloms in der Dermatologie, Hautarzt, 11, S. 529–531; Macher et al. (2002): What is the »true« function of skin? Exp. Dermatol., 11, S. 159–187.

---

1   Jahrbuch der Gesellschaft der Freunde, Jg. 1984, S. 77.
2   Bild und biographische Informationen vgl: S. Ständer, H. Ständer, T. A. Luger: Die Universitäts- Hautklinik Münster – Geschichten und Moulagensammlung, Springer: Heidelberg 2006, S. 11–16.
3   Macher, Egon (1948): Über die Beeinflussung der Desinfektionskraft von Zephirol und Sagrotan durch eiweisshaltige Medien, Seife, Fett und Schmutz und deren Prüfung am Daphnientest, Diss. med., Heidelberg.

1984/85

Sir Richard Doll

Für seine Arbeiten zur »Epidemiologie der Krebserkrankung«[1]

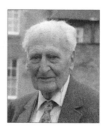

28. Oktober 1912 in Hampton, GB – † 24. Juli 2005 in Oxford[2]
    Studium der Mathematik am Trinity College Cambridge und der Medizin am King's
    College London
1937 Medizinisches Examen
1939–1945 Armeearzt im Zweiten Weltkrieg
1945 Promotion zum Doktor der Medizin
1946 Anstellung am Medical Research Council
1950 Ko-Autor einer Studie, die das Rauchen als eine Ursache von Lungenkrebs benennt
1955 Erste Studien des Zusammenhanges von Asbest und Lungenkrebs
1954 Publikation der ersten Langzeitstudie: Raucher und Mortalitätsrisiko
1961–1969 Director Great Britain Medical Research Council: Statistical Research Unit
1969 Ruf an die »Regius Professur für Medizin« an die Clinical Trial Service Unit (CTSU)
    der Universität Oxford
    Forschte hier bis zu seinem Tod am Cancer Research Centre Oxford
2006 das Wellcome Foundation Library Archive veröffentlicht den Vertrag Sir Dolls mit
    dem Monsanto-Chemiekonzern sowie Dolls Studien über die Unbedenklichkeit von
    Agent Orange und Vinylclorid in Hinsicht auf Krebs[3]

Forschungsschwerpunkte

»Professor Sir Richard Doll, the giant of Oxford medicine who helped determine the link
between smoking and lung cancer, took on ›Big Tobacco‹, and continually showed the
value of evidence-based medicine in guiding public health decisions to benefit the greatest
number.«[4] Studien zum Trombose-Risiko und Contraceptiva und Leukämie-Risiko und
Atomkraftwerken

Ehrungen (u.a.)

1971 Erhebung in den Adelsstand
1986 Royal Medal der Royal Society London
1988 Honory Consultant des Imperical Cancer Research Fund, Cancer Epidemology and
    Clinical Trials Units University Oxford
2005 Shaw Prize

---

1   Jahrbuch der Gesellschaft der Freunde, Jg. 1985, S. 112.
2   Conrad Keating: Smoking Kills: The Revolutionary Life of Richard Doll. Oxford: Signal Books 2009.
3   Sarah Boseley: Renowned cancer scientist was paid by chemical firm for 20 years. The Guardian, Friday 8
    December 2006 (26. Jan. 2013).
4   Jonathan Wood: Life of a revolutionary 11 Nov 09. http://www.ox.ac.uk/media/science_blog/091111.html
    (25.01.2013).

Publikationen (Auswahl)

Richard Doll et al. (1950): Smoking and Carcinoma of the Lung BMJ 2, S. 739–748; Doll (1955): Mortality from lung cancer in asbestos workers, British journal of industrial medicine, 12, S. 81–86; Doll et al. (2005): Cancer risks in a historical UK cohort of benzene exposed workers, Occup. Environ. Med., 62, S. 231–236.

1985/86

Prof. Eberhard Scherer

Forschungsthema: »Kombinationstherapie bei Krebserkrankungen«[1]

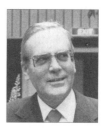

5. Oktober 1918 in Koblenz – † 21. November 2007 Gräfelfing/Bayern
Seit 1939 Studium der Medizin in Berlin, Tübingen, München
1946 Assistenzarzt in Mannheim
1951 Facharztausbildung Universitätsstrahlenklinik Marburg
1955 Habilitation
1956 Apl. Professor
1961 Ordentlicher Professor, Chefarzt des Röntgeninstituts und der Strahlenklinik an den
Städtischen Krankenanstalten Essen ab 1963 als Universitätsklinik der Universität
Münster[2]
1963 Ernennung zum ordentlichen Professor, Lehrstuhl für medizinische Strahlenkunde
Gründungsmitglied der Europäischen Strahlentherapeuten (ESTRO)
1959–1968 Vorstandsmitglied der Deutschen Röntgengesellschaft
1967 Gründung gemeinsam mit Carl Gottfried Schmidt das Westdeutsche Tumorzentrum,
Essen
Gründung des Radiologischen Zentrums an der Universität Essen
1985 Emeritierung

Forschungsschwerpunkte

Behandlung mit schnellen Elektronen, schnellen Neuronen des Zyklotrons, strahlensensibili-
sierende Substanzen und Ganzkörperstrahlentherapie, Kombinationsbehandlung von Tumoren mit Strahlen und Hyperthermie im Vordergrund

Ehrungen (u.a.)

1960 Holthusen-Ring
1972 Wilhelm Warner-Preis für Krebsforschung
1980 Albers Schönberg Medaille
1987 Bundesverdienstkreuz am Bande

Publikationen (Auswahl)

Eberhard Scherer et al. (1952): Über das Verhalten des Kälteagglutinintiters und Serumglo-
buline unter der Einwirkung von Röntgenstrahlen, Strahlentherapie, 89, S. 269–274; Scherer
et al. (2005): Adolf Zuppinger (1904–1991). Ein Rückblick auf Leben und Werk, Strahlentherapie und Onkologie, 181, S. 351–353.

---

1   Jahrbuch der Gesellschaft der Freunde, Jg. 1986, S. 140–141.
2   http://www.uk-essen.de. (15.05.2013).

1985/86

Prof. Carl Gottfried Schmidt

Forschungsthema: »Kombinationstherapie bei Krebserkrankungen«[1]

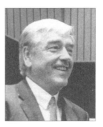

4. März 1923 in Hamm – † 20. Dezember 2003 in Essen[2]

1941–1946 Studium der Medizin in Münster und Göttingen

1947 Promotion in Münster

Wissenschaftlicher Assistent in der Pathologie und Pharmakologie an der Universität Münster, Bristol und am Max-Planck-Institut in Bad Nauheim

1951–1955 Institut für Physiologische Chemie und Ernennung zum Privatdozenten für das Fach Physiologische Chemie und Pathologische Physiologie

1957 Medizinische Klinik Universität Münster

1961 Habilitation im Fach Innere Medizin, außerplanmäßiger Professor Universität Bristol (England) sowie am Max-Planck-Institut Bad Nauheim

1965 Berufung zum außerordentlichen Professor

1967 Ordentlicher Lehrstuhlinhaber für Innere Medizin (Tumorforschung) am Klinikum Essen der Medizinischen Fakultät der Universität Münster, Ernennung zum Direktor der Inneren Universitätsklinik und Poliklinik (Tumorforschung)

1967–1978 Präsident der Deutschen Krebsgesellschaft

1976 Mitglied des Expert Advisory Panel on Cancer der WHO

1977 Gründung (mit Eberhard Scherer) des Westdeutschen Tumorzentrums Essen

1984 Präsident der European Organization for Research on Treatment of Cancer (EORTC)

1986–1990 Präsident der International Union Against Cancer (UICC)

1988 Emeritierung

Forschungsschwerpunkte

Polychemotherapie bei bösartigen Erkrankungen, Hormonbehandlung der Malignome, Knochenmarkstransplantation und Förderung der Zusammenarbeit der onkologischen Disziplinen unter Einbeziehung der Grundlagenforschung: »He was the Nestor of medical oncology in Germany.«[3]

Ehrungen (u.a.)

1968 Goldmedaille der Accademia Tibernia Rom

1973 Preis der Wilhelm Warner-Stiftung

---

1 Jahrbuch der Gesellschaft der Freunde, Jg. 1986, S. 140–141.
2 http://www.uni-protokolle.de/nachrichten/id/27520/ (15.05.2013).
3 Klaus Höffken: Professor Carl-Gottfried Schmidt J Cancer Res Clin Oncol (2004) 130: 242–243.

Publikationen (Auswahl)

Carl Gottfried Schmidt (1950): Vergleichende Untersuchungen über den Ablauf der Atmung von Muskelbrei unter verschiedenem Sauerstoffpartialdruck, Z. Gesamte Exp. Med., 116, S. 184–192; Schmidt et al. (1991): Anti-depressants and anti-convulsants for the treatment of neuropathic pain syndromes in cancer patients, Onkol., 14, S. 40–43.

1986/87

Prof. Paul Hermanek

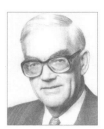

Für die Entwicklung »Neuer Techniken in der Stadienfestlegung von Tumoren (Tumorstaging)«[1]

* 8. März 1942 in Wien[2]

1945–1950 Medizinstudium in Wien

1950 Promotion in Wien, Facharztausbildung an der Universität Münster

1956 Oberarzt am Institut für Pathologie der Allgemeinen Poliklinik Wien

1964 Außerordentlicher Professor an der Medizinischen Fakultät Wien

1966–1969 Vorstand der Abteilung für Klinische Pathologie an der Chirurgischen Universitätsklinik Erlangen

1969 Umhabilitation für das Fach Chirurgische Pathologie an die Universitätsklinik Erlangen-Nürnberg

1972 Außerplanmäßiger Professor

1978 Außerordentlicher Professor

1984 Leiter der Deutschen Multicenter-Studie zur Evaluation der TNM-Klassifikation der UICC für kolorektale Karzinome und zur Entwicklung onkologischer Leitlinien für Diagnose, Klassifikation und Therapie kolorektaler Karzinome

1990 Emeritierung

1991–1994 Leiter der Komm. Diagnostische Standards der Deutschen Krebsgesellschaft

1995–1999 Vorsitzender der Komm. Qualitätssicherung der Deutschen Krebsgesellschaft

2009 Leiter der Geschäftsstelle der Bayerischen Arbeitsgemeinschaft Qualitätssicherung[3]

Forschungsschwerpunkte

Klinische Pathologie des Gastrointestinaltrakts und Chirurgische Pathologie der colo-rectaler Geschwülste

Ehrungen (u.a.)

1981 1. Preis für die Klassifikation des Magenkrebses der Deutschen Gesellschaft für Chirurgie

1987 Karl Heinrich Bauer-Medaille von der Deutschen Krebsgesellschaft

1988 Deutscher Krebspreis der Deutschen Krebsgesellschaft

1994 Ehrendoktor der Westfälischen Wilhelms-Universität Münster

2001 Ehrenmitglieder der Deutschen Gesellschaft für Chirurgie

Publikationen (Auswahl)

Paul Hermanek (1951): Use of yeat autolysate as a basis for bacterial culture media, Zentralbl. Bakteriol. Orig., 157, S. 459–466; Hermanek (2009): Pathological classification of the esophageal carcinoma in: I.R. Izbicki et. al (Eds): Surgery of the esophagus. Springer 2009, S. 71–80.

---

1 Jahrbuch der Gesellschaft der Freunde, Jg. 1987, S. 107–108.
2 Persönliche und briefliche Mitteilung von Prof. Dr. Paul Hermanek vom 13. März 2013.
3 http://www.vereinigung-bayerischer-chirurgen.de/bilder/pdf/1-2009.pdf (26.01.2013).

1987/88

Prof. Peter H. Duesberg

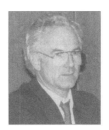

*Forschungshema: »Der Einsatz In-vitro-Verfahren in der Krebsfor-
schung bei Fragen der Tumorinduktion und Tumortherapie«[1]*

* 2. Dezember 1936 in Münster

1956–1960 Studium der Chemie in Würzburg, Basel und München (Diplom 1961)[2]

1963 Promotion in der Chemie an der Goethe-Universität Frankfurt am Main

15. April 1963 Postdoc am Max-Planck-Institut für Virusforschung in Tübingen

3. Januar 1964 Postdoc am Department of Molecular Biology and Virus Laboratory University of California, Berkeley

1968 Assistant Professor in Residence and Research Biochemist

1970 Isolierung des ersten Onkogens von Retroviren

1971 Associate Professor

1973 Professor am Dept. of Molecular and Cell Biology University of California, Berkeley

1986–1987 Forschungsgast des National Institute of Health, Bethesda, MD, USA

1997–1998 Sabaticcal an der III Medizinischen Klinik der Medizinischen Hochschule in
Mannheim der Universität Heidelberg

2000–2003 »Mildred Scheel Gastprofessor« der Deutschen Krebshilfe
Gegenwärtig Professor of Biochemistry, Biophysics and Structural Biology am Department of Molecular and Cell Biology University of California, Berkeley und regelmäßig
jährlicher mehrmonatiger Gastprofessor an der Medizinischen Hochschule Mannheim[3]

Forschungsschwerpunkte

Retroviren, Scientific Reappraisal of the HIV-Aids Hypothesis, molekulare Bedingungen der
Entstehung von Krebs (Karzinogenese) Aneuploidie-Krebs-Hypothese[4]

Ehrungen (u.a.)

1969 Merck Award

1971 California Scientist of the Year

1981 First Annual American Medical Centre Oncology Award

1986 Outstanding Investigator Award des National Institute of Health

2006 Aufnahme in die World Innovation Foundation (WIF)

2008 Semmelweis Clean Hands Award

---

1   Jahrbuch der Gesellschaft der Freunde, Jg. 1988, S. 54–57. Aufgrund seiner »provokanten Thesen zur AIDS-
Entstehung« wurde Duesberg am 8. Dezember 1988 auch die Möglichkeit eingeräumt, eine Mittagsvorlesung
zu dieser Thematik für Studierende zu halten (ebd., S.55). Für Duesberg bedeutete der Zimmermann-Preis
die erste Auszeichnung außerhalb der USA und eine Auszeichnung »aus seiner Heimat« (ebd. S. 57).

2   Duesberg, Peter H. (1964): Fraktionierungen von Proteinen- besonders Enzymen- mit Jonenaustauschern
und Molekularsieben. Diss. rer. nat. Frankfurt a. M.

3   Persönliche Mitteilung von Prof. Duesberg am 12. Juni 2013.

4   Peter Duesberg et al.: How aneuploidy may cause cancer and genetic instability. Anticancer Research 1999,
19 (6A): S. 4887–4906; see also Harvey Bialy: Oncogenes, Aneuploidy and AIDS: A scientific life and times
of Peter Duesberg Berkeley 2004.

Publikationen (Auswahl)

Peter H. Duesberg (1965): Preparative zone electrophoresis of proteins on polyacrylamide gels in 8 M urea, Anal. Biochem., 11, S. 342–361; Duesberg et al. (2013): Immortality of cancers: a consequence of inherent karyotypic variations and selections for autonomy, Cell Cycle, 12, S. 783–803.

1988/89

Prof. Karl Heinrich Welte

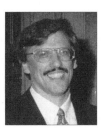

»Professor Welte wurde für Arbeiten über Wachstumsfaktoren des blutbildenden Systems geehrt, die er 1981 in den USA am Memorial Sloan-Kettering Cancer Center New York begonnen hat und seit 1987 an der MHH-Kinderklinik fortsetzt«[1]

* 23. August 1942 in Tettnang, Baden Württemberg

1969–1975 Studium der Medizin an der Universität Tübingen und der FU Berlin

1975 Staatsexamen an der Freien Universität Berlin, Promotion in Tübingen

1976–1981 Facharztausbildung, Kinderklinik Freie Universität Berlin und Universität Frankfurt a. M.

1981–1985 Wissenschaftlicher Mitarbeiter im Labor Molekulare Hämatopoese, Memorial Sloan-Kettering Cancer Center, New York

1985 Habilitation an der Medizinischen Hochschule Hannover

Seit 1985 Engagement für die medizinischen Versorgung im abgelegenen Anden-Hochland in Peru

1985–1987 Assistenzprofessor, Laborleiter der Abteilung »Cytokine Biology«, Oberarzt der Pädiatrie, Memorial Sloan-Kettering Cancer Center, New York

1987–1993 Professor für Kinderheilkunde, Oberarzt der Pädiatrischen Onkologie und Hämatologie, MHH

1993–1997 Professor für Spezielle Pädiatrische Hämatologie und Onkologie, MHH

1997–2008 Leiter der Abteilung Pädiatrische Hämatologie und Onkologie, MHH

2008 Gründung des Vereins Benekids für krebskranke Kinder

Seit 2008 Niedersachsenprofessur »Forschung 65plus«, Direktor der Abteilung Molekulare Hämatopoese und Mitglied des Hochschulrates der MHH

2010 Eröffnung der mit Mitteln der Kinderkrebsstiftung Schickedanz errichteten Kinder-Krebsstation im Hospital Antonio Lorena in Cusco, Peru

Forschungsschwerpunkte

Akute Leukämie im Kindesalter, Angeborene Störungen der Blutbildung, biologische Charakterisierung von G-CSF, Zytokine und zytokinabhängige Signalwege

Ehrungen (u.a.)

1986 Kind Philip-Preis in der Leukämieforschung

1992 Prix Galien de la recherche Pharmaceutique, Belgien

2000 Award for Excellency in recognition of distinguished Contribution to the field of Hematopoiesis, New York

2004 Deutscher Krebshilfe-Preis

2010 Mitglied der Deutschen Akademie der Naturforscher Leopoldina[2]

---

1   Jahrbuch der Gesellschaft der Freunde, Jg. 1989, S. 62.
2   http://www.mh-hannover.de/25460.html#c81252 (06.02.2013).

Publikationen (Auswahl)

Karl Welte et al. (1977): Die West-Berlin Therapiestudie über akute lymphoblastische Leukämie in der Kindheit. Ein Bericht nach sechs Jahren, Klin Pediatr., 189, S. 89–102; Welte et al. (2013): Defective G-CSFR signaling pathways in congenital neutropenia, Hematol. Oncol. Clin. North. Am., 27, S. 75–88.

1989/90

Prof. Gerd Friedmann

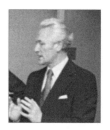

»Für seine Forschungen von Tumoren oder raumfordernder Prozesse anderer Ätiologie und deren frühzeitige Erkennung«[1]

*16. Mai 1925 Amberg Oberpfalz[2]
1946 Studium der Medizin Freiburg, München und Erlangen
1951 Promotion in Erlangen
1952–1958 radiologische Ausbildung bei Prof. Janker an der Universität Bonn
1958–1963 Leiter der Neuroradiologischen Abteilung an der Universitätsklinik zu Köln
1961 Habilitation
1965 Ernennung zum außerplanmäßigen Professor
1967 Ruf auf den Lehrstuhl für klinische Radiologie an der Universität zu Köln
1975–1991 Ärztlicher Direktor der Medizinischen Einrichtungen der Universität zu Köln
1985–1988 Präsident der Deutschen Röntgengesellschaft
1991 Emeritierung

Forschungsschwerpunkte

Nachweis von und frühzeitige Erkennung von Tumoren durch systematischen Einsatz von radiologischer Diagnostik mit der Computer-Tomographie, der Kernspin-Tomographie und der digitalen Subtraktionsangiographie

Ehrungen

Ehrenmitglied der Französischen (1987), der Schweizer (1988), der Königlich-Belgischen (1989) und Deutschen (1994) Röntgengesellschaft
1989 Hermann-Rieder Medaille der Deutschen Röntgen-Gesellschaft
1993 Boris-Rajewski-Medaille
1999 Röntgen-Plakette

Publikationen

Gerd Friedmann (1955): Der Wert der Schädelrheographie, Ärztl. Wschr., 10, S. 553–556; Friedmann et al. (1992): Human brain tumors: spectral patterns detected with localized H-1 MR spectroscopy, Radiology, 183, S. 701–709.

---

1   Jahrbuch der Gesellschaft der Freunde der MHH, Jg. 1990, S. 23.
2   Briefliche Mitteilung von Prof. Dr. Gerd Friedmann vom 15. März 2013.

1989/90

Prof. Karl zum Winkel

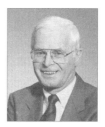

Forschungsthema: »Der Einsatz von Großgeräteverfahren für die therapierelevante Diagnostik und Therapiekontrolle bei Tumoren«[1]

* 15. Mai 1920 in Weida/Thüringen[2]
1939 Abitur am humanistischen Gymnasium Gera
1939–1945 Studium der Medizin in Jena, Berlin, München, Königsberg, Breslau und Göttingen
1946 Staatsexamen an der Universität Leipzig
1948–1957 Praktischer Arzt in Weida, zusätzlich Assistent im Strahleninstitut Gera
1957 Facharzt für Radiologie
1958–1959 Radiologe an den Heilstätten Königstuhl bei Heidelberg
1959–1969 Assistenzarzt und Oberarzt an der Universitätsstrahlenklinik Heidelberg
1962 Habilitation an der Universität Heidelberg
1969–1975 ordentlicher Professor für klinische Radiologie an der FU Berlin
1975 Ordinarius für klinische Radiologie in Heidelberg
1976–1988 Direktor der Universitäts-Strahlenklinik Heidelberg
1980–1981 Dekan der medizinischen Fakultät der Universität Heidelberg
1988 Emeritierung

Forschungsschwerpunkte

Methodische Untersuchungen zur Kombination der nuklearmedizinischen und röntgendiagnostischen Verfahren in der Onkologie, Treffsicherheit von Röntgenbildanalyse und nuklearmedizinischer Diagnostik für unterschiedliche Tumore[3], Kulturgeschichte Lateinamerikas

Ehrungen

1970 Otto Hahn-Preis der Stadt Frankfurt am Main
1982 Maestro-Medaille der Universidad de Nuevo Leon/Mexiko
1985 Medaille der medizinischen Fakultät der Universität Heidelberg

Publikationen (Auswahl)

Karl zum Winkel (1954): Kritische Anmerkungen für die Bluttest empfohlene Diagnose, Z. Gesamte Inn. Med., 9, S. 1099–1100; zum Winkel (1989): Ergebnisse der lokalen Strahlentherapie und modifizierten Gesamt-Hirn-Bestrahlung in Astrozytom, Strahlenther. Onkol., 165, S. 571–577; zum Winkel (2001): Köpfe, Schlangen, Phyramiden in Lateinamerika – Alte Kulturen von Mexiko bis Osterinseln, Heidelberg 2001.

---

1   Jahrbuch der Gesellschaft der Freunde, Jg. 1990, S. 24.
2   Dagmar Drüll: Heidelberger Gelehrtenlexikon 1933–1986. Heidelberg: Springer 1988, S. 690–691.
3   Persönliche Mitteilung von Prof. Dr. Karl zum Winkel vom 21. Oktober 2009.

1990/91

Prof. Claus R. Bartram

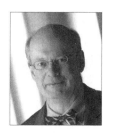

»*Für die Aufdeckung und Behandlung minimaler residualer Tumo-rerkrankungen*«[1]

* 2. August 1952 in Hamburg[2]

1972–1978 Studium der Medizin und Philosophie in Hamburg

1978 Staatsexamen und Promotion in Hamburg

1979–1985 Facharztausbildung Pädiatrie in Düsseldorf und Ulm

1982–1983 DFG-Stipendium am Department of Cell Biology and Genetics, Rotterdam

1985 Habilitation für das Fach Pädiatrie

1987 Universitätsprofessor und Leiter der Sektion Molekulabiologie der Universität Ulm

1993 Lehrstuhl für Klinische Molekularbiologie der Universität Ulm, Facharzt für Humangenetik

1995 Direktor des Instituts für Humangenetik der Universität Heidelberg

1995 Redlich Memorial Lectureship in Hematology, Cedars-Sinai Medical Center Visiting Professor, UCLA

2004–2006 Vorsitzender der Deutschen Gesellschaft für Humangenetik

Seit 2004 Dekan der Medizinischen Fakultät Heidelberg

Forschungsschwerpunkte

Genetische Grundlagen von Krebserkrankungen und deren Vererbung, molekulargenetische Charakterisierung hämatologischer Neoplasien, minimal residuale Tumore, Stammzellforschung

Ehrungen (u.a.)

1984 Wissenschaftspreis der Kind-Philipp-Stiftung für Leukämieforschung

1987 Wissenschaftspreis der Stadt Ulm

1989 Artur Pappenheim-Preis der Deutschen Gesellschaft für Hämatologie und Onkologie

1992 Robert Pfleger-Preis der Doktor Robert Pfleger-Stiftung

1993 Wissenschaftspreis der Wilhelm Warner-Stiftung

1994 Merckle-Forschungspreis der Universität Ulm

1996 Wissenschaftspreis der Lingenstiftung

2000 Deutsche Krebshilfe-Preis

Publikationen (Auswahl)

Claus R. Bartram (1976): Somatic recombination as possible prelude to malignant transformation, Birth. Defects Orig. Artic. Ser., 12, S. 177–180; Claus R. Bartram (2012): Akute lymphatische Leukämie bei Kindern: Behandlung und Planung über die minimal residuale Krankheitsbeurteilung, Dtsch. Ärztebl. Int., 109, S. 652–658.

---

1   Jahrbuch der Gesellschaft der Freunde, Jg. 1993, S. 14.
2   http://www.klinikum.uni-heidelberg.de, persönliche Mitteilung vom 20.02.2013.

1994/95

Prof. Gerhard Schaller

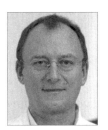

Gemeinsam mit seiner Arbeitsgruppe Dr. Ilka Fuchs, W. Pritze, Prof. Andreas D. Ebert, H. C. Kratzsch, Prof. Hans Karl Weitzel, Prof. Dr. Hermann Herbst, Prof. Klaus Pantel, Dr. Ernst Lengyel für die Arbeit »Klinische und biologische Bedeutung der niederregulierten Expression von Kreatin 18 beim Mammakarzinom«[1]

* 30. Juni 1952 in Berlin[2]

1971–1973 Studium der Chemie an der TU Berlin,

1973–1979 Studium der Medizin in Kiel und Aachen

1980 Promotion

1980–1987 Wissenschaftlicher Assistent an der Frauenklinik der FU Berlin

1987–1992 Frauenklinik der Universität München

1991 Habilitation in Fach Frauenheilkunde

1996 Forschungsaufenthalt an der Harvard Medical School bei J. Folkam und R. J. Jain

1997 Ernennung zum apl. Professor

2000 Abteilungsleiter für Endokrinologie und Reproduktionsmedizin am Klinikum Benjamin Franklin FU Berlin

2001–2003 Direktor der Ruhr-Universitätsfrauenklinik Bochum

2004 Gründung der Biotech Firma Sansoxsys GmbH

2007 Gründung des BCI Breast Care Institut in München

Forschungsschwerpunkte

Tumorforschung, Möglichkeiten zur Verhinderung von Metastasen beim Mammakarzinom; Patente: Expression der Keratingene 8 und 18 zur Therapie des Mammakarzinoms (2006); Methods of Establishing the Sensitivity of Tumors to Capecitabon (2012)

Ehrungen (u.a.)

1991 Gerhard Domagk-Preis an die Arbeitsgruppe Prof. Riehmüller

1996 Forschungspreis des Fachbereichs Humanmedizin der FU Berlin

Publikationen (Auswahl)

Gerhard Schaller et al. (1982): Treatment of Fetal Growth Retardation in Utero with Heparin – Experiences of ten years – Fetal and postnatal outcome in EPH-gestosis, Excerpta Medica, S. 292–293; Schaller et al. (2011): Tetraspanin CD151 is a novel prognostic marker in poor outcome endometrial cancer, Br. J. Cancer, 10, S. 1611–1618.

---

1   Der Titel der Arbeit wurde der Urkunde des Zimmermann-Preises von Prof. Ernst Lengyel entnommen.

2   Auf der Grundlage eines von Prof. Dr. Gerhard Schaller am 4. Feb. 2013 zur Verfügung gestellten Lebenslaufes.

1994/95

PD Dr. Ilka Fuchs

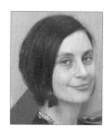

*Für die Arbeit »Klinische und biologische Bedeutung der niederre-
gulierten Expression von Kreatin 18 beim Mammakarzinom«*

* 13. September 1971 in Marburg
1991–1998 Studium der Humanmedizin, FU Berlin
1998 AiP, Frauenklinik des Virchow-Klinikums der Charité Berlin[1]
2005 DEGUM II
Seit 2005 Fachärztin für Frauenheilkunde und Geburtshilfe
2008 Habilitation im Fach Gynäkologie in Berlin
2008 Zusatzqualifikation spezielle Geburtsmedizin und Perinatalmedizin
  Tätig am Zentrum für Pränataldiagnostik und Humangenetik am Kurfürstendamm,
  Berlin

Forschungsschwerpunkte
Spezielle Geburtsmedizin und Perinatologie

Ehrungen (u.a.)
2001 Rahel Hirsch-Stipendium der Humboldt Universität Berlin
2000–2002 Forschungsförderung

Publikationen (Auswahl)
Ilka Fuchs et al. (1996): Elevated keratin 18 protein expression indicates a favorable prognosis
in patients with breast cancer, Clin. Cancer Res., 2, S. 1879–1885; Fuchs et al. (2011): Intra-
partum translabial three-dimensional ultrasound visualization of levator trauma, Ultrasound
Obstet. Gynecol., 37, S. 88–92.

---

1 Fuchs, Ilka (1999): Die Bedeutung von Intermediärfilamentveränderungen beim Mammakarzinom und der
 Zusammenhang mit dem Onkoprotein HER-2/neu, Diss. med., Berlin.

1994/95

Prof. Andreas D. Ebert

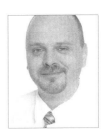

Forschungsthema: »Klinische und biologische Bedeutung der niederregulierten Expression von Kreatin 18 beim Mammakarzinom«

* 6. Januar 1963 in Berlin

1983–1988 Studium der Humanmedizin, Universitätsklinikum Charité, Humboldt-Universität zu Berlin[1]

1986 Diplom-Med.

1988–1989 Forschungsstudent, Abteilung experimentelle Pharmakologie und Onkologie, Zentralinstitut für Krebsforschung, Berlin-Buch

1989–1990 PJ am Zentralinstitut für Krebsforschung und Max-Delbrück-Centrum für Molekulare Medizin

1990 Approbation und Promotion zum Dr. med.

1990–1991 Assistent an der Klinik für Onkologie, Abteilung Strahlentherapie, Universitätsklinikum Charité

1991–1995 Studium der Neueren Geschichte, Technische Universität Berlin

1991–2000 Assistent an der Frauenklinik des Universitätsklinikums Benjamin Franklin, FU Berlin

1995 Promotion zum Dr. phil. im Fach Geschichte

1995–1996 DGGG-Forschungsstipendiat: Forschungs- und Arbeitsaufenthalt an der Frauenklinik des Krebsforschungsinstituts St. Petersburg, Russland

1997 Facharzt für Gynäkologie und Geburtshilfe

1997–1999 DFG-Forschungsstipendiat, Laboratory of Tumor Immunology and Biology, Division of Cancer Biology, National Cancer Institute der NIH, Bethesda, USA

2000 Oberarzt der Frauenklinik und Poliklinik, Universitätsklinikum Benjamin Franklin, FU Berlin (bei Prof. Weitzel)

2000 Habilitation am Fachbereich Humanmedizin, FU Berlin

2005 Ernennung zum außerordentlichen Professor an der Berliner Charité

Seit 2005 Direktor der Klinik für Gynäkologie und Geburtsmedizin, Vivantes Humboldt-Klinikum Berlin

2006 Gründung des Netzwerkes Geburtshilfe

2006 Ernennung zum Ehrendoktor (Dr. h. c.) durch den Akademischen Senat der Azerbaidijan Medical University in Baku

Forschungsschwerpunkte

Endometrioseforschung, gynäkologische Onkologie[2]

---

1   http://www.md-institute.com/cms/andreas-ebert-lebenslauf.html (21.05.2013).

2   http://de.wikipedia.org/wiki/Andreas_D._Ebert (21.05.2013).

Ehrungen (u.a.)

1996 Ehrenmitglied der Russischen Assoziation der Onkologen und Gynäkologen Sankt
      Petersburg
2012 Helmut-Kraatz Preis[3]

Publikationen (Auswahl)

Andreas D. Ebert et al. (1997): Wirksamkeit der radikalen Therapie in Vulvakarzinom. Eine
Analyse von 148 Fällen, Zentralbl. Gynäkol., 119, S. 166–172; Ebert et al. (2013): Location-
dependent value of pelvic MRI in the preoperative diagnosis of endometriosis, Eur. J. Obstet.
Gynecol. Reprod. Biol. 2013.

---

3   http://www.ggg-b.de/index.php?lang=de&site=aktuell (20.05.2013).

1994/95

Prof. Hans Karl Weitzel

Für die Arbeit »Klinische und biologische Bedeutung der niederre-
gulierten Expression von Kreatin 18 beim Mammakarzinom«

* 25. Oktober 1936 in Siegburg
    Studium des Sports
1962 Diplom als Sportlehrer
1959–1966 Studium der Humanmedizin, Universitäten Bonn und Marburg
1966 Staatsexamen, Promotion
1966 Medizinalassistent in Remscheid
1968–1970 DFG-Stipendiat am Max Planck-Institut für Immunologie, Freiburg
1970–1975 Fachausbildung als wiss. Assistent, Universitäts-Frauenklinik Bonn
1974 Facharztprüfung
1975 Habilitation
1976 Oberarzt, Frauenklinik der MHH
1978 C3-Professur, Frauenklinik MHH
1982 Lehrstuhl für Gynäkologie und Geburtshilfe, FU Berlin, Universitätsklinikum Steglitz
1986 Prodekan, FU Berlin,
1990 Dekan des Fachbereichs Humanmedizin, FU Berlin
2004 Emeritierung[2]

Publikationen (Auswahl)

Hans Karl Weitzel et al. (1978): Fetomaternale Immunreaktion bei normalen and pathologischen Schwangerschaften, Fortschr. Med., 96, S. 1497–501; Weitzel et al. (2002): Uterus-
myomen Myomatose mit senilen Hämatometra bei einem 101-jährigen Patienten, Zentralbl.
Gynäkol., 124, S. 135–136.

---

1   Ebert, A.D. (2006): Hans Karl Weitzel zum 70. Geburtstag, in: Berliner Ärzte, 11/2006, S. 27.

1994/95

Prof. Hermann Herbst

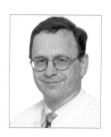

Für die Arbeit »Klinische und biologische Bedeutung der niederregulierten Expression von Kreatin 18 beim Mammakarzinom«

* 1. Januar 1956 in Hamburg[1]
1976–1981 Studium der Humanmedizin, Universität Frankfurt
1978–1979 Wissenschaftliche Hilfskraft, Anatomie, Universität Frankfurt
1981–1982 Studium der Humanmedizin, Universität Tübingen, PJ[2]
   Leiter des Fachbereichs Pathologie Süd/West bei Vivantes[3]

---

1   Leider war es nicht möglich, weitere Informationen zu Prof. Herbst zu finden. Auf unsere mehrfachen Anfragen hat Prof. Herbst nicht geanwortet.
2   Herbst, Hermann (1982): Zur Immunreaktion auf Streptokokken-Gruppenpolysaccharide in Inzuchtmäusen, Diss. med., Frankfurt.
3   http://www.vivantes.de/standortuebergreifende-institute/fachbereich-pathologie/ (12.05.2013).

1994/95

Prof. Klaus Pantel

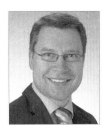

Für die Arbeit »Klinische und biologische Bedeutung der niederregulierten Expression von Kreatin 18 beim Mammakarzinom«

* 3. August 1960 in Bergisch-Gladbach[1]

1980–1986 Studium der Humanmedizin, Universität Köln

1986–1987 Wissenschaftlicher Mitarbeiter, Abteilung Biostatistik, Medizinisches Institut für Umwelthygiene, Düsseldorf

1987 Promotion

1987–1989 Postdoctoral Fellow der DFG, Abteilung Hämatologie und Onkologie, Innere Medizin, Wayne State University School of Medicine, Detroit, MI, USA

1987 Promotion, Universität Köln

1989–1998 Forschungsgruppenleiter, Mikrometastasen Forschungslabor, Institut für Immunologie, LMU München

Seit 1994 Mitbegründer der Micromet GmbH, Martinsried

1995 Habilitation an der LMU München

1995–1998 Privatdozent, Institut für Immunologie, LMU München

1999–2002 Professor für Molekulargenetik, Leiter der molekularen Onkologie, UKE Hamburg

2002–2008 Stellvertretender Direktor des Zentrums für Experimentelle Medizin, UKE

Seit 2002 Koordinator des Onkologie Forschungsprogramm, UKE Hamburg

Seit 2002 Direktor des Instituts für Tumorbiologie, UKE Hamburg

Forschungsschwerpunkte

CTC, Translationale Forschung mit klinischer Relevanz, ERC, Biologie der Mikrometastasierung solider Tumore, Invasion und Metastasierung von Karzinomen, Identifikation neuer Metastasierungsgene, Detektion und Charakterisierung zirkulierender DNA aus Tumorzellen in Blutproben von Tumorpatienten, Aufdeckung der Mechanismen der transkriptionellen Regulation tumorspezifischer Gene, Funktion von klinische relevanten Tyrosinkinaserezeptoren der HER Familie in der Metastasierung, Genetik der Metastasierung

Ehrungen (u.a.)

1987 Forschungsstipendium der Dr. Mildred Scheel-Stiftung

1990 ISEH New Investigator Award, International Society of Exp. Hematology, WA, USA

1992 Gerhard-Dogmak Preis für Klinische und experimentelle Krebsforschung, Münster

1994, 1996 Georg Ernst Konjetzny-Preis der Hamburger Krebs-Gesellschaft

1997 Publication Award des Scientific Committee der Europäischen Gesellschaft für Thorax Chirurgen

---

1   Pantel, Klaus (1987): Erweiterung eines kybernischen Modelles der Erythropoese und dessen Anwendung für normale und pathologische Mäuse, Diss. med., Köln.

2001 Brompton-Award der Europäischen Gesellschaft der Thorax Chirurgen
2009 Wilhelm-Warner Preis für Krebsforschung, Hamburg
2010 Deutscher Krebs Preis, Berlin
2011 ERC (European Research Council), Advanced Investigators Grant
2011 Preis für die Brustkrebs Überlebensgruppe »mamazone«, Augsburg[2]

Publikationen (Auswahl)

Klaus Pantel et al. (1984): Hepatic handling of pancreatic glucagon and glucose during meals in rats, Am. J. Physiol., 247; Pantel et al. (2013): Patterns of metastatic spread in early breast cancer, Breast.

---

2   http://www.uke.de/institute/tumorbiologie/index_75025.php?id=-1_-1_-1&as_link=http%3A//www.
uke.de/institute/tumorbiologie/index_2054.php&id_link=13_0_0&as_breadcrumb=%3Ca%20
href%3D%22/index.php%22%3E%7C%20Home%3C/a%3E%20%3E%20%3Ca%20href%3D%22/
zentren/index.php%22%3EZentren%3C/a%3E%20%3E%20%3Ca%20href%3D%22/zentren/experimen-
telle-medizin/index.php%22%3EZentrum%20f%FCr%20Experimentelle%20Medizin%3C/a%3E%20
%3E%20%3Ca%20href%3D%22/institute/tumorbiologie/index.php%22%3EInstitut%20f%FCr%20
Tumorbiologie%3C/a%3E%20%3E%20%20%20Mitarbeiterverzeichnis (13.04.2013).

1994/95

Prof. Ernst Lengyel

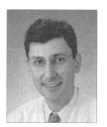

Für die Arbeit »Klinische und biologische Bedeutung der niederregulierten Expression von Kreatin 18 beim Mammakarzinom«[1]

* 12. August 1966 in Klausenburg/Rumänien

1972 Übersiedlung nach Deutschland

1986–1989 Studium der Humanmedizin, Erlangen

1986–1991 Studium der Philosophie[2]

1992 Promotion bei Prof. Gerhard Schaller[3] im Fach Gynäkologie

1993–1995 Wissenschaftlicher Mitarbeiter, University of Texas, MD Anderson Cancer Center, Houston, Dept. of Tumor Biology

1995–2000 Gruppenleiter der Sektion Tumorbiologie, Geburtshilfe and Gynäkologie, Universität München

2000 Habilitation, München im Fach Gynäkologie an der LMU München

2000–2003 Wissenschaftlicher Mitarbeiter, University of California, San Francisco, Cancer Research Institute und an der Standorf University

2001–2003 Abteilung für Geburtshilfe und Gynäkologie, University of California, San Francisco

2002–2006 Lehraufträge an verschiedenen amerikanischen Universitäten

2003–2004 Clinical Assistant Professor, Abteilung für Geburtshilfe und Gynäkologie University of California, San Francisco

2004–2011 Associate Professor, Abteilung für Geburtshilfe und Gynäkologie/gynäkologische Onkologie, University of Chicago

2010 Gastprofessor am Royal Marsden Hospital, London

2011 Professor, Abteilung für Geburtshilfe und Gynäkologie/gynäkologische Onkologie, University of Chicago[4]

Seit 2012 Lehrstuhlinhaber/Direktor an der University of Chicago

Forschungsschwerpunkte

Rezeptor- und Proteasenforschung am Ovarialtumor, Charakterisierung neuer Behandlungsziele an präklinischen Modellen, Erforschung der Transformation von normalen Fibroblasten in Krebs-Fibroblasten (CAF)

Ehrungen (u.a.)

2005 Liz Tilberis Award, Ovarian Cancer Research Fund, New York, NY

2008 Burroughs Wellcome Clinical Scientist Award in Translational Research, Durham, NC

---

1   Urkunde des Zimmermann-Preises von Prof. Dr. Ernst Lengyel.

2   Lengyel, Ernst-Robert (1993): Prognosekriterien des Mammakarzinoms am Beispiel der Keratine und des Onkogenproduktes HER2/neu, Diss. med., München.

3   Entnommen der schriftlichen Mitteilung von Prof. Gerhard Schaller vom 27. April 2013.

4   http://www.uchospitals.edu/physicians/ernst-lengyel.html (10.04.2013).

2009 Golden Apple Award. University of Chicago

2012 Excellence in Ovarian Cancer Research Award, Foundation for Women's Cancer Research

2012 The Fletcher Scholar Award, Cancer Research Foundation

2012 University of Chicago Biological Science Division Distinguished Faculty Award »Senior Award in the Distinguished Investigator category«

Publikationen (Auswahl)

Ernst Lengyel et al. (1993): Keratin expression reveals mosaic differentiation in vaginal epithelium, American Journal of Obstetrics and Gynecology, 169, S. 1603–1606; Lengyel et al. (2013): Adipose tissue adipocytes supports tumorigenesis and metastasis, Biochimica et Biophysica Acta 2013, *in press*[5]

---

5   Entnommener Lebenslauf aus der schriftlichen Mitteilung von Prof. Dr. Ernst Lengyel vom 30.04.2013.

1996/97

Prof. Dieter Hoelzer

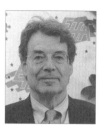

Für seine Forschung über »neue Methoden in der Behandlung des Mammakarzinoms«[1]

* 30. März 1939 in Dresden[2]

1958–1964 Studium der Medizin in Münster, München, Freiburg und Wien

1964 Staatsexamen in Freiburg

1967 Wissenschaftlicher Assistent am Institut für Strahlenhämatologie Freiburg

1969–1973 Wissenschaftlicher Assistent im Zentrum für Klinische Grundlagenforschung der Universität Ulm, Abteilung für klinische Physiologie

1971 Promotion in Freiburg

1973 Habilitation für klinische Physiologie, insbesondere Hämatologie und Onkologie

1974–1984 Facharztausbildung für Innere Medizin an der Universitätsklinik Ulm

1978 Facharzt für Innere Medizin

1979 Erweiterung der Habilitation für Innere Medizin

1980 C2-Professur in Ulm

Seit 1981 Leiter der Klinischen ALL-Studie mit 120 Kliniken

1984 Berufung zum C4-Professor auf Lebenszeit in Frankfurt/Main

1984–2007 Direktor der Abteilung für Hämatologie und Onkologie des Zentrums der Inneren Medizin der Universität Frankfurt

Seit 2007 Leiter des Onkologikum, Frankfurt

Seit 2007 Sponsor der ALLStiL Studien GmbH

Forschungsschwerpunkte

Wissenschaftliche Schwerpunkte: zahlreiche Studien für akute lymphatische Leukämie, Stammzelltransplantation und Gentherapie in der Onkologie, Rheumatologie, Infektiologie, AIDS

Ehrungen (u.a.)

1976 Arthur Pappenheim-Preis der Deutschen Gesellschaft für Hämatologie

1989 Deutscher Krebspreis

1998 Deutsche Krebshilfepreis

1998 San Salvatore Award für Krebsforschung und Krebstherapie

1999 Wilhelm Warner-Preis für Krebsforschung

2003–2005 Ehrenmitgliedschaften der ungarischen, österreichischen und polnischen Gesellschaften für Hämatologie und Transfusionsmedizin bzw. Onkologie

2005 Großes Bundesverdienstkreuz des Verdienstordens der BRD

2010 Ehrendoktor der Universität Athen

---

1 Jahrbuch der Gesellschaft der Freunde, Jg. 1997, S. 38–40.

2 Hoelzer, Dieter (1971): Die Elektromyographie als Beitrag zur Differentialdiagnose neuromuskulärer Erkrankungen im Kindesalter. Diss. med., Dresden.

Publikationen (Auswahl)

Dieter Hoelzer et al. (1969): Die Behandlung der chronisch-lymphatischen Leukämie durch extrakorporale Blutbestrahlung unter Verwendung konventioneller Strahlentherapiegeräte, Strahlentherapie, 137, S. 429–441; Hoelzer et al. (2013): Acute leukemias of ambiguous lineage in adults: molecular and clinical characterization, Ann. Hematol., 2013.

1997/98

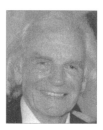

Prof. Hartmut M. Rabes

Für »seine Forschungen über molekulare Pathologie der Carcinogenese von Schilddrüsenkarzinome nach Tschernobyl im Experiment«[1]

* 29. Mai 1934 in Berlin[2]

1956 Physikum, Vorklinisches Studium der Medizin in Frankfurt; Freiburg; Marburg und klinischer Studium an der LMU München

1960 Promotion an der LMU mit einer Arbeit über Transplantationstumore

1963 Medizinalassistent in der Pathologie, Frauenklinik und Inneren Medizin an der LMU München

1963–1965 Habilitationsstipendium der DFG

1965 Habilitation im Fach Experimentelle Medizin der LMU

1966–1967 Gastwissenschaftler an University New York und der University of California

1968 Leitung der Abteilung für Experimentelle Pathologie an der LMU München

1969 Gastwissenschaftler am McArdle Laboratory of Cancer Research Madison und am Harvard University Massachusetts General Hospital

1971 Ernennung zum außerplanmäßigen Professor am Pathologischen Institut der LMU Gastwissenschaftler am Courtauld Institute of Biochemistry in London

1978 Ernennung zum Professor für experimentelle Pathologie an der LMU München

1983–1992 Mitglied des wissenschaftlichen Komitees des Kuratoriums DKFZ

1996–2003 Leitung des wissenschaftlichen Beirats der Dr. Mildred Scheel Stiftung für Krebsforschung

Forschungsschwerpunkte

Systematische Analytik von genetischen Abberationen bei experimentelleren und humanen Tumoren, Untersuchungen zur explosionsartigen Häufung von Schilddrüsenkarzinomen nach der Reaktorkatastrophe von Tschernobyl

Ehrungen (u.a.)

1966 Eleanor Roosevelt International Fellowship der American Society of Cancer

1976 und 1979 Bohnewand-Preis der Medizinischen Fakultät München

1978 Deutscher Krebspreis

Publikationen (Auswahl)

Hartmut M. Rabes et al. (1972): DNA synthesis in rat liver during early stages of azo dye-induced hepatocarcinogenesis, Cancer Res., 32, S. 83–89; Rabes (2012): Thyroid Carcinogenesis, Encyclopedia of Cancer, 2012, S. 3687–3690.

---

1   Chronik der Preisträger seit 1990 http://www.deutsche-hypo.de/all/download/chronik_preistraeger_jgz.pdf (13.03.2013).

2   Schriftliche Mitteilung von Prof. Dr. Hartmut Rabes vom 6. März 2013; Jahrbuch der Gesellschaft der Freunde, Jg. 1998, S. 33–34.

1998/99

Prof. Ernst-Ludwig Winnacker

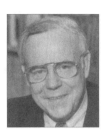

Für »die biomedizinische Forschung in Deutschland, insbesondere grundlegende Forschungen zur Genexpression in höherer Form«[1]

* 26. Juli 1941 in Frankfurt am Main[2]

1960–1965 Studium der Chemie an der ETH Zürich

1968 Promotion in organischer Chemie ETH Zürich

1968–1972 Postdoktorate an der University of California in Berkeley und dem Karolinska Institut Stockholm

1972–1977 DFG Forschungsprofessur am Institut für Genetik der Universität zu Köln

1974 Habilitation in Genetik an der Universität Köln

1977–1980 Professur für Biochemie an der Universität München

1980 ordentlicher Professor für Biochemie an der LMU München

1984–1997 Leiter des Laboratoriums für Molekulare Biologie – Genzentrum der LMU München

1997–1993 Vizepräsident der Deutschen Forschungsgemeinschaft

1984–1987 Mitglied der Enquête-Kommission des Deutschen Bundestages zum Thema: »Chancen und Risiken der Gentherapie«

1998–2006 Präsident der Deutschen Forschungsgemeinschaft

2000–2003 Mitglied des Nationalen Ethikrates

2007–2009 Generalsekretär des Europäischen Forschungsrats

2009–2012 Generalsekretär der International Human Frontier Science Program Organization in Straßburg

Forschungsschwerpunkte

Virus-Zell-Wechselwirkungen, Mechanismen der Genexpression in höheren Zellen, Prionen-Krankheiten

Ehrungen (u.a.)

1996 Verdienstkreuz 1. Klasse des Verdienstordens der Bundesrepublik Deutschland

2006 Bayerische Verfassungsmedaille in Silber

2007 Medaille für besondere Verdienste um Bayern in einem Vereinten Europa

2009 Orden der Aufgehenden Sonne mit Goldenen Strahlen am Halsband, Japan

2010 Medaille für internationale Zusammenarbeit in Wissenschaft und Technologie der Volksrepublik China

2010 Großes Verdienstkreuz mit Stern des Verdienstordens der Bundesrepublik Deutschland

2011 Robert Koch-Medaille in Gold für seine »wertvollen Impulse für eine nachhaltige Entwicklung des Wissenschaftssystems in Deutschland und Europa«

2011 Richard Ernst-Medaille der ETH Zürich

1 Jahrbuch der Gesellschaft der Freunde, Jg. 1999, S. 43–46.

2 http://www.dfg.de/dfg_profil/geschichte/praesidenten/ernst_ludwig_winnacker/index.jsp (10.05.2013).

Publikationen (Auswahl)

Ernst-Ludwig Winnacker (1970): Purification and properties of a NAD-dependent glutama-te dehydrogenase from Clostridium SB4, Biochim. Biophys. Acta, 212, S. 225–242; Winna-cker (2012): Europas Forschung im Aufbruch, Agrios, Bergisch Gladbach 2012.

2001/02

Prof. Volker Diehl

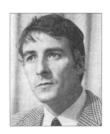

Für die »Klärung der Pathogenese und Abstammung der Morbus Hodgkin-Zellen«[1]

* 28. Februar 1938 in Berlin

1958 Abitur in Dillenburg

1958–1963 Studium der Medizin in Marburg, Wien und Freiburg

1966 Approbation

1966–1968 Wissenschaftlich-klinische Tätigkeit am Children's Hospital in Philadelphia, serologischer Nachweis des Ebstein-Barr Virus bei Mononukleosen

1968 Forschung im Auftrag der American Cancer Society der Burkitt-Lymphoma in Kenia und Uganda

1969–1971 Karolinska Sjukhuset in Stockholm

1973 Promotion zum Dr. med., Freiburg[2]

1972–1983 Wissenschaftlicher Assistent der onkologischen Arbeitsgruppe der Inneren Medizin der Medizinische Hochschule Hannover

14. Februar 1974 Venia legendi für das Fach Klinische Onkologie[3]

1978 Gründer der Deutschen Hodgkin-Lymphom Studiengruppe (GHSG)

1983–2003 Direktor der I. Klinik für Innere Medizin der Universität zu Köln

2001–2004 Mitglied des Senats der Helmholtz-Gemeinschaft der Forschenden Institute Deutschlands

2003 Professor emeritus der Universität Köln

2003–2005 Gründungsdirektor und kommissarischer Leiter des Comprehensive Cancer Center Heidelberg (Nationales Zentrum für Tumorerkrankungen: NCT)

Forschungsschwerpunkte

Molekulare Grundlagen der Krankheitsentstehung Pathogenese, Diagnostik und Therapie des Morbus Hodgkin und verwandter Erkrankungen, »Heute berät Diehl weltweit Ärzte und Patienten, speziell über die Therapie von Hodgkin-Lymphomen.«[4]

Ehrungen (u.a.)

1977 Heilmeyer-Medaille in Silber

1979 Wilhelm Warner-Preis, Hamburg

1982 Calo Erba-Preis (Pathophysiologie von Tumorerkrankungen)

1997 Preis der Deutschen Krebsgesellschaft

2004 Carreras-Preis der Europäischen Gesellschaft für Hämatologie

---

1   http://www.deutsche-hypo.de/wir_jgz_chronik.htm (28.05.2013).

2   Thema: Galactoseverwertung in HeLa- und Affennierenzellkulturen, https://portal.dnb.de/opac.htm?method= showFullRecord&currentResultId=auRef%3D120716437%26any&currentPosition=2 (13. April 2013).

3   Jahrbuch der Gesellschaft der Freunde, Jg. 1974/75, S. 108–109.

4   Harald zur Hausen, Katja Reuter (2010): Gegen Krebs. Die Geschichte einer provokanten Idee, Hamburg 2010, S. 332.

2008 »Pioneers in Hematology«, American Society of Hematology
2010 Bundesverdienstkreuz Erster Klasse
2010 Wallace H. Coulter Award for Lifetime Achievement in Hematology der American Society of Hematology

Publikationen (Auswahl)

Volker Diehl et al. (1967): Comparative study of cultured Burkitt tumor cells by immunofluorescence, autoradiography, and electron microscopy, J. Virol., 1, S. 830–837; Diehl et al. (2013): Interleukin-10 Gene Polymorphisms are Associated With Freedom From Treatment Failure for Patients With Hodgkin Lymphoma, Oncologist, 18, S. 80–89.

2001/02

Prof. Michael Bamberg

Für »wesentliche Leistungen in der Onkologie und Radioonkologie«

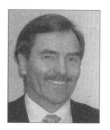

* 17. August 1947 in Hamm/Westfalen

1966–1972 Studium der Medizin in Bonn, Düsseldorf und Essen

1973 Assistenzarzt an der Strahlenklinik der Universität Essen, an der Inneren und Chirurgischen Abteilung des Mariannen-Hospitals in Werl/Westfalen sowie an der Röntgenabteilung des Bundeswehr-Zentralkrankenhauses Koblenz

1974 Promotion in Essen

1975 Staatsexamen

1978–1988 Facharzt für Radiologie und Strahlentherapie und Oberarzt an der Strahlenklinik Essen und Habilitation und C2-Professur

1988 Ärztlicher Direktor der Klinik für Radioonkologie, Universitätsklinikum Tübingen

1988–1997 Geschäftsführender Direktor der Radiologischen Klinik, Universitätsklinikum Tübingen

1988 Professor für Radioonkologie in Tübingen

1988 Ärztlicher Direktor der Klinik für Radioonkologie/Abteilung für Strahlentherapie am Universitätsklinikum Tübingen

1991–1992 Dekan der Medizinischen Fakultät Tübingen

1995–1997 Sprecher des Interdiszipl. Tumorzentrums, Universitätsklinikum Tübingen

1995–1997 Gründungspräsident der Deutschen Gesellschaft für Radioonkologie

1997 Leitender Ärztlicher Direktor des Universitätsklinikums in Tübingen

1998–2000 Stellv. Vorsitzender im Verband der Universitätsklinika Deutschlands

Ab 2004 Vorstandsvorsitzender des Universitätsklinikums Tübingen

2004–2008 Präsident der Deutschen Krebsgesellschaft

2008 Gründung des Deutschen Krebsplans

2012 Hauptamtlich Leitender Ärztlicher Direktor (Vorsitzender des Klinikumsvorstands), Universitätsklinikum Tübingen

Forschungsschwerpunkte

Hirn-, Weichteil- und Hodentumore, Tumore im Kindesalter, stereo-taktische Bestrahlungen, Radiochemotherapie, präklinische Forschung zu Prostatakarzinom, Hyperthermie, Hirntumoren, Weichteilsarkome, Hodentumoren, Tumoren im Kindesalter, stereotaktische Bestrahlungen, Radiochemotherapie, präklinische Forschung, Mammakarzinom

Ehrungen (u. a.)

1982 Paul Krause-Preis der Rhein-Westfälischen Röntgengesellschaft

1983 Heinrich Warner-Preis

1985 Wilhelm Conrad Röntgen-Preis der Deutschen Röntgengesellschaft

1988 Hermann Holthusen-Ring der Deutschen Röntgengesellschaft

2000 Frauenförderpreis der Eberhard Karls-Universität Tübingen

2004 Emmanuel van der Scheuren Award Belgien
2006 Bundesverdienstkreuz am Bande für sein Engagement in der Krebsmedizin
2007 Forschungs- und Entwicklungspreis
2009 C. G. Schmidt-Medaille des Westdeutschen Tumorzentrums Essen
2012 Deutscher Krebspreis[1]
2013 ESTRO Lifetime Achievement Award

Publikationen (Auswahl)[2]

Michael Bamberg et al. (1976): Epidemiologische und ätiologische Faktoren bei Krebs der Brust. Katamnestische Untersuchungen an 749 Patienten der Abteilung für Radiologie in Essen, Röntgenblätter, 29, S. 55–66; Bamberg et al. (2013): Prospective evaluation of a hydrogel spacer for rectal separation in dose-escalated intensity-modulated radiotherapy for clinically localized prostate cancer. BMC Cancer, 13, S. 27.

---

1   Entnommener Lebenslauf aus der schriftlichen Mitteilung von Prof. Dr. Michael Bamberg vom 24.04.2013.
2   Darunter acht Lehrbücher, 55 Lehr- und Handbucheinträge, 380 Originalarbeiten.

2003/04 Zimmermann-Medaille

Prof. Christian Herfarth

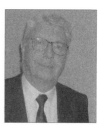

Für »herausragende Verdienste in der onkologischen Chirurgie«[1]

* 12. August 1933 in Breslau/Schlesien[2]
1952–1957 Studium der Medizin in Tübingen, Wien, Hamburg und Heidelberg
1957 Staatsexamen und Promotion Heidelberg
1958–1960 Wiss. Assistent am Pathologischen Institut Universität Heidelberg
1960–1967 Wiss. Assistent und Arzt an der Chirurgischen Universitäts-klinik Marburg
1965 Facharzt für Chirurgie
1966 Habilitation im Fach Chirurgie an der Universität Marburg
1968–1973 Leitender Oberarzt an der Chirurgischen Universitätsklinik Freiburg
1972 Außerplanmäßiger Professor Universität Freiburg
1973–1981 Ordentlicher Professor und Direktor der Chirurgie Universität Ulm
1981–2001 Ordentlicher Professor für Chirurgie an der Universität Heidelberg
1982–1996 Leitung des Tumorzentrums Heidelberg-Mannheim
1995–2005 Senator der Akademie der Naturforscher Leopoldina
2001 Emeritierung

Forschungsschwerpunkte
Chirurgische und multimodale Verfahren bei Kolon-, Rektum- und Magenkarzinom, chronisch-entzündliche Dünn- und Dickdarmerkrankungen

Ehrungen (u.a.)
Mitglied, Sprecher, Vorsitzender und Präsident vieler nationaler und internationaler Forschungseinrichtungen und Fachgesellschaften
Ehrenmitglied europäischer und amerikanischer chirurgischer Gesellschaften
1986 Medaille der Universität Seoul
1997 Wilhelm Warner-Preis der Universität Hamburg
2000 Bundesverdienstkreuz I. Klasse
2004 Karl Heinrich Bauer-Medaille
2004 Thannhäuser-Medaille der Deutschen Gesellschaft für Verdauungs- und Stoffwechselkrankheiten Leipzig
2005 Ernst Jung-Preis 2006 Goldmedaille der Ernst Jung-Gesellschaft
2007 Rudolf Nissen-Preis

---

1   Johann Georg Zimmermann-Verein: Chronik der Preisträger des Johann Georg Zimmermann-Preises seit 1990 Deutsche Hypo-Aktiengesellschaft 2010/2011.
2   Heidelberger Gelehrtenkalender 1933–1986, 1992, S. 270.

Publikationen (Auswahl)

Christian Herfarth et al. (1958): Zur Frage eines intercapillären Bindegewebes im Glomerulum der Niere des Menschen, Virchows Arch., 331, S. 573–590; Herfarth et al. (2010): Quality of life ten and more years after restorative proctocolectomy for patients with familial adenomatous polyposis coli, Dis. Colon. Rectum, 53, S. 1381–1387.

2003/04 Zimmermann-Forschungspreis

Prof. Heike Allgayer

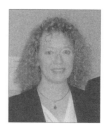

Für »ihre Untersuchung, wie Tumore des Magen-Darm-Traktes in andere Gewebe einwachsen und sich durch Tochtergeschwülste ausbreiten«[1]

* 12. Juni 1969 in Lindenberg/Allgäu[2]
1988–1995 Studium der Medizin in München (LMU)
1993–1994 United States Medical Licensing Examination (USMLE)
1996 Promotion, LMU München
1997–1999 Fellowship am MD Anderson Cancer Center bei Prof. Boyd und Prof. Fidler
1998–1999 Studiengang Molekularbiologie University of Texas, Houston, USA
1999 PhD in Molekularbiologie University of Texas, Houston, USA
2001 Habilitation für Experimentelle Chirurgie an der LMU München
2003 Diplom als Gesundheitsökonomin
2003 Internationale Patentanmeldung »Gewebsspezifische Expression«
2004 Fachärztin für Chirurgie
2004 C3-Professur für Experimentelle und Molekulare Chirurgie Mannheim mit Brücken-
      professur DKFZ Heidelberg

Forschungsschwerpunkte
Translationale Forschung, molekulare Faktoren der Tumoren des Gastrointestinaltraktes, Invasion, Metastasierung, disseminierte Tumorzellen, die Transkription, Tumorassoziierte Proteolyse, zielgerichtete Therapie, Mikro-RNA, molekulare Inszenierung von Krebs

Ehrungen (u.a.)
1986 1st Prize of the German Chemical Industry for the promotion of research youngsters
1999 Rhone Poulenc Rorer Award for Young Investigators (AACR), USA
1999 Langenbeck Forschungspreis der Deutschen Gesellschaft für Chirurgie
2001 Ferdinand Sauerbruch Research Award of the Berlin College of Surgeons
2004 Forschungspreis der Ingrid zu Solms-Stiftung Frankfurt,
2005 Alfried Krupp-Förderpreis für junge Hochschullehrer
2006 Hella Bühler-Preis, Heidelberg
2008 Walter Schulz-Preis, München

---

1   Johann Georg Zimmermann Verein: Chronik der Preisträger des Johann Georg Zimmermannpreises seit 1990 Deutsche Hypo-Aktiengesellschaft 2010/2011.
2   http://www.umm.uni-heidelberg.de/inst/exp_chir/Allgayer (05.03.2013).

Publikationen (Auswahl)

Heike Allgayer et al. (1993): Tumour-associated proteolysis and prognosis: New functional risk factors in gastric cancer defined by the urokinase-type plasminogen activator system, Journal of Clinical Oncology, 13, S. 2084–2093; Allgayer et al. (2012): Endorektale Ultraschall-und Echtzeit-Elastographie bei Patienten mit Stuhlinkontinenz nach anorectaler Chirurgie, Z. Gastroenterol., 50, S. 1281–1286.

2003/04 Zimmermann-Medaille

Prof. Peter Propping

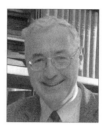

»Für Herausragende Verdienste in der genetischen Erforschung des Darmkrebses sowie von neurologischen und psychiatrischen Erkrankungen«[1]

* 21. Dezember 1942 in Berlin[2]

1962–1968 Medizinstudium an der Freien Universität Berlin

1968 Promotion am Pharmakologischen Institut der FU Berlin

1968–1976 Wissenschaftlicher Assistent am Institut für Anthropologie und Humangenetik der Universität Heidelberg

1976 Habilitation für das Fach Humangenetik

1980–1983 Heisenbergstipendiat am Zentralinstitut für Seelische Gesundheit der Universität Heidelberg/Mannheim

1984–2008 Leitung des Instituts für Humangenetik der Universität Bonn

1995 Facharzt für Humangenetik

1999–2008 Mitglied im Direktorium des Deutschen Referenzzentrums für Ethik in den Biowissenschaften

2001–2007 Mitglied des Nationalen Ethikrats

Seit 2001 Vorstandsmitglied der Deutschen Krebshilfe

Seit 2008 Seniorprofessor für Humangenetik, Universität Bonn

2010 Mitglied des Präsidiums der Nationalen Akademie der Wissenschaften Leopoldina

Forschungsschwerpunkte

Medizinische Genetik; Rolle genetischer Faktoren bei der Entstehung komplexer psychiatrischer Erkrankungen, »ein Pionier bei der Suche nach den genetischen Ursachen psychiatrischer und neurologischer Erkrankungen und von Tumoren.«[3]

Ehrungen (u.a.)

1983 James Shields Memorial Award for Twin Research in Behavioural Genetics

1993 Hans-Jörg Weitbrecht-Preis für biologisch-klinische Psychosenforschung

2003 Mendel-Medaille der Deutschen Akademie der Naturforscher Leopoldina

2004 Lifetime Achievement Award der International Society of Psychiatric Genetics

2004 Honorarprofessor der Universität Nanjing/China

2005 Emil Kraepelin-Professor für Psychiatrie am MPI für Psychiatrie München

2010 Deutsche Krebshilfe Preis

2011 Karl Heinrich-Bauer-Medaille

---

1   Chronik Preisträger: http://www.deutsche-hypo.de/all/download/chronik.preisträger.jgz.pdf (05.04.2013).

2   http://www.leopoldina.org/fileadmin/redaktion/Mitglieder/CV_Peter_Propping_D_01.pdf (05.04.2013).

3   Aus der Laudatio zur Verleihung der Zimmermann-Medaille am 21.01.2004 von Prof. Schmidtke.

Publikationen (Auswahl)

Peter Propping et al. (1969): Regeneration der Niere nach Tubulusschäden durch Pterid-inderivate, Naunyn Schmiedebergs Arch. Pharmakol., 264, S. 222; Propping et al. (2013): Erbliche Dickdarmkrebs ohne Polyposis (HNPCC) / Lynch-Syndrom, Dtsch. Arztebl., 110, S. 32–38.

2003/04 Zimmermann-Forschungspreis

Prof. Wolf-Karsten Hofmann

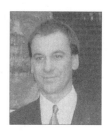

Für die »Entwicklung eines Verfahrens zur Genexpressionsanalyse bei Blutkrebs-Patienten«[1]

* 18. August 1967 in Dresden

1988–1994 Studium der Medizin an der Universität Jena

1994 Promotion

1994–1999 Weiterbildung in der Medizinischen Klinik III des Universitätsklinikums Frankfurt/Main

1999–2001 UCLA School of Medicine Cedars Sinai Medical Center, Los Angeles, USA.

2002 Facharzt für Innere Medizin und Habilitation in Frankfurt[2]

2004–2009 C3-Professor und leitenden Oberarzt für Innere Medizin Campus Benjamin Franklin der Charité

2007 Forschungsbeauftragter der Medizin Campus Benjamin Franklin der Charité

2009 Ordinarius für Hämatologie und Onkologie an der Medizinischen Fakultät der Universität Heidelberg und Direktor der III Medizinischen Universitätsklinik Mannheim[3]

Forschungsschwerpunkte

Molekulargenetik akuter Leukämien sowie schwerer Blutbildungsstörungen (MDS); Entwicklung frühzeitiger Diagnostik mittels moderner molekulargenetischer Methoden als auch auf die Therapie mit neuen, krankheitsspezifischen Medikamenten.

Ehrungen (u.a.)

2002 Paul Martini-Preis für bessere Anwendung von Medikamenten gegen Leukämie

2004 Gerhard Domagk-Preis für Krebsforschung

Publikationen (Auswahl)

Wolf Karsten Hofmann et al. (1993): Granulocyte function in myelodysplastic syndrome before and after low-dose cytarabine therapy, Dtsch. Med. Wochenschr., 118, S. 1469–1473; Hofmann et al. (2013): Acute leukemias of ambiguous lineage in adults: molecular and clinical characterization, Ann. Hematol., 15.

---

1   Chronik Preisträger http://www.deutsche-hypo.de/all/download/chronik_preistraeger_jgz.pdf (13.05.2013).

2   Titel der Arbeit: »Molekular-genetische Untersuchungen bei Patienten mit myelodysplastischem Syndrom unter besonderer Berücksichtigung der Megakaryopoese«.

3   http://www.umm.de/3133.0.html (13.03.2013).

2004/05 Zimmermann-Medaille

Prof. Harald Stein

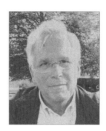

Für »entscheidende Impulse für die moderne Diagnostik von malignen Lymphomen«[1]

* 4. August 1942 in Kiel

1962–1968 Studium der Humanmedizin in Kiel und in Innsbruck

1970 Promotion und Approbation

1973 Mitarbeit am Kieler Tumorregister von Prof. Lehnhardt

1976 Habilitation für das Fach Allgemeine und Spezielle Pathologie an der CAU Kiel
      Forschungsaufenthalt am John Radcliff Hospital, University of Oxford, England

1984 Professor und Geschäftsführender Direktor des Instituts für Pathologie am Campus
      Benjamin Franklin der Charité-Universitätsmedizin, Berlin

1989 Gründung der International Lymphoma Study Group mit Peter Isaacson, London

1991 Gründung des überregionalen Konsultations- und Referenzzentrum für maligne Lymphome und Knochenmarkserkrankungen

2002 bis 2003 Vorsitzender der Deutschen Gesellschaft für Pathologie; Chairman des
      Hodgkin-Komitees der Weltgesundheitsorganisation (WHO)

2002 der Präsident der European Association of Haematopathology[2]

1. Oktober 2010 Emeritierung[3]

Forschungsschwerpunkte

Immunhistochemische Diagnostik zur Entwicklung von Methoden zur Therapieoptimierungen: »Professor Stein hat der modernen Diagnostik von malignen Lymphomen durch experimentelle und klinische Studien entscheidende Impulse gegeben. Er ist einer der Pioniere der Immunhistochemie, die mittlerweile zu einem Standardinstrument der Tumorklassifizierung geworden ist.«[4]

Ehrungen (u.a.)

1998 Deutscher Krebspreis für klinische Forschung

2008 Deutscher Krebshilfe-Preis

Publikationen (Auswahl)

Harald Stein et al. (1972): Malignant lymphomas of B-cell type, Lancet, 2, S. 855–857; Stein et al. (2013): MYC status in concert with BCL2 and BCL6 expression predicts outcome in diffuse large B-cell lymphoma., Blood, 18.

---

1   Chronik Preisträger: http://www.deutsche-hypo.de/all/download/chronik-preisträger-jgz.pdf (03. 04.2013).
2   Entnommener Lebenslauf aus der schriftlichen Mitteilung von Prof. Dr. Harald Stein vom 24.04.2013.
3   http://pathologie-ccm.charite.de/index (15. April 2013).
4   Laudation Prof. Hans Heinrich Kreipe http://www.deutsche-hypo.de/wir_jgz_preistr.htm (06.03.2013).

2004/05 Zimmermann-Forschungspreis

Prof. Jürgen C. Becker

Für die »Erforschung molekularer Vorgänge der Immunreaktion gegen das maligne Melanom200«[1]

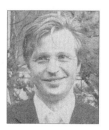

* 13. Mai 1964 in Wilhelmshaven
1983–1990 Medizin an der MHH
    Weiterbildung zum Arzt für Haut- und Geschlechtskrankheiten an der Universitäts-Hautklinik Würzburg
1993–1996 Forschungsaufenthalt am Scripps Research Institute, La Jolla, Kalifornien
1997 Facharzt für Dermatologie
1998 Oberarzt an der Universitäts-Hautklinik Würzburg mit den Schwerpunkten Onkologie, Allergologie, Phototherapie, Proktologie und Sonographie
1998 Habilitation im Fach Dermatologie und Venerologie[2]
    Krebsforschungsinstitut in Kopenhagen
2000 internationale PhD-Abschluss für das Fach Immunologie von der Open University London
2003 C3-Professur für dermatologische Onkologie, stellvertretender Klinikdirektor der Hautklinik der Universität Würzburg
2010 Universitätsprofessor und Leiter der Klinischen Abteilung für Allgemeine Dermatologie an der Universitäts-Klinik für Dermatologie und Venerologie in Graz

Forschungsschwerpunkte
Tumormikromilieus bei zellulären Immunantworten; Immunmodulatorischer Therapieansätze: »Die grundlegenden immunologischen Arbeiten, zur Immunantwort gegen das maligne Melanom haben bereits zu klinischen Impfstudien geführt. Somit stellen diese experimentellen Forschungsarbeiten eine wichtige Grundlage dar und geben Hoffnung für alle, die von dieser Krankheit betroffen sind.«[3]

Ehrungen (u.a.)
2001 Deutschen Hautkrebspreis
2004 Deutscher Krebspreis
2010 Albert-Kölliker-Lehrpreis, Medizinische Fakultät der Universität Würzburg

Publikationen (Auswahl)
Jürgen C. Becker et al. (1990): Human natural killer clones enhance in vitro antibody production by tumour necrosis factor alpha and gamma interferon, Scand J. Immunol., 32, S. 153–162; Becker et al. (2013): Partial Response of Metastatic Mucosal Melanoma After Palliative Chemotherapy With Trofosfamide: A Case Report, J. Clin. Oncol., 31, S. 31–32.

---

1   Chronik Preisträger http://www.deutsche-hypo.de/all/download/chronik_preistraeger_jgz.pdf (21.05.2013).
2   »Immunzytokine zur Behandlung von etablierten Melanommetastasen«.
3   Laudatio von Professor Dr. Reinhold E. Schmidt 19. Januar 2005 Presse und Öffentlichkeitsarbeit der MHH.

2005/06 Zimmermann-Medaille

Prof. Rolf Sauer

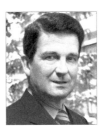

Für »bedeutende strahlentherapeutische Forschungen zur Entwicklung multimodaler Therapiekonzepte«[1]

* 19. September 1939 in Hamburg

1958–1963 Medizinstudium in Hamburg und Wien

1963 Promotion

1965 Wissenschaftlichen Assistent am Physiologischen Institut der Universität Basel und Weiterbildung im Fach Radiologie

1976 Habilitation im Fach Radiologie an der Universität Basel[2]

1977 Berufung an der Universität Erlangen auf den ersten bayerischer Lehrstuhl für Strahlentherapie

1979–1992 Gründung und Leitung des Erlanger Tumorzentrums

1979–1985 Vorstandsmitglied der Deutschen Röntgengesellschaft, Vorsitzender der Deutschen Radioonkologen

1981 Initiative eines bundesrepublikanischen Weiterbildungsprogramm für Radio-onkologie

1987 Gründung der Arbeitsgruppe für klinische Krebsforschung der Arbeitsgemeinschaft Radiologische Onkologie der Deutschen Krebsgesellschaft (ARO)

1993–1998 Vorsitzender des Protocol Review Committee der Deutschen Krebsgesellschaft und der Deutschen Krebshilfe

1996–2006 Ärztlicher Direktor des Erlanger Universitätsklinikums

2007 Emeritierung

Forschungsschwerpunkte

»Er hat gezeigt, dass eine Radiochemotherapie vor einer Operation nicht nur zu einer besseren Verträglichkeit führt, sondern auch zu einem deutlich geringeren Rückfallrisiko.«[3]

Ehrungen (u.a.)[4]

1977 Jubiläumspreis der Schweizerischen Gesellschaft für Radiologie und Nuklearmedizin

2002 Bundesverdienstkreuz 1. Klasse der Bundesrepublik Deutschland

2004 Deutscher Krebspreis

2007 Röntgen-Plakette

2008 Bayerischer Verdienstorden, München

2009 Ehrenmitglied der Deutschen Gesellschaft für Radioonkologie (DEGRO); Ehrenmitglied der Deutschen Gesellschaft für Senologie

2012 Ehrenmitglied, Österreichische Gesellschaft für Radioonkologie, Gmunden

---

1   Chronik Preisträger http://www.deutsche-hypo.de/all/download/chronik_preistraeger_jgz.pdf (17.02.2013).

2   Thema: Über Dosisleistungseffekte an der pluripotenten hämatopoetischen Stammzelle der Maus.

3   Laudatio Prof. Hess, Göttingen, anlässlich der Verleihung des Zimmermannpreises http://www.deutsche-hypo.de/wir_jgz_preistr.htm (17.02.2013).

4   http://www.leopoldina.org/fileadmin/redaktion/Mitglieder/CV_Sauer_Rolf_D.pdf (18.02.2013).

Publikationen (Auswahl)

Rolf Sauer et al. (1971) Der Ort der Strontium-87m in Knochen-Scans. Vergleichende Untersuchungen mit Strontium-85; Schweiz Med Wochenschr., 101, S. 1129–1137; Sauer et al. (2013): Ist die gleichzeitig integriert Boost (SIB) Technik zur Früherkennung von Brustkrebs bereit, für die routinemäßige adjuvante Strahlentherapie angenommen werden?: Erklärung der deutschen und die österreichischen Gesellschaften für Radioonkologie (DEGRO / OGRO), Strahlenther. Onkol.

2005/06 Zimmermann-Forschungspreis

Prof. Carsten Müller-Tidow

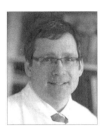

»Für seine Arbeiten zur Erforschung genetischer Ursachen bei Krebserkrankungen wie dem Lungenkrebs und der akuten myeloischen Leukämie (AML)«[1]

* 5. Juli 1968 in Remscheid

1987–1989 Studium der Humanmedizin an der Technischen Hochschule Aachen

1989 Physikum

1989–1994 Studium der Humanmedizin an der Universität Bonn

1990 1. Staatsexamen

1993 2. Staatsexamen

1994 3. Staatsexamen

1995 Promotion, Universität Bonn

1994–1996 AiP, Klinik und Poliklinik für Innere Medizin A, Universität Münster

1996 Approbation

1996 Wissenschaftlicher Assistent, Universität Münster

1996–1998 Ausbildungsstipendium der DFG

1996–1996 Postdoctoral Research Fellow, Dept. of Biochemistry and Molecular Biology, University of Southern California in Los Angeles

1996–1999 Postdoctoral Research Fellow, Division of Hematology/Oncology, Cedars-Sinai Research Institute, UCLA School of Medicine, Los Angeles

1999–2004 Wissenschaftlicher Assistent, Medizinische Klinik und Poliklinik, Universitätsklinikum Münster

2003 Facharzt für Innere Medizin

2003 Venia Legendi für das Fachgebiet Innere Medizin

2004 Heisenberg-Stipendium der DFG

2004 leitender Oberarzt an der Medizinischen Klinik A, Hämatologie und Onkologie im Universitätsklinikum Münster

2006 Facharzt Innere Medizin

2007 Ernennung zum außerplanmäßigen Professor, Medizinische Fakultät, Universität Münster

2009 Berufung zum Universitätsprofessor (W3) für Innere Medizin, Schwerpunkt Hämatologie und Onkologie, Universität Münster[2]

Forschungsschwerpunkte

Epigenetische Mechanismen der Tumorentstehung und neue Therapieansätze bei akuter Myeloischen Leukämie; Bronchialkarzinom und bei Metastasierung; Molekularbiologie der Entstehung und neue Therapieansätze bei der Akuten Myeloischen Leukämie[3]

---

1   http://www.deutsche-hypo.de/wir_jgz_preistr.htm (10.04.2013).

2   Entnommener Lebenslauf aus der schriftlichen Mitteilung von Prof. Dr. Carsten Müller-Tidow vom 23.04.2013.

3   Aus der schriftlichen Mitteilung von Prof. Dr. Carsten Müller-Tidow vom 23.04.2013.

Ehrungen (u.a.)

2001 Stipendium der Novartis Stiftung für Therapeutische Forschung
2004 Heisenberg Stipendium der DFG
2004 Förderpreis der Deutschen Gesellschaft für Pneumologie
2005 Preis zur Förderung des wissenschaftlichen Nachwuchses Universität Münster
2008 Karin-Nolte Wissenschaftspreis
2008 Leukemia Clinical Research Award der DGHO
2011 Förderpreis Geriatrische Onkologie

Publikationen (Auswahl)

Carsten Müller-Tidow (2001): Analyses of the genomic methylation status of the human cyclin A1 promoter by a novel real-time PCR-based methodology, FEBS Lett., 490, S. 75–78; Müller-Tidow et al. (2013): CD34(+) lineage specific donor cell chimerism for the diagnosis and treatment of impending relapse of AML or myelodysplastic syndrome after allo-S CT, Bone Marrow Transplant, 2013.

2006/07 Zimmermann-Medaille

Prof. Harald zur Hausen

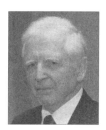

»Pionierartige, grundlegende Arbeiten auf dem Weg zur Entwicklung einer Impfung gegen Human Papilloma Virus (HPV), einer Impfung gegen Krebs«[1]

* 11. März 1936 Gelsenkirchen-Buer[2]

1955–1960 Studium der Humanmedizin und Biologie an den Universitäten Bonn, Hamburg und Düsseldorf

1960 Staatsexamen und Promotion an der Universität Düsseldorf

1960–1962 Medizinalassistent in Wimbern, Isny und Gelsenkirchen

1962 Approbation

1962–1966 Wissenschaftlicher Mitarbeiter am Institut für Hygiene und Mikrobiologie Düsseldorf

1966–1969 Research Fellow, Division of Virology, the Children's Hospital of Philadelphia

1968 Assistant Professor at the University of Pennsylvania, Philadelphia

1969 Habilitation für Virologie an der Universität Würzburg

1969–1972 Privatdozent am Institut für Virologie Würzburg

1972–1977 Lehrstuhlinhaber des Instituts für Klinische Virologie an der Universität Erlangen-Nürnberg

1977–1983 Lehrstuhlinhaber des Institut für Virologie, Universität Freiburg

1983–2003 Ordinarius und Wissenschaftlicher Direktor am Deutschen Krebsforschungszentrum Heidelberg

Seit Mai 2003 Professor emeritus

Forschungsschwerpunkte[3]
Virale Entstehung von Krebs insbesondere des Cervixkarzinom

Ehrungen (u.a.)[4]
1971 Walter Richtzenhein-Preis der Universität Heidelberg

1974 Wilhelm Warner-Preis

2004 Paul Ehrlich und Ludwig Darmstätter-Preis

2008 Nobel-Preis für Medizin

---

1   Chronik Preisträger: http://www.deutsche-hypo.de/all/downlaod/chronik-preisträger-jgz.pdf (15.06.2013).

2   http://www.dkfz-heidelberg.de/de/zurhausen/index.html (28.06.2013).

3   Zur Hausen, Harald/Reuter, Katja (2010): Gegen Krebs. Die Geschichte einer provokanten Idee, Hamburg, S. 339–347.

4   Auflistung aller Preise: http://www.krebshilfe.de/fileadmin/Inhalte/Downloads/PDFs/Lebenslauf_Professor_zur_Hausen.pdf (28.06.2013).

Publikationen (Auswahl)

Harald zur Hausen et al. (1965): Cytogenetic investigations of L-cells following vaccinia virus infection, Pathol. Microbiol., 28, S. 962–973; Zur Hausen et al. (2012): Epstein-Barr virus stimulates torque teno virus replication: a possible relationship to multiple sclerosis, PLoS One, 7.

2006/07 Zimmermann-Forschungspreis

Prof. Michael Boutros

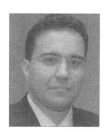

*Für die Entwicklung von »Methoden, um die Funktionen von ein-
zelnen Erbanlagen in verschiedenen zellulären Abläufen aufzuklären.«*

* 26. Oktober 1970 in Bochum
1991–1993 Studium der Biologie, Technische Hochschule Aachen
1993–1996 Diplom in Biochemie, Universität Witten/Herdecke
1994–1995 State University of New York, Stone Brook
1995–1996 Cold Spring Harbor Laboratory, New York
1996–1999 Doktorand, Europäisches Molekularbiologie Laboratorium und Universität
        Heidelberg
1999–2001 John F. Kennedy School of Government, MPA Program, Harvard University
1999 Promotion zum Dr. rer. nat., Universität Heidelberg
1999–2003 Postdoc, Harvard Medical School, Boston
2003–2008 Gruppenleiter der Boveri-Nachwuchsgruppe Signalwege und Funktionelle
        Genomik, DKFZ Heidelberg[1]
Seit 2008 Abteilungsleiter am DKFZ
Seit 2008 Univ.-Professor, Lehrstuhl für Zell- und Molekularbiologie, Direktor am CBTM,
        DKFZ Heidelberg[2]

Forschungsschwerpunkte

Systematische Analyse des Wnt-Signalwegs in Modellorganismen und Tumorzellen, Umfassende Kartierung von synthetisch genetischen Interaktionen, Entwicklung von Hochdurch-
satz Technologien, wie automatisierte Mikroskopie, zellbasierte Kombinatorische RNAi-Ver-
fahren in verschiedenene Zelltypen und neue Ansätze zur Datenintegration[3]

Ehrungen (u.a.)

2003 Die Junge Akademie an der Berlin-Brandenburgischen Akademie und der Akademie
        der Naturforscher Leopoldina
2005 EMBO Young Investigator Program[4]

Publikationen (Auswahl)

Michael Boutros et al. (1998): Dishevelled activates JNK and discriminates between JNK pathways in planar polarity and wingless signaling. Cell, 94, S. 109–118; Boutros et al. (2013):
Mapping genetic interactions in human cancer cells with RNAi and multiparametric pheno-
typing; Nat. Methods, 10, S. 427–431.

---

1   http://www.mh-hannover.de/46.html?&no_cache=1&L=1&tx_ttnews%5Btt_news%5D=492&cHash=960
    3740c0cd7c8b492f07299a9a30c2c (16.06.2013).
2   http://www.zbio.org/people_boutros.html (16.06.2013).
3   http://www.dkfz.de/de/signaling/ (16.06.2013).
4   http://www.dkfz.de/signaling/b110/content/people_Michael_Boutros.html (14.06.2013).

2007/08 Zimmermann-Medaille

Prof. Paul Kleihues

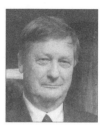

Prof. Kleinhues »wird für sein Lebenswerk geehrt. Er gehört zur Gruppe der internationalen Spitzenforscher auf dem Gebiet der Neuropathologie. Professor Kleihues hat der internationalen Kreb-sepidemiologie entscheidende Impulse gegeben und die Grundla-genforschung um die Entstehung und Entwicklung von Krebs mit geprägt«

* 21. Mai 1936 in Rheine, Westfalen
    Studium der Humanmedizin, Universitäten Münster, Hamburg, München und Pavia
1962 Promotion, Münster
1964–1976 Jahre am Max-Planck Institut für Hirnforschung, Köln
1976 Professur am Institut für Neuropathologie, Universität Freiburg
1983 Direktor des Institutes für Neuropathologie, Züricher Universitätsspital
1994–2003 Leitung des internationalen Krebsforschungszentrums der Weltgesundheitsor-ganisation, Lyon
2005 Emeritierung
2005 Gründungsdirektor des Comprehensive Cancer Center, Universität Freiburg
2005–2006 Fellow am Wissenschaftskolleg Berlin und Visiting Scientist am National Can-cer Institute, Bethesda, USA[1]

Forschungsschwerpunkte
Neuropathologie und molekularbiologische Forschung an verschiedenen Tumoren

Ehrungen (u.a.)
1991 Zülch-Preis für Grundlagenforschung in der Neurologie der Gertrud Reemtsa-Stiftung
2005 Ehrendoktorwürde der Universität Lódz
2005 Ehrenmitgliedschaft der Europäischen Gesellschaft für Pathologie
2007 Ehrendoktorwürde der Albert-Ludwigs-Universität Freiburg
2013 Rudolf Virchow-Medaille[2]

Publikationen (Auswahl)
Paul Kleihues et al. (1966): Der Infarkt der Arteria cerebri posterior: Pathogenese und topo-graphische Beziehung zum visuellen Kortex, Arch. Psychiatr. Nervenkr., 208, S. 263–284,
Kleihues et al. (2013): The definition of primary and secondary glioblastoma, Clinical Cancer Research, 19, S. 764–772.

---

1   http://www.mh-hannover.de/46.html?&no_cache=1&tx_ttnews%5Btt_news%5D=709&cHash=72d9738f 58e75365ff2cd9eedadd2e63 und http://www.braintumorfunders.org/kleihues.php (08.07.2013).
2   http://de.wikipedia.org/wiki/Paul_Kleihues (13.05.2013).

2007/08 Zimmermann-Forschungspreis

Prof. Simone Fulda

»Entscheidende Beiträge zur Apoptoseforschung bei Krebszellen«[1]

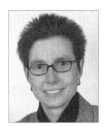

* 15. März 1968 in Köln[2]

1988–1995 Medizinstudium (Universität Köln, Harvard Medical School, University of California San Franscisco, University of Arizona, University College Dublin)

1995 Promotion zum Dr. med., Universität Köln

1995 United States Medical Licensing Examinations
Ärztin im Praktikum Kooperationseinheit Pädiatrische Onkologie des Deutschen Krebsforschungszentrums/Klinik für Kinder- und Jugendmedizin, Universität Heidelberg

1997–2001 Assistenzärztin Klinik für Kinder- und Jugendmedizin, Universität Ulm

1998 Forschungsaufenthalt Institut Gustave Roussy, Villejuif

2001 Fachärztin für Kinder- und Jugendmedizin Habilitation und Venia legendi im Fach Kinder- und Jugendmedizin

2002–2007 Heisenbergstipendiatin der Deutschen Forschungsgemeinschaft

2007–2010 Professorin für Pädiatrische Forschung, Universität Ulm

Seit 2010 W3-Professur und Direktorin des Instituts für Experimentelle Tumorforschung in der Pädiatrie, Johann Wolfgang Goethe-Universität Frankfurt

Forschungsschwerpunkte
Apoptose und Tumortherapie, molekulare pädiatrische Onkologie

Ehrungen (u.a.)
1998 Förderpreis, Gesellschaft für Pädiatrische Onkologie und Hämatologie

2000 Frauenförderpreis der Universität Ulm

2001 Ingrid zu Solms-Preis und Lucille Packard Award

2001–2006 5 Mal den AFLAC Award, American Association for Cancer Research

2001–2003 3 Mal Young Investigator Award, European Hematology Association

2002 Vincenz Czerny-Preis, Deutschen Gesellschaft für Hämatologie u. Onkologie (DGHO)

2002 Schweizguth-Preis, Internationale Gesellschaft für pädiatrische Onkologie (SIOP)

2002 Kind-Philipp-Preis, Gesellschaft für Pädiatrische Onkologie und Hämatologie (GPOH)

2005 Walter Schulz-Forschungspreis

2006 Merckle-Forschungspreis

2011 Sonderpreis der Ingrid zu Solms-Stiftung/Forschungspreis der Berner Stiftung

2012 Berufung in den Wissenschaftsrat

---

1 Chronik Preisträger: http://www.deutsche-hypo.de/all/download/chronik-preisträger-jgz.pdf (15.06.2013).

2 http://www.dfg.de/aktuelles_presse/ausstellungen_veranstaltungen/berichte/2007/download/karrierewege_hochschulmedizin_referentenbuch.pdf 11.08.2009 und http://www.academia-net.de (28.03.2013).

Publikationen (Auswahl)

Simone Fulda et al. (1995): Antiproliferative potential of cytostatic drugs on neuroblastoma cells in vitro, Eur. J. Cancer, 31, S. 616–621; Fulda et al. (2013): BAG3 induction is required to mitigate proteotoxicity via selective autophagy following inhibition of constitutive protein degradation pathways, Oncogene.

2008/09 Zimmermann-Medaille

Prof. Rüdiger Hehlmann

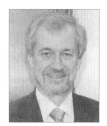

Für »seine Vedienste um die Leukämieforschung in Europa«[1]

* 10. Mai 1941 in Halle/Saale

1961–1966 Studium der Humanmedizin, Universitäten Marburg, Freiburg, Edinburgh und München

1966 Approbation

1969–1970 Wissenschaftlicher Mitarbeiter, Max Planck-Institut für Biochemie, München

1970 Forschungsaufenthalt, University of Rochester, New York

1970–1972 Wissenschaftlicher Mitarbeiter, Columbia University, New York

1972–1973 Lecturer für Humangenetik und Development, Columbia University

1973–1974 Intern Resident, Columbia-Presbyterian Medical Center, Licence to practice Medicine and Surgery in the State of New York

1974 DFG Stipendium, Memorial Sloan Kettering Cancer Center

1974–1981 Assistentarzt und später Facharzt und Forschungsgruppenleiter, Medizinische Universitätspoliklinik München

1977 Facharzt Innere Medizin

1979 Habilitation, München

1984 Zusatzbezeichnung Hämatologie und Onkologie

1988–2007 C4-Professor, Medizinische Fakultät Mannheim der Universität Heidelberg und Direktor der III. Medizinischen Universitätsklinik Mannheim

1997 Leiter des Netzwerkes »Akute und chronische Leukämien«

2003 Leiter des Netzwerkes »European LeukemiaNet«

2007 Pensionierung[2]

Forschungsschwerpunkte

Mechanismen der Karzinogenese (Retroviren, Chemikalien, Umwelt), Mutation von Kernwaffen gegen chromosomale Hypothesen, Diagnose und Therapie von Leukämien (CML, chronische myeloproliferative Krankheiten, AML, molekulare Monitoring), Signal- und Tyrosinkinase-Hemmung, Mechanismen der Resistenz, Klinische Studien in der Hämatologie und Onkologie

Ehrungen (u.a.)

1984 Curt Bohnewand-Preis für wissenschaftliche Kooperationen der Krebsforschung

1990 GSF-Preis für interdiziplinäre Kooperation, Paul Martini-Preis

2004 Gastprofessor, Cornell University, New York, mit R.T. Silver-Lecture

---

1   http://www.mh-hannover.de/46.html?&no_cache=1&tx_ttnews%5Btt_news%5D=1041&cHash=5d4c94b 602795e344b4b76d15f71fe1e (13.03.2013).

2   http://www.iacrlrd.org/.Ruediger%20Hehlmann (13.03.2013).

2005 Ehrenmitglied der polnischen Gesellschaft für Hämatologie und Transfusionsmedizin
2006 Wiedermann-Lecture, Tschechien

Publikationen (Auswahl)

Rüdiger Hehlmann et al. (1969): Ergebnisse der molekularen Viren Forschung, Z. Allgemeinmed., 45, S. 1252–1267; Hehlmann et al. (2013): Effects of imatinib mesylate in patients with polycythemia vera: Results of a phase II study, Ann. Hematol.

2008/09 Zimmermann-Forschungspreis

Prof. B. Michael Ghadimi

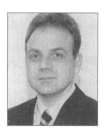

»Ziel der Forschung ist es, bei Patienten mit einem Rektumkarzinom im Voraus bestimmen zu können, welche Krebstherapie am besten wirkt, welche überhaupt nicht- und welche Nebenwirkungen zu erwarten sind«[1]

* 19. Mai 1968 in München

1989–1995 Studium der Humanmedizin, Universität Heidelberg, Duke University (Durham, North Carolina), Baylor College of Medicine in Houston, Texas

1994 Promotion, Heidelberg[2]

1995–1997 AiP und Assistenzarzt, Klinikum für Chirurgie und Chirurgische Onkologie, Robert-Rössle-Klinik, Charité, HU Berlin

1997–1999 Postdoctoral Fellow am National Cancer Institute des National Institutes of Health, Bethesda, Maryland, USA

1999 ärztliche Tätigkeit an der Chirurgischen Universitätsklinik Göttingen

2004 Ernennung zum Facharzt für Chirurgie

2005 Habilitation für das Fach Chirurgie, Göttingen

2007–2012 Leitender Oberarzt und Schwerpunktbezeichnung Viszerlachirurgie

2008 W3-Professur für Chirurgie und viszerale Tumortherapie, Göttingen

Seit dem 1. April 2012 Leiter der Klinik für Allgemein- und Viszeralchirurgie, Universitätsmedizin Göttingen

Forschungsschwerpunkte

Translationale Krebsforschung[3]

Publikationen (Auswahl)

B. Michael Ghadimi et al. (1994): Effects of serotonin on hilar neurons and granule cell inhibition in the Guinea pig hippocampal slice, Brain. Res., 633, S. 27–32; Ghadimi et al. (2013): Increased growth of colorectal liver metastasis follwing partial hepatectomy, Clin. Exp. Metastasis.

---

1 http://www.mh-hannover.de/46.html?&no_cache=1&tx_ttnews%5Btt_news%5D=1041&cHash=5d4c94b602795e344b4b76d15f71fe1e (29.03.2013).

2 Ghadimi, Michael (1994): Serotonerge Modulationvon Hilusneuronen und Hemmung in Körnerzellen im Hippokampus des Meerschweinchens in vitro, Diss. med., Heidelberg.

3 http://www.med.uni-goettingen.de/de/content/presseinformationen/presseinformationen_17382.asp (29.03.2013).

2008/09 Zimmermann-Forschungspreis

Prof. Nisar Peter Malek

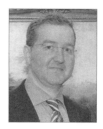

*Prof. Malek »hat mit dem Naturstoff Argyrin gezeigt, dass eine aka-
demische Wirkstoffentwicklung in der Onkologie zielführend sein
kann«[1]*

*8. Dezember 1968 in Hamburg[2]
1989–1996 Studium der Humanmedizin, MHH
1996 Promotion, MHH
1998–2001 DFG Forschungsstipendium, Fred Hutchinson Cancer Center, Seattle, USA
2002–2007 Wissenschaftlicher Mitarbeiter, Institut für Molekularbiologie, MHH
2008 W2-Professur im Rahmen des Excellenzclusters REBIRTH
Seit 2011 Ärztlicher Direktor der Medizinischen Klinik 1., Universitätsklinikum Tübingen

Forschungsschwerpunkte
Entschlüsselung von Mechanismen der Zellteilung mit dem Ziel neue Substanzen zur Behandlung von Tumorerkrankungen zu identifizieren

Ehrungen (u.a.)
2008 Wissenschaftspreis der AIO[3]

Publikationen (Auswahl)
Nisar Peter Malek et al. (1996): Ein Fall des gelb-Nagel-Syndroms mit massiver Aszites verbunden, Pleura- und Perikarderguss, Z. Gastroenterol., 34, S. 763–766; Malek et al. (2013):
Innate immune defense defines susceptibility of sarcoma cells to Measles vaccine virus-based
oncolysis, J. Virol., 87, S. 3484–3501.

---

1   http://www.mh-hannover.de/46.html?&no_cache=1&tx_ttnews%5Btt_news%5D=1041&cHash=5d4c94b
     602795e344b4b76d15f71fe1e (09.04.2013).
2   Entnommener Lebenslauf aus der schriftlichen Mitteilung von Prof. Dr. Michael Ghadimi vom 23.04.2013.
3   http://www.medizin.uni-tuebingen.de/Presse_Aktuell/Einrichtungen+A+bis+Z/Kliniken/
     Medizinische+Klinik/Innere+Medizin+I/Mitarbeiter/Profil+Prof_+Dr_+Malek.html (09.04.2013).

2009/10 Zimmermann-Medaille

Prof. Rolf Kreienberg

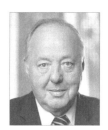

Prof. Kreienberg »wird für seine Verdienste um eine optimierte Vorsorge und Therapie bei Brustkrebserkrankungen ausgezeichnet«[1]

* 27. Januar 1946 in Kaiserslautern

1966–1971 Studium der Humanmedizin, Universitäten Mainz und Wien

1971 Staatsexamen, Mainz

1972 Promotion zum Dr. med., Mainz

1973 Approbation, Mainz

1974 Wissenschaftlicher Mitarbeiter, Institut für Anästhesiologie, Mainz

1975 Universitätsfrauenklinik Mainz

1980 Facharzt für Frauenheilkunde und Geburtshilfe, Mainz

1981 Funktionsoberarzt, Mainz

1983 Habilitation, Mainz

1984 Leitender Oberarzt und Personaloberarzt, Mainz

1985 C2-Professur für Gynäkologie, Mainz

1988–1989 Kommissarischer Direktor der Klinik, Mainz

1992 Ruf der Universität Ulm auf den gynäkologischen Lehrstuhl

2008–2010 Präsident der Deutschen Gesellschaft für Gynäkologie und Geburtshilfe

Bis 30. Juni 2012 Ärztlicher Direktor der Universitätsfrauenklinik Ulm

Forschungsschwerpunkte

Gynäkologische Onkologie, insbesondere Operationsverfahren, Chemo- und Hormontherapie beim Brustkrebs und anderen gynäkologischen Tumoren, Immunologie gynäkologischer Tumoren, Immun- und Gentherapie, Bedeutung von Tumormarkern und prognostische Faktoren[2]

Publikationen (Auswahl)

Rolf Kreienberg et al. (1971): Results of pathohistological and differential diagnostic studies in 4000 breastbiopsies, Arch. Gynakol., 211, S. 48–51; Kreienberg et al. (2013): Human chorionic gonadotropin controls luteal vascular permeability via Vascular endothelial growth factor by downregulation of a cascade of Adhesion protein, Fertil. Steril. 2013.

---

1   http://www.mh-hannover.de/46.html?&no_cache=1&tx_ttnews%5Btt_news%5D=1432&cHash=d0e4fa06
    6a528390614bae33a783ac15 (18.05.2013).

2   http://www.bundesaerztekammer.de/downloads/WB_Kreienberg.pdf (18.05.2013).

2009/10 Zimmermann-Forschungspreis

Prof. Florian R. Greten

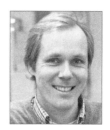

*Die Forscher »fanden Hinweise darauf, dass Makrophagen eine ent-
scheidende Bedeutung während der entzündungs-assoziierten Kolon-
karzinogenese zukommt, und konnten zeigen, welche intrazellulären Signalwege sowohl in Makrophagen als auch in Tumorzellen für
das Fortschreiten der Tumorentstehung verantwortlich ist.«[1]*

* 17. November 1972 in Heidelberg

1991–1998 Studium der Humanmedizin, Universitäten Hamburg und Wien

1998 Promotion, Universität Hamburg

1998–2000 AiP, Medizinische Klinik der Universität Ulm

2001–2004 Postdoctoral Fellow der DFG, Dept. of Pharmacology, University of California,
San Diego, USA

2004–2010 Emmy-Noether Forschungsgruppenleiter, II. Medizinische Klinik des Klinikums rechts der Isar, TU München

2008 Habilitation, TU München

Seit 2010 Junior Faculty Member der Internationalen Max-Planck Research School for
Molecular and Life Science

2010 Professor für Molekulare Gastroenterologische Onkologie, TU München

Seit 2011 Professor am Institut für Molekulare Immunologie, Klinikum rechts der Isar, TU
München

Forschungsschwerpunkte

Signaltransduktion in Zellen des Tumormicroenvironment, translationale Onkologie unter
Verwendung geeigneter Mausmodelle

Ehrungen (u.a.)

2006 Rising Star, Association of National European and Mediterranean Societies of Gastro-
enterology

2007 Pro Scientia Preis der Eckhart Buddecke Stiftung

2009 European Association for Cancer Research

2010 Theodor Friedrichs Preis der Deutschen Gesellschaft für Innere Medizin

2010 AIO Wissenschaftspreis

2010 Emil Salzer Preis für Translationale Krebsforschung (DKFZ)

2011 ERC Starting Grant

2012 Deutscher Krebspreis[2]

---

1 http://www.mh-hannover.de/46.html?&no_cache=1&tx_ttnews%5Btt_news%5D=1432&cHash=d0e4fa06
6a528390614bae33a783ac15 (28.01.2013).

2 http://www.sfb824.de/de/Team/Projektleiter/members/Greten_Florian/B7_Forscherprofil_Greten.pdf
(28.01.2013).

Publikationen (Auswahl)

Florian Greten et al. (1997): Opioid receptors from a lower vertebrate (Catostosum commersoni): sequence, pharmacology, coupling to a G-protein-gated inward-rectifying potassium channel (GIRK1), and evolution, Proc. Natl. Acad. Sci. USA., 94, S. 8214–8219; Greten et al. (2010): Ink4a/Arf and Oncogene-Induced Senescence Prevent Tumor Progression during Alternative Colorectal Tumorigenesis, Cancer Cell, 18, S. 135–146.

2010/11 Zimmermann-Medaille

Prof. Klaus Rajewsky

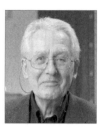

Prof. Rajewsky »wird für seine Arbeiten zur Entwicklung und Funktion der B-Zellen des Immunsystems ausgezeichnet«[1]

* 12. November 1936 in Frankfurt am Main

1956–1962 Studium der Humanmedizin und der Chemie, Frankfurt und München

1959–1961 Promotion, Institut für Chemie, Universität Frankfurt

1962–1963 Postdoktorand, Pasteur Institut, Paris

1964–1970 Institut für Genetik, Universität Köln

1966 Leiter der Abteilung Immunologie, Institut für Genetik, Universität Köln

1996–2001 Programmkoordinator des Mausbiologieprogramms, europäisches Molekularbiologisches Laboratorium, Monterotondo, Rom

1967 Gründungsmitglied der Deutschen Gesellschaft für Immunologie

1970–2001 Professor für Molekulargenetik, Institut für Genetik, Universität Köln

1999 Bert L. and N. Kuggie Vallee Gastprofessor, Abteilung Pathologie, Harvard Medical
School, Boston, USA

2001 Emeritierung

2001–2011 Professor für Pathologie, Immune Disease Institute, Harvard Medical School,
Boston

Seit 2011 Forschungstätigkeit, Max-Delbrück-Centrum für Molekulare Medizin (MDC),
Berlin-Buch

Forschungsschwerpunkte

Mechanismen der Entstehung von Krebserkrankungen im Immunsystem und die Bedeutung der microRNAs für die Entwicklung und Funktion des Immunsystems, B-Lymphozyten, Hodgkin-Lymphom

Ehrungen (u.a.)

Ehrendoktor der Universitäten Paris, Frankfurt und Berlin[2]

1977 Avery Landsteiner-Preis

1994 Behring-Kitasato-Preis, Humboldt-Forschungspreis, Robert Pfleger-Forschungspreis

1995 Rabbi Shai Shacknai-Memorial-Preis, Hebrew University Jerusalem

1996 Max Planck-Forschungspreis, Robert Koch-Forschungspreis

1997 Körber-Preis für Europäische Wissenschaft

2001 Deutscher Krebshilfe-Preis

2005 Brupbacher-Preis für Krebsforschung

2007 Novartis-Preis für Basis Immunologie

2008 Ernst Schering-Preis

---

1   http://www.mh-hannover.de/46.html?&no_cache=1&tx_ttnews%5Btt_news%5D=1883&cHash=42a1e00
361d7194f104333c9d2d17bc4 (16.06.2013).

2   Ebenda (17.06.2013).

2008 Emil von Behring-Preis
2009 Max Delbrück-Medaille[3], William B. Coley Award
2010 Ernst Jung-Medaille in Gold für Medizin

Publikationen (Auswahl)

Klaus Rajewsky et al. (1964): Immunological Characteristics of some lactic Dehydrogenases, Nature, 201, S. 405–407; Rajewsky et al. (2013): Inflammation in mice ectopically expressing human Pyogenic Arthritis, Pyoderma Gangernosum, and Acen (PAPA) Syndrome-Associated PSTPIP1 A230T mutant proteins, J. Biol. Chem., 288, S. 4594–4601.

---

3 http://mdc.helmholtz.de/35435701/de/news/archive/2010/20101216-prof__klaus_rajewsky_kehrt_aus_den_usa_nac (16.06.2013).

2010/11 Zimmermann-Forschungspreis

Prof. Christian Reinhardt

Prof. Reinhardt erforscht »neue Krebstherapien, die gezielt die Tumorzellen zerstören, während gesundes Gewebe geschont wird«[1]

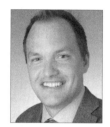

* 9. April 1976 in Hamburg

1996–2003 Studium der Humanmedizin, Universität Hamburg, HU Berlin und Universität Freiburg; Studienaufenthalte in Tampa (FL, USA), Bristol (UK)

2003 Promotion an der Universität Freiburg

2003–2004 AiP, Abteilung Innere Medizin IV Nephrologie, Freiburg, Münster

2004–2009 Koch Institute for Integrative Cancer Research, Massachusetts Institute of Technology, Cambridge, MA, USA

2006 Senior Postdoktoral Fellow, Koch Institute for Integrative Cancer Research

2006 Habilitation im Fach Nephrologie in Freiburg

2009 Emmy-Noether Stipendium der DFG, Klinik I für Innere Medizin der Universität zu Köln

Seit 2012 Professur für Klinische und Molekulare Onkologie, Universitätsklinikum Köln

2012 Wissenschaftlicher Koordinator der Forschungsgruppe Hematological Malignancies mit dem Helmholtz vorklinischem Krebszentrum

Seit 2013 Leiter der klinischen Forschungseinheit-286 »Exploiting defects in the DNA damage response for the treatment of chronic lymphocytic leukemia«[2]

Forschungsschwerpunkte

Mausmodelle humaner Krebserkrankungen, Onkogen Signaling, Synthetische Letlität, Tumor Microenvironment[3]

Ehrungen (u.a.)

2004 Nachwuchspreis der Deutschen Nierenstiftung

2007 MIT Koch Award

2009 Startup Grant, Ministerium für Innovation, Wissenschaft, Forschung und Technologie des Landes NRW

2009 Emmy Noether Fellowship der DFG

2010 Young Leaders in Science Award der Schering-Stiftung

2011 CESAR-Research Award of the Central European Society for Anticancer Drug Research

2011 Lichtenberg Professur der VW Stiftung

2011 Vincenz Czerny Award, Deutsche Gesellschaft für Hämatologie und Onkologie

2012 GlaxoSmithKline Research Award[4]

---

1   http://www.mh-hannover.de/46.html?&no_cache=1&tx_ttnews%5Btt_news%5D=1883&cHash=42a1e00361d7194f104333c9d2d17bc4 (10.04.2013).

2   Entnommener Lebenslauf aus der schriftlichen Mitteilung von Prof. Dr. Christian Reinhardt vom 23.04.2013.

3   http://innere1.uk-koeln.de/profil/christian_reinhardt (10.04.2013).

4   Schriftliche Mitteilung von Prof. Dr. Christian Reinhardt vom 23.04.2013.

Publikationen (Auswahl)

Christian Reinhardt et al. (2006): Podocin and MEC-2 bind cholesterol to regulate the activity of associated Ion channels, Proc. Natl. Acad. Sci. USA., 103, S. 17079–17086; Reinhardt et al. (2013): P53-regulierende Signalwege als Ziele für die personalisierte Krebstherapie, Dtsch. Med. Wochenschr., 138, S. 82–86.

2011/12 Zimmermann-Medaille

Prof. Peter H. Krammer

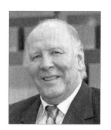

»Das Ziel seiner Arbeiten ist, das Wachstum von Tumoren durch Auslösen von Apoptose in den Tumorzellen zu hemmen. Durch seine Arbeiten hat sich Professor Krammer einen international hervorragenden Ruf erworben«[1]

* 2. April 1946 in Rheydt[2]

Bis 1971 Studium der Humanmedizin in Freiburg, St. Louis und Lausanne

1973–1975 Basel Institute for Immunology

1976 Max Planck Institut für Immunologie, Freiburg

Seit 1981 Leiter der Abteilung Immungenetik, DKFZ Heidelberg

1981 Gastprofessor am Dept. of Microbiology, University of Texas, Health Science Center, Dallas, USA

1984–1985 Gastwissenschaftler, Zentrum für Molekulare Biologie Heidelberg

Seit   1993 Sprecher des Forschungsschwerpunktes Tumorimmunologie, DKFZ Heidelberg

2004 Mitglied der Leopoldina

2005 Gründung der Firma Apogenix

Seit 2008 Koordinator der Helmholtz-Allianz Immuntherapie von Krebserkrankungen

2009 Heidelberger Akademie der Wissenschaften

Seit 2010 Mitglied des Direktoriums des Nationalen Zentrums für Tumorerkrankungen Heidelberg (NCT)

Forschungsschwerpunkte

Mechanismen des programmierten Zelltodes (Apoptose)

Ehrungen (u.a.)

1991 Kind Philip Award for Leukemia Research

1995 Robert Koch-Preis

1996 Deutscher Krebspreis, Kitasato-Krebspreis, Heinz Ansmann-Preis, Meyenburg-Preis

1997 Cancer Research Award, Wilhelm Warner Stiftung

1998 Avery Landsteiner Prize

2000 Norman Heatley Lecture, Oxford; Ernst Jung-Preis, Ludwik Hirsfeld Medal of the Polish Society for Exp. And Clin. Immunology

2003 Lautenschläger Research Prize

2004 1st Int. Cell Death Society Prize

2005 Career Award of the European Cell Death Organisation

2006 Pels Center for Biochemistry and Structural Biology, Rockefeller University Lecture

2011 Deutsche Krebshilfe-Preis[3]

---

1   http://www.mh-hannover.de/46.html?&no_cache=1&tx_ttnews%5Btt_news%5D=2293&cHash=996ece78 1f61fb50d3f3add348d64637 (08.06.2013).

2   http://de.wikipedia.org/wiki/Peter_H._Krammer (08.06.2013).

3   http://de.wikipedia.org/wiki/Peter_H._Krammer (08.06.2013).

Publikationen (Auswahl)[4]

Peter H. Krammer et al. (1975): Fc-rezeptors. La-antigens, and immunoglobulin on normal and activated mouse T lymphocytes, J. Exp. Med., 142, S. 1403–1415. Krammer et al. (2013): Targeting the IL-4/IL-13 signaling pathway sensitizes Hodgkin Lymphoma cells to chemotherapeutic drugs, Int. J. Cancer, 2013.

---

4 http://www.nct-heidelberg.de/de/nct/direktorium/krammer.php (08.06.2013).

2011/12 Zimmermann-Forschungspreis

Prof. Lars Zender

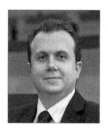

Prof. Zender »arbeitet mit dem so genannten RNA-Interferenz Screens an neuen therapeutischen Möglichkeiten zur Bekämpfung des Leberkarzinoms«[1]

* 28. Mai 1975 in Gehrden[2]

1995–2002 Studium der Humanmedizin, MHH

2002 Approbation, Promotion zum Dr. med.

2002–2004 Assistenzarzt und Wissenschaftler im Bereich Innere Medizin, Gastroenterologie, Hepatologie, MHH

2004–2005 Postdoctoral Fellow (Emmy Noether Phase I Stipendiat der DFG), Labor Dr. Scott W. Lowe, Cold Spring Harbor Laboratory, Cold Spring Harbor, USA

2005–2007 Clinical Fellow, Cold Spring Harbor Laboratory, USA

2008–2012 Gruppenleiter (Emmy Noether Forschungsgruppe und Helmholtz Universitäts Forschungsgruppe) am Helmholtz-Zentrum für Infektionsforschung und der MHH

2008–2012 Projektleiter »Leberregeneration« im Rebirth Exzellenzcluster für regenera-tive Medizin, MHH und HZI Braunschweig

2008–2012 Arzt in der Gastroenterologie, Hepatologie und Endokrinologie, MHH

2009 Professor (W1) für Experimentelle Gastrointestinale Onkologie, MHH

Seit 2010 Projektleiter im Transregional Collaboration Research Center SFB/TRR »Liver Cancer From Molecular Pathogenesis to Targeted Therapy«, Universität Heidelberg/ MHH

Seit 2010 Partner und Projektleiter im EU/FP7 Netzwerk »HEPTROMIC«

Seit 2010 Außerordentliche Professur, Cold Spring Harbor Laboratory, USA

Seit 2012 Professor und Leiter, Abteilung Molekulare Onkologie von soliden Tumoren, Innere Medizin I, Universitätsklinikum Tübingen[3]

Forschungsschwerpunkte

Funktional-genetische und genomische Untersuchungen, um das Leberzellkarzinom und die Leberregeneration zu studieren[4]

Ehrungen (u.a.)

2003 Promotionspreis, MHH

2005 Young Investigator Award, American Association for the Study of Liver Diseases

---

1   http://www.mh-hannover.de/46.html?&no_cache=1&tx_ttnews%5Btt_news%5D=2293&cHash=996ece78 1f61fb50d3f3add348d64637 (03.07.2013).

2   Zender, Lars (2001): Molekulare Mechanismen adenoviraler Toxizität in der Leber: Nutzung der vektorin- duzierten Stressantwort des Hepatozyten für das Konzept einer tumorspezifischen Expression eines Transgens durch differenzierungsspezifische Repression, Diss. med., Hannover.

3   http://livercancer.de/index.php?page=zender und http://www.uni-tuebingen.de/aktuelles/newsletter-uni-tue- bingen-aktuell/2012/2/leute/17.html (03.07.2013).

4   http://www.helmholtz-hzi.de/de/forschung/forschungsschwerpunkte/immunsystem_und_immunabwehr/ chronische_infektionen_und_krebs/unsere_forschung/ (03.07.2013).

2007 Rising Star in European Hepato-Gastroenterology of ASNEMGE
2007 Bear Necessities Pediatric Cancer Foundation Research Award
2007 Berufung zum Max Planck-Forschungsgruppenleiter
2009 GASL-Preis
2009 Krebs-Preis der Berliner-Brandenburgischen Akademie der Wissenschaften
2009 Award for Research Cooperation and Highest Excellence in Science[5]
2013 Deutscher Krebspreis[6]
2014 Leibniz-Preis

Publikationen (Auswahl)

Lars Zender et al. (2002): VP22-mediated intercellular transport of p53 in hepatoma cells in vitro and in vivo, Cancer Gene Ther., 9, S. 489–496; Zender et al. (2013): T-helper-1-cell cytokines drive cancer into senescenes, Nature, 494, S. 361–365.

---

5 http://www.helmholtz-hzi.de/en/research/research_topics/immune_response/chronic_infections_and_can-
   cer/team/personal/infos/lars_zender/ (03.07.2013).
6 http://www.medizin.uni-tuebingen.de/-p-2/-p-506/-p-797/-p-1875.html (03.07.2013).

2012/13 Zimmermann-Medaille

Prof. Charlotte Marie Elisabeth Niemeyer

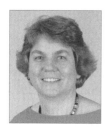

»Schwerpunkt der Arbeit von Professorin Niemeyer ist die Erforschung der genetischen Grundlagen von seltenen Leukämien bei Kindern und Jugendlichen«[1]

* 18. Mai 1954 in Hofgeismar-Carlsdorf, Hessen

1972–1980 Studium der Humanmedizin in Kiel, Nottingham und Freiburg

1980 Approbation

1981 Promotion, Freiburg

1980–1983 Assistenzärztin, Universitätskinderklinik Kiel, Abteilung Allgemeine Pädiatrie, Gastärztin am Fred Hutchinson Cancer Research Center Seattle, USA

1983–1986 Fellow in Medicine (Hämatologie, Onkologie), Children's Hospital Medical Center, Dana-Farber Cancer Institute, Harvard Medical School, Boston, USA

1985–1987 Attending Physican, Bone Marrow Transplantation, Children's Hospital Medical Center, Boston, Brigham and Women's Hospital, Boston

1986–1988 Instructor in Pediatrics, Harvard Medical School

1988–1990 Hochschulassistentin, Kinderklinik, Abt. Hämatologie und Onkologie, MHH

1989 Anerkennung der Gebietsbezeichnung Kinderärztin

1990–2002 Oberärztin, Kinderklinik, Abt. Allgemeine Pädiatrie, Universität Freiburg

1993 Habilitation und Venia legendi für das Fach Kinderheilkunde, Universität Freiburg

2001 C3-Professur für Pädiatrische Onkologie und Hämatologie am Zentrum für Kinder- und Jugendmedizin, Universität Freiburg

Seit 2002 Ärztliche Direktorin der Klinik IV Pädiatrische Onkologie und Hämatologie des Zentrum für Kinder- und Jugendmedizin, Universität Freiburg

Seit 2005 Mitglied des Vorstands des Tumorzentrums Ludwig-Heilmeyer (CCC Freiburg), Organisation des 1. bundesweiten Tages der Gesundheitsforschung »Forschung für gesunde Kinder«

Seit 2007 Kommissarische Leitung der Zentralen Einrichtung Transfusionsmedizin des Universitätsklinikums und der AG »Transfusionsmedizin in Eigenregie", Leitung der AG »Künftige Ausrichtung und Leitung des Zentrums Klinische Studien«[2]

2009 Gründungsmitglied der Studiengruppe »European Working Group of MDS in Childhood (EWOG-MDS)« Leitung der Coordinating Study Centers von EWOG-MDS, Behandlungskonzepte beim MDS und der juvenilen myelomonozytären Leukämie im Kindesalter

---

1 http://www.mh-hannover.de/46.html?&no_cache=1&tx_ttnews%5Btt_news%5D=2826&cHash=38e2085 a8b130011ba11a27bd2793474 (16.01.2013).

2 Entnommener Lebenslauf aus der Laudation von Prof. Dr. Christian Kratz auf der Preisverleihung des Johann Georg Zimmermann- Preises am 05.02.2013.

Forschungsschwerpunkte

Präleukämische Knochenmarkerkrankungen, Pathogenese von Myelodysplastischen Syndromen im Kindesalter, Genexpression bei Juveniler myelomonozytärer Leukämie, Transkriptionsfaktor-Regulation der erythropoetischen Differenzierung kongenitaler hypoplastischer Anämien

Ehrungen (u.a.)

1986–1988 Abrahamson Fellowship, Dana-Farber Cancer Institute
2003 Preis der Ackermann-Stiftung[3]

Publikationen (Auswahl)

Charlotte M. E. Niemeyer et al. (1985): Comparative analysis of treatment programs for childhood acute Lymphoblastic leukemia, Semin. Oncol., 12, S. 122–130; Niemeyer et al. (2013): Wiskott-Aldrich syndrome presenting with a clinical picture mimicking Juvenile myelomonocytic leukaemia, Pediatr. Blood Cancer, 60, S. 836–841.

---

3 ArchMHH ZA, P 5. 2, C. I. 5. 10, unpag.

2012/13 Zimmermann-Forschungspreis

PD Dr. Michael Heuser

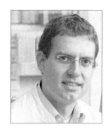

Für »seine wichtigen und international herausragenden Arbeiten zur Bedeutung von Genmutationen in der Entwicklung der akuten myeloischen Leukämien (AML)«[1]

* 13. November 1974 in Stuttgart

1995–1997 Studium der Humanmedizin, FU Berlin

1997–2002 Studium der Humanmedizin, RKU Heidelberg

2002–2005 Assistenzarzt, Klinik für Hämatologie, Hämostaseologie, Onkologie und Stammzelltransplantation, MHH

2005 Promotion zum Dr. med., DKFZ Heidelberg

2006–2008 Postdoctoral Research Fellowship der DFG, Terry Fox Laboratory, British Columbia Cancer Agency, Vancouver, Canada

2008–2012 Assistenzarzt, Klinik für Hämatologie, Hämostaseose, Onkologie und Stammzelltransplantation, MHH

Seit 2010 Gruppenleiter, Max Eder Nachwuchsprogramm der Deutschen Krebshilfe, MHH

2011 Habilitation in experimenteller Hämatologie und Onkologie

2012 ESMO Examen, Facharzt für Innere Medizin und Hämatologie und Onkologie, Erweiterung der Venia legendi auf Innere Medizin, Hämatologie und Onkologie

Seit 2012 Oberarzt, Klinik für Hämatologie, Hämostaseologie, Onkologie und Stammzelltransplantation, MHH

Seit 2013 Gruppenleiter, Molekulargenetische Diagnostik, Klinik für Hämatologie, Hämostaseologie, Onkologie und Stammzelltransplantation, MHH[2]

Forschungsschwerpunkte

Molekulargenetische Diagnostik bei akuter myeloischer Leukämie[3]

Ehrungen (u.a.)

2004 AACR-Glaxo-SmithKline Outstanding Clinical Scholar

2005 Travel Awards: Deutsche Krebshilfe/Mildred Scheel Stiftung, European Hematology Association, American Society of Hematology

2006 International Society for Experimental Hematology Poster Award

2008 Hannelore Munke-Forschungsstipendium, MHH

2011 Artur Pappenheim-Preis, DGHO[4]

2012 Rudolf Schoen-Preis, MHH

---

1   http://www.mh-hannover.de/46.html?&no_cache=1&tx_ttnews%5Btt_news%5D=2826&cHash=38e2085 a8b130011ba11a27bd2793474 (20.01.2013).

2   Entnommener Lebenslauf aus der Laudatio von Prof. Dr. Arnold Ganser auf der Preisverleihung des JGZ-Preises am 05.02.2013.

3   http://www.mh-hannover.de/4911.html?&L=1 (20.01.2013).

4   Entnommener Lebenslauf aus der schriftlichen Mitteilung von Prof. Dr. Michael Heuser vom 11.02.2013.

Publikationen (Auswahl)

Michael Heuser et al. (2005): Cytotoxicity determination without photochemical artifacts, Cancer Lett. 223, S. 57–66; Heuser et al. (2013): Acute leukemias of ambiguous lineage in adults: Molecular and clinical characterization, Ann. Hematol. 2013.

Rudolf Schoen-Preis

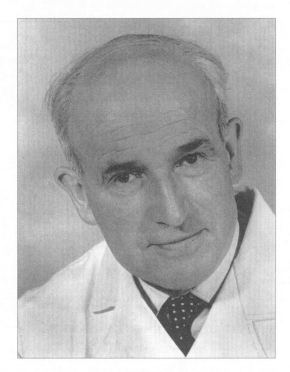

Rudolf Schoen

Rudolf Schoen-Preis

Der Namensträger Prof. Rudolf Schoen (1892–1979)

Prof. Karl-Friedrich Sewing, Senatsbeauftragter für Forschungsförderung an der MHH, konnte den Vorstandsvorsitzenden der Preussag AG[1] Dr. rer. pol. E. Möller davon überzeugen, einen Preis für die klinische Forschung an der MHH zu stiften. Auch bestand Einigkeit darüber, dass diese Auszeichnung als Rudolf Schoen-Preis bezeichnet werden solle, damit »mit dieser Namensgebung die Erinnerung an den Gründungsrektor wachgehalten werden«[2].

Rudolf Otto Felix Schoen wurde in Kaiserslautern als Sohn des Fabrikdirektors und Kommerzienrat Hans Friedrich Christian Schoen (1853–1918) und seiner Ehefrau Mathilde Schoen, geb. Simon, am 31. Januar 1892 geboren.[3] Er beendete seine Schulzeit in Kaiserslautern 1910 und studierte von 1910 bis 1914 acht Semester Medizin in München und Heidelberg. Rudolf Schoen unterbrach jedoch mit Beginn des I. Weltkriegs am 29./30. Juli 1914 sofort sein Studium. Vom 2. August 1914 bis zum 4. Dezember 1918 leistete er Frontdienst als Feldunter- bzw. Feldhilfsarzt im Feldlazarett 7/XXI A.K. u. Kürrass. Reg. 5. Er erhielt für seine Dienste das EK II und I[4]. Zum Wintersemester 1918/19 nahm er sein Medizinstudium in Straßburg wieder auf. Sein Staatsexamen legte er im April 1920 in Heidelberg ab und promovierte dort im Mai 1920 mit einem gynäkologisch-onkologischen Thema.[5] Bereits vom 1. Mai 1919 bis zum 28. Februar 1920 übernahm er eine Assistentenstelle am Pathologischen Institut der Universität München, welches von dem Pathologen Maximilian Borst (1869–1946)[6] geleitet wurde. Anschließend wechselte er bis Ende Oktober 1921 an die I. Medizinische Klinik der Universität München zu Ernst Romberg (1865–1933). Danach ging Schoen für 1½ Jahre an das Pharmakologische Institut zu Hermann Wieland (1885–1929)[7] an die Universität Königsberg[8], um

---

1. 1923 wurde die Preussag AG gegründet als Preußische Bergwerks- und Hütten-Aktiengesellschaft. Zur wechselvollen Firmengeschichte vgl. Bernhard Stier, Johannes Laufer (2005): Von der Preussag zur TUI, Wege und Wandlungen eines Unternehmens 1923–2003, Essen.
2. Schreiben von Sewing an Möller vom 21. Dezember 1987 [ArchMHH ZA, P 5. 4, C. I. 5. 8, unpag.].
3. Die korrekten Daten zu seinem Lebenslauf sind vornehmlich dem Beiband I und II der Personalakte Schoen im Universitätsarchiv Göttingen entnommen: UAG Kur. PA Schoen, Rudolf, Band I und II und Beiband I und II Jan. 39–Dez. 69 [= Personalakte Schoen] Vgl. zur Biographie auch: Fritz Hartmanns (1967): Laudatio anlässlich des 75. Geburtstages von Rudolf Schoen. Jahrbuch der Gesellschaft der Freunde, S. 5–16; Ders. (2003): Rudolf Schoen (1892–1979) – der Wegbereiter. Z. Rheumatol 62, S. 193–201.
4. 1943 erhält er das Kriegsverdienstkreuz II Klasse; vgl. Fragebogen des Military Goverments vom 29.07.1947 [Personalakte Schoen, Band II].
5. Titel der Dissertation: »Lymphosarkomatose mit Beteiligung der Brüste bei einem Gynäkomaster«.
6. Maximilian Borst ist der Vater von Hans Georg Borst (*1927), dem ersten Lehrstuhlinhaber der Herzchirurgie an der MHH.
7. David Hermann Wieland, Bruder des Nobelpreisträgers für Chemie Heinrich Otto Wieland, studierte Medizin, promovierte bei Franz Hofmeister, Professor für physiologische Chemie und Pharmakologie, habilitierte bei dem Straßburger Pharmakologen Oskar Schmiedeberg. Berufen wurde er 1921 zum Direktor des Pharmakologischen Instituts nach Königsberg, 1925 wechselte nach Heidelberg und verstarb mit 44 Jahren an Leukämie. Vgl. J. Schüller (1929): Hermann Wieland †. DMW 55, S. 1059.
8. Am 7. März 1922 heirate er Erna Emma Richter (1898–1986), deren Kinder Lore am 13. August 1924; Hans am 13. November 1926 und Ilse am 23. August 1928 geboren wurden.

dann zum 1. April 1923 als Assistent zu
Paul Oskar Morawitz (1869–1936)[9] an die
Medizinische Klinik Würzburg zu wech-
seln. Dort erfolgte auch seine Habilitation
am 25. Mai 1925 über das Thema »Experimentelle Untersuchungen über Meteoris-
mus«. Im September 1925 ging Schoen für
ein halbes Jahr an das Pharmakologische
Institut in Utrecht, bis er am 1. April 1926
seinem Lehrer Morawitz als dessen Oberarzt
an die Medizinische Klinik in Leipzig folgte.

In Leipzig wurde er am 20. Juli 1929
zum nichtplanmäßigen außerordentlichen
Professor für Innere Medizin und am 1.
Oktober 1931 zum ordentlichen Professor
für Spezielle Pathologie und Therapie an
der Medizinischen Fakultät der Universität
Leipzig ernannt. 1939 erfolgte für Schoen
der Ruf auf den Lehrstuhl für Pharmakologie und Innere Medizin an die Universität Göttingen als Nachfolger von Hermann
Straub (1882–1938).[10] Seine Antrittsrede
hielt er über das Thema »Über häufig ver-
kannte Erkrankungen des jugendlichen
Erwachsenen«. Bereits Anfang des II. Weltkriegs wurde Schoen Stabsarzt der Reserve
und ab Januar 1942 von der Wehrmacht als
beratender Arzt für innere Medizin angefor-
dert.[11] Am 18. Januar 1941 wurde er zum

Mitglied »einer gemischten Commission für
den Gefangenenaustausch des Auswärtigen
Amtes seitens des Militärs« bestellt. Seine
Teilnahme an dieser *gemischten Commission* bedeutete, dass er als Delegierter des
Roten Kreuzes zur Inspektion der Kriegs-
gefangenenlager auf deutschem Boden zusammen mit anderen Ärzten aus neutralen
Ländern teilnahm. Dieses wiederholte sich
im Oktober 1942, Oktober 1943 und November 1944. Im Januar 1945 wurde er zur
»Besichtigung von Heimkehrerlager deutscher Kriegsgefangener« abkommandiert.[12]

Seine Tätigkeit in der *gemischten Commission* und die unmittelbar nach dem
Krieg an ihn erfolgten Einladungen ins
Ausland – besonders in die Schweiz – wirkte
sich für Schoen nach dem Krieg positiv aus,
so dass in der Begründung zur Verleihung
des Bundesverdienstkreuzes 1961 erläutert
wurde: dass Schoen dazu beigetragen habe,
»dass die geringe Wertung der deutschen
Medizin nicht oder zumindest nicht mehr
berechtigt ist«[13].

Schoen wurde unmittelbar nach der
Besetzung Göttingens am 8. April 1945[14]
Dekan der Göttinger Medizinischen Fakul-
tät (13. April 1945 bis 30. April 1946). In
dieser Funktion war er in den Prozess der
Rehabilitierung der nach 1933 aus ihren

---

9   Paul Morawitz forschte vor allem zur Hämatologe, Transfusionsmedizin und Kardiologie. Vgl. Natalja De-
    cker: (2004) Paul Oskar Morawitz. Zum 125. Geburtstag am 3. April 2004, in: Rektor der Universität Leip-
    zig: Personen-Ereignisse, Leipzig 2004, S. 19–22.
10 Zu Straubs unerschrockener Widerstand gegen die NS-Bürokratie bezüglich der Anzeigepflicht und Überlas-
    sung von Krankenakten an das Erbgesundheitsgericht, vgl. H. Becker, H.-J. Dahms; C. Wegeler (1998): Die
    Universität Göttingen unter dem Nationalsozialismus. München, S. 215.
11 Am 7. September 1939 wird Schoen als Stabsarzt der Reserve dem Reservelazarett Göttingen zugeordnet.
    Der Dekan der Medizinischen Fakultät versucht dieses zu verhindern, damit der Unterricht für die Studieren-
    den und die Krankenversorgung in der Medizinische Klinik aufrecht erhalten werden kann. Vgl. Brief vom
    5. Januar 1940 [= Personalakte Schoen, Band II]. Ab 1. Januar 1942 wird Schoen zum Oberstabsarzt ernannt.
    [Vgl. Brief des Kurators vom 3. Jan 1944 (= Personalakte Schoen, Beiakte I)].
12 Vgl. Brief von R. Schoen vom 20.01.1945 an den Kurator [= Personalakte Schoen, Bd. II].
13 Vgl. Brief des Kurators Dr. Dahnke vom 12. Mai 1961 an den niedersächsischen Kultusministerium zur Vor-
    bereitung auf die Verleihung des Großen Verdienstkreuzes der Bundesrepublik [= Personalakte Schoen, Bd.
    II].
14 Göttingen wurde von der US-amerikanischen Armee eingenommen und unterstand ab 9. April 1945 ei-
    ner provisorischen Militärregierung. Vgl. Maren Büttner, Sabine Horn (2010): Alltagsleben nach 1945. Die
    Nachkriegszeit am Beispiel der Stadt Göttingen. Göttingen, S. 11.

Ämtern gedrängten Professoren, Dozenten und Assistenten eingebunden.[15] Ebenfalls war er mit der Wiederberufung entlassener Professoren aufgrund deren Entnazifizierungsverfahren befasst,[16] indem er auf Anordnung der britischen Militärbehörde 1946 in den Göttinger Entnazifizierungsausschuss berufen wurde.[17] Von dieser Aufgabe wurde er alsbald entbunden, da er für die medizinische Untersuchung[18] von über 12.000 russischen Kriegsgefangenen im Lager Friedland[19] benötigt wurde.

Seit Anfang der 1950er Jahre beschäftigte Schoen sich mit Reformplänen für das Medizinstudium[20] und wurde am 24. April 1959 in den Wissenschaftsrat berufen. 1959/60 übernahm er für ein Jahr das Amt des Rektors der Göttinger Universität, so dass sein Ausscheiden aus dem aktiven

Dienst zum 31. März 1960 um ein Jahr hinausgeschoben und er erst zum 31. März 1961 emeritiert wurde. Allerdings wurde er sofort mit der Vertretung seines Lehrstuhls sowie des Direktorats der Medizinischen Klinik für das Sommersemester 1961 beauftragt. Diese Vertretungsfunktion seines eigenen Lehrstuhls wiederholte sich bis zum Sommer 1964 semesterweise.[21]

Schoen übernahm nach seiner endgültigen Emeritierung zum 30. September 1964 sogleich eine neue Aufgabe: Seine langjährige Beschäftigung mit der Reform des Medizinstudiums floss in die vom Wissenschaftsrat eingeforderten Pläne für die Gründung einer neuen Medizinischen Akademie in der Bundesrepublik ein. Da sich Rudolf Schoen und Fritz Hartmann aus dessen Studien- und Assistentenzeit bei ihm und dem Phy-

15 Dabei ging es um die Umsetzung des Beschlusses der Alliierten, Entlassungen von Universitätsangestellten aus der Grundlage des Gesetzes zur Wiederherstellung des Berufsbeamtentums von 1933 rückgängig zu machen, um auf diesem Wege diese Personengruppe zu rehabilitieren. Vgl. Anikó Szabó (2000): Vertreibung, Rückkehr, Wiedergutmachung: Göttinger Hochschullehrer im Schatten des Nationalsozialismus; mit einer biographischen Dokumentation der entlassenen und verfolgten Hochschullehrer: Universität Göttingen – TH Braunschweig – TH Hannover – Tierärztliche Hochschule Hannover. Göttingen.

16 So befürworte Schoen im Januar 1946 nachdrücklich die Erteilung eines Lehrauftrages für menschliche Erblichkeitslehre an den renommierten Forscher Fritz Lenz, um nach »12 Jahren [sic! B.L.] des Scheiterns in Göttingen das Fach Erblehre vertreten zu sehen«. (Zit. n. Becker, 1998, Göttingen im NS, S. 246–247). Fritz Lenz (1887–1976) war nicht nur ab 1933 Direktor des Kaiser Wilhelm-Institut für Anthropologie sondern auch Mitglied des Sachverständigenbeirat für Bevölkerungs- und Rassenpolitik beim Reichsinnenminister 1933–1945 und Kommentator und Mitverfasser des »Gesetzes zur Verhütung erbkranken Nachwuchses«, sowie Berater für einem Euthanasiegesetz 1940 (Aktion »Gnadentod«). Lenz war es gelungen im Entnazifizierungsverfahren als *Mitläufer* eingestuft zu werden. Rudolf Schoens Antrag für einen Lehrauftrag für Erlehre an der Universität wurde seitens der Militärregierung zugestimmt. Dieses ebnete für Lenz den Weg zurück an die Universität. 1949 übernahm er das Direktorat des Instituts für menschliche Erblehre an der Göttinger Universität. Vgl.: Hans-Peter Kröner (1998): Von der Rassenhygiene zur Humangenetik: Das Kaiser-Wilhelm-Institut für Anthropologie, menschliche Erblehre und Eugenik nach dem Kriege, Stuttgart.

17 Becker 1998, Göttingen im NS, 1998, S. 244.

18 Vgl. dazu Hartmann, 2003, Wegbereiter, S. 195. Diese Erfahrungen hat Schoen zu seiner Beschäftigung mit physiologischen und biochemischen Folgen von Unter- und Fehlernährung geführt.

19 Am 20. September 1945 wurde das »Lager« Friedland auf Anordnung der britischen Besatzungsmacht als erste Anlaufstelle für Flüchtlinge, Vertriebene und Heimkehrer eingerichtet. http://www.grenzdurchgangslager-friedland.niedersachsen.de/portal (12.12.2012).

20 Auf Initiative der Bundesärztekammer und eingeladen durch die Rockefeller Foundation konnte Schoen gemeinsam mit dem Heidelberger Physiologen Prof. Hans Schaefer 1954 das amerikanische Ausbildungssystem auf einer USA-Reise kennenlernen. 1951 hatte er sich vor Ort mit den Ausbildungsmethoden in Paris und 1957 in London beschäftigt [Personalakte Schoen, Bd II].

21 Vgl. HUG PA Hauptakte des em. Ordentlichen Professors Dr. Schoen Rudolf. In Brief vom 25. Nov. 1963 an den Göttinger Universitätskurator lehnt Schoen es ab, über das Wintersemester 1963/64 hinaus sich selber zu vertreten. Als der Ruf an seinen Nachfolger Prof. Wolf aus Saarbrücken endlich seitens des Niedersächsischen Ministeriums zum 16. Januar 1964 erteilt war, hat Schoen sich noch für das Sommersemester 1964 selber vertreten.

siologen Hermann Rein (1898–1953) an der Universität Göttingen kannten, begann 1961 ihre gemeinsame Zusammenarbeit an dem Projekt »Medizinische Akademie Hannover.«[22] In einer Kabinettsorder der niedersächsischen Landesregierung vom 22. Juni 1961 wurde seitens des Landes Niedersachsen die Causa »Medizinische Akademie Hannover« beschlossen und am 21. Dezember 1961 der entsprechende Gründungsausschuss eingerichtet mit Rudolf Schoen als dessen Vorsitzenden.[23] Auf der Grundlage der Konzepte von Fritz Hartmann und Rudolf Schoen konnte die Einrichtung einer neuen medizinischen Reformuniversität in Hannover realisiert und nach 3½ Jahren am 17. Mai 1965 offiziell ihrer Bestimmung übergeben werden. Rudolf Schoen wurde am 14. Dezember 1964 vom niedersächsischen Kultusminister Hans Mühlenfeld »mit der Wahrnehmung der Geschäfte des Rektors der Medizinischen Akademie Hannover vom 1. Januar 1965 beauftragt«[24] und mit dem Beginn des Lehr- und Forschungsbetriebs zum 1. April 1965 als Gründungsrektor der MHH tituliert. Dieses Amt nahm er bis zum 17. Mai 1967 wahr.

Schoen wurde u.a. 1972 mit der Albrecht von Haller-Medaille, 1969 mit der Paracelsus-Medaille, 1965 mit dem Niedersächsischen Verdienstorden, 1961 mit dem Großen Verdienstkreuz und 1967 mit dem Großen Verdienstkreuz mit Stern der Bundesrepublik ausgezeichnet. Am 17. Mai 1968 verlieh die MHH ihm die Ehrendoktorwürde. Prof. Rudolf Schoen verstarb am 11. März 1979 in Göttingen.

Die Idee einer modernen universitären medizinischen Einrichtung verband Fritz Hartmann und Rudolf Schoen, aber auch standen beide sich hinsichtlich ihrer medizinisch-wissenschaftlichen Konzepte nahe. Rudolf Schoen hatte stets eine von der Erfahrung geleitete klinische Forschung in Verbindung mit einem pathophysiologischen Denkkonzept vertreten. Umgesetzt hat er dieses besonders auf dem Gebiet der Pathophysiologie der Atmung und daraus folgender Probleme des Herzversagens. Im Zusammenhang mit seinen Forschungen über Herdprobleme entwickelte Schoen bereits in seiner Leipziger Zeit ein Konzept der Entstehung rheumatischer Erkrankungen und deren Therapie, womit er dem Fach Rheumatologie den Weg als akademischer Disziplin eröffnete.[25] Ehrungen unterschiedlicher nationaler und internationaler Gesellschaften für Rheumatologie kennzeichnen das Renommee, das Schoen auf diesem Gebiet sich erworben hatte.[26] Seine Vorstellung einer medizinischen Forschung hatte er in seiner Rektoratsrede von 1959 dargelegt, dessen Titel zugleich das Credo von Schoens Verständnis der klinischen Forschung entsprach: Experiment und Erfahrung als Grundlage der Therapie.

---

22 Im Protokoll dieses Ausschuss vom 25. November 1964 erscheint das erste Mal der Begriff »Medizinische Hochschule« [ArchMHH ZA, P 5. 4, C. I. 5. 8, unpag.].
23 Vgl. Fritz Hartmann (1965): Die Notwendigkeit der Medizinischen Hochschule Hannover, in: Jahrbuch Gesellschaft der Freunde der MHH, S. 35, sowie Ders.: Erinnerung an die Gründerzeit der Medizinischen Hochschule Hannover 1960–1964 [Vortragsmanuskript vom 31. Mai 2005, S.1, ArchMHH ZA, P 5. 4, C. I. 5. 8.].
24 Vgl. UAG KUR PA Hauptakte des em. Ordentlichen Professors Dr. Schoen, Rudolf .
25 Vgl. Hartmann, 2005, Wegbereiter.
26 Erstmalig wird er 1941 mit einer Ehrenmitgliedschaft von der Argentinischen Liga gegen Rheumatismus ausgezeichnet. Vgl. Genehmigung der Annahme der Ehrenmitgliedschaft vom 5. März 1941 des Reichsministers für Wissenschaft, Erziehung und Volksbildung [Personalakte Schoen, Bd. I.].

Der Rudolf Schoen-Preis 1988–2013

Die Vorbereitungen zu diesem Preis reichen in das Jahr 1987 zurück. Drei Tage vor Weihnachten erinnerte damals der Pharmakologe Prof. Karl-Friedrich Sewing in einem Schreiben den Vorstandsvorsitzenden der Preussag AG Dr. rer. pol. E. Möller an das bereits mündlich angesprochene Vorhaben, »über die Stiftung eines Preises an der Medizinischen Hochschule […] die beste in einer wissenschaftlichen Zeitschrift veröffentlichte Untersuchung aus der Klinischen Forschung der Medizinischen Hochschule Hannover zu honorieren«. Bereits eine Bezeichnung dieses Preises wurde in diesem Schreiben vorgeschlagen: Der von der Preussag AG zu stiftende Preis sollte als Rudolf Schön-Preis[27] benannt werden, damit »mit dieser Namensgebung die Erinnerung an den Gründungsrektor wachgehalten«[28] werde. Ebenfalls war die Höhe des Preises im Vorwege besprochen worden, denn es wurde ein Preisgeld in der Höhe von 10.000 DM angegeben. Einen Tag später, am 22. Dezember 1987, wurde der damalige Rektor der MHH Prof. Alexander davon schriftlich in Kenntnis gesetzt, damit die formalen Schritte zur Umsetzung zügig erfolgen konnten. Dem Schreiben war auch ein Entwurf einer Satzung und ein vorformulierter Ausschreibungstext seitens des Senatsbeauftragten für Forschung beigefügt worden. Mit diesen Vorbereitungen lag bereits zum 19. Januar 1988 die Zustimmung des Vorstandes der Preussag AG zur Stiftung des Rudolf Schoen-Preises vor. So konnten bereits in der folgenden 209. Sitzung des Senats der MHH am 10. Februar 1988 über

die Satzung, die Richtlinien für die Bewerbung sowie eine Geschäftordnung diskutiert werden.[29]

Die Altersbegrenzung für die Bewerber um diesen Preis wurde auf 45 Jahre festgelegt. Die zur Begutachtung eingereichten Arbeiten mussten zwischen dem 1. Mai des Vorjahres und dem 30. April des Jahres der Verleihung in einer wissenschaftlichen Zeitschrift publiziert bzw. zur Veröffentlichung angenommen worden sein. Über die Preisvergabe sollte ein Kuratorium entscheiden, dem kraft Amtes als Schirmherr der niedersächsische Minister für Wissenschaft und Kultur[30], ein Vorstandsmitglied der Preussag AG, der Rektor und der Senatsbeauftragte für Forschung der MHH und ein Vorstandsmitglied aus der Gesellschaft der Freunde der MHH angehören sollten. Zudem sollten je zwei Professoren aus den klinischen Fächern und je ein Lehrstuhlinhaber aus den theoretischen und klinisch-theoretischen Fächern vom Senat benannt und für jeweils fünf Jahre gewählt werden.[31] Am 8. Juni fand die konstituierende Sitzung des Kuratoriums statt, in das der Senat die Professoren Hartmann (Zentrum Innere Medizin), Bitter-Suermann (Mikrobiologie), Gruber (Allgemeine Anatomie), und Wagner (Diagnostische Radiologie) als Mitglieder entsandt hatte. Das Ministerium wurde durch Ministerialrat Dr. Palant und die Gesellschaft der Freunde der MHH durch Herrn Symannek vertreten. Besonderer Wert wurde darauf gelegt, dass es sich bei den eingereichten Arbeiten um

---

27 Die Schreibweise des Namens wechselt und wird mal mit »Schön« bzw. »Schoen« angegeben, wobei die korrekte Schreibweise »Schoen« ist. Vgl. UAG KUR PA Personalakte Schoen, Rudolf.

28 Schreiben Sewing an Möller vom 21.12.1987 [ArchMHH ZA, P 5. 4, C. I. 5. 8, unpag.].

29 Ebenda.

30 Dr. jur. Johann Tönjes Cassens stimmt diesem Schreiben am 5. April 1988 zu [ArchMHH ZA, P 5. 4, C. I. 5. 8, unpag.].

31 Vgl. Anlage IV zum Protokoll der 209. Senatssitzung vom 10.02.1988 [ArchMHH ZA, P 5. 4, C. I. 5. 8, unpag.].

Forschungen handelte, die an der MHH er-
zielt worden waren.[32] Aus den eingereichten
Arbeiten wurde bereits auf der Sitzung am
9. Juni 1988 beschlossen, den ersten Rudolf
Schoen-Preis der Publikation von G. Steinhoff; K. Wonigeit; R. Pichlmayr: »Analysis
of sequential changes in major histocom-
patibility complex expression in human
liver grafts after transplantation« zuzuer-
kennen.[33] Die feierliche Übergabe erfolgte
dann am 26. Oktober 1988 im Rahmen der
Jahresfeier der Gesellschaft der Freunde.[34]

Große Veränderungen in der Verleihung des Rudolf Schoen-Preises sind in den
letzten 20 Jahren nicht zu verzeichnen. Er
nimmt in der klinischen Forschung an der
Medizinischen Hochschule einen festen
Platz ein und hat seine prominente Bedeutung. Die Vergabe des Preises erfolgte in
den 24 Jahren von 1988 bis 2012 vierzehn
Mal an eine einzelne Person, da die anderen
Co-Autoren offiziell auf eine Zuerkennung
des Preises verzichteten. In den 1990er Jahren sind sechs Mal Forschergruppen ausgezeichnet worden. Bei dem breiten Spektrum
klinischer Forschungsthemen spiegeln sich
in der Preisvergabe auch die Forschungsschwerpunkte der MHH wider. So ging

sechs Mal der Rudolf Schoen-Preis an Forscher aus dem Bereich der Transplantati-
onsforschung; je vier Mal an Kliniker aus
der Kardiologie bzw. Herzchirurgie sowie
Onkologie. Ebenfalls wurden schon Anfang
der 1990er Jahre Arbeiten zu AIDS und ab
2000 zu Hepatitis C mit einem Preis gewürdigt. Neben Forschungen zur Mukoviszidose
(drei Mal) wurden auch seit 1993 Arbeiten
zu den genetischen Grundlagen von spezifi-
schen Krankheiten ausgezeichnet.

Ein weiterer Rudolf Schoen-Preis wird
in Erinnerung an einen der Gründungsväter
der Rheumatologie als eigenständiges klinisches Gebiet vergeben: Rudolf Schoen war
langjähriger Vorsitzender der Deutschen
Gesellschaft für Rheumatologie. Auf seine
Initiative hin erfolgten »die Neugründung
der Gesellschaft in der Bundesrepublik und
die erneute Herausgabe ihrer 1938 geschaf-
fenen, dann aber 1945 eingestellten Zeitschrift 1949«[35]. Aus diesem Grund vergibt
die Stiftung der Deutschen Gesellschaft für
Rheumatologie seit 1999 den mit 15.000 €
dotierten Rudolf Schoen-Preis für Rheumatologie für hervorragende wissenschaftliche
Arbeit aus dem Gebiet der Rheumatologie.[36]

---

32 Vgl. Protokoll vom 9. Juni 1988 [ArchMHH ZA, P 5. 4, C. I. 5. 8, unpag.].
33 Erschienen ist die Arbeit in: Transplantation 45, 1988, S. 394–401.
34 Jahrbuch der Gesellschaft der Freunde, Jg. 1988, S. 41–42.
35 Vgl. 75 Jahre Deutsche Gesellschaft für Rheumatologie, http://dgrh.de/75jahredgrh0.html (03.09.2013).
36 http://dgrh.de/rudolfschoen.html (03.09.2013).

Die Preisträger des

Rudolf Schoen-Preises

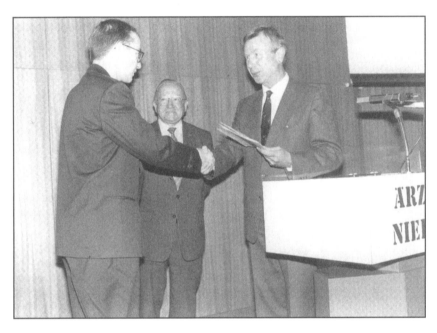

Die erste Verleihung des Rudolf Schoen-Preises am 26. Oktober 1988:
Dr. Gustav Steinhoff, Dipl.-Kfm. Werner Symannek,
Prof. Karl-Friedrich Sewing (v.l.n.r.)
(Jahrbuch der Gesellschaft der Freunde, Jg. 1988, S. 41)

1988

Prof. Gustav Steinhoff

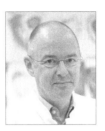

Forschungsthema: »Analysis of Sequential Changes in major Histo-compatibility Complex Expression in Human Liver Grafts after Transplantation«[1]

* 15. September 1958 in Kleve

1977 Abitur am Freiherr von Stein Gymnasium Kleve

1977–1984 Studium der Medizin und Arztexamen an der Erasmus Universität Rotterdam, Medizinische Fakultät, Niederlande

1980 Forschungsaufenthalt am Bayor College, Houston, Texas

1984 Approbation

1984–1985 Grundwehrdienst als Truppenarzt

1987 Forschungsassistent im Labor für Transplantationsimmunologie der Klinik für Abdominal- und Transplantationschirurgie, Promotion, MHH

1986–1992 Facharztausbildung Chirurgie, Zentrum Chirurgie, MHH

1993–1996 Oberarzt der Klinik für Herz- und Gefäßchirurgie, CAU Kiel

1996 Oberarzt der Klinik für Thorax-, Herz- und Transplantationschirurgie, Leitung der Kinderherzchirurgie, Gründung und Mitglied des Vorstands der »Leibniz Forschungslaboratorien für Biotechnologie und künstliche Organe«, MHH

1998 Ernennung zum apl. Professor für Chirurgie/Herz-Thoraxchirurgie, MHH
Leiter der Klinik für Thorax-, Herz-, Gefäß- und Allgemeinchirurgie, Oststadtkrankenhaus, MHH

Seit 2000 C4-Professur für Herzchirurgie und Direktor der Klinik und Poliklinik für Herzchirurgie, Medizinische Fakultät Rostock

Seit 2005 Mitglied der Deutschen Ethik Kommission für Stammzellforschung

Seit 2008 Leiter des BMBF/M-V Referenz und Transplantationszentrums für kardiale Stammzelltherapie, Universität Rostock

Forschungsschwerpunkte

Herzchirurgie, Stammzelltherapie bei Herzerkrankungen, Chirurgie angeborener Herzfehler[2]

Ehrungen (u.a.)

1987 Schering Preis, European Association for the Study of the Liver (EASL), Turin

1990 Award on the 2nd Int. Symposium of Imflammatory Heart Disease, Marburg

1994 1. Transplantations-Forschungspreis der Deutschen Transplantationsgesellschaft, Leipzig

1995 Pulmedica-Preis[3]

---

1   ArchMHH ZA, P 5. 4, C. I. 5. 8, unpag.

2   http://www.herzchirurgie-rostock.de/popup_steinhoff.html (15.02.2013).

3   http://herzchirurgie.med.uni-rostock.de/fileadmin/user_upload/Dokumente/Curriculum-vitae_GS_2012-01.pdf (15.02.2013).

Publikationen (Auswahl)

Gustav Steinhoff et al. (1987): Veränderungen in MHC-Expression nach orthoptischer Lebertransplantation, Beitr. Infusionther. Klin. Ernahr., 18, S. 332–334; Steinhoff et al. (2013): Dental follicle progenitor cells responses to Porphyromonas ginigvalis LPS, J. Cell Mol. Med., 8.

1989

Prof. Ulrich Förstermann

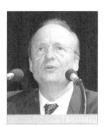

Forschungsthema: »Response of Human Coronary Arteries to Aggregating Human Platelets: Importance of Endothelium-Derived Relaxing Factor and Prostanoids«[1]

* 4. April 1955 in Hildesheim
1973–1979 Medizinstudium an der Albert Ludwigs Universität Freiburg im Breisgau
1980 Approbation zum Arzt, Promotion
1980–1984 Wissenschaftlicher Angestellter am Pharmakologischen Institut, Uni. Freiburg
1984–1987 Wissenschaftlicher Angestellter der Abteilung Klinische Pharmakologie, MHH
1985 Facharzt der Pharmakologie und Toxikologie
1986 Habilitation für Pharmakologie, MHH
1987–1991 Professur (C2) und Oberarzt der Klinischen Pharmakologie, MHH[2]
1989–1991 Visiting Senior Scientist, Abbott Laboratories, North Chicago, USA und Adjunc Professor of Pharmacology, Northwestern University Medical School, Chicago
1991 Senior Group Leader, Signal Transduction, Abbott Laboratories, Chicago
1992–1993 Project Director, Vascular Biology, Abbott Laboratories, Adjunc Professor of Pharmacology
1991–1993 Außerplanmäßiger Professor für Pharmakologie, MHH
Seit 1993 C4-Professor und Leiter des Instituts für Pharmakologie der Johannes Gutenberg Universität Mainz

Forschungsschwerpunkte

Pharmakologische Regulation der Genexpression, NO- und Guanylylcyclase-Vermittelte Signaltransduktion unter physiologischen und pathophysiologischen Bedingungen, Nitrovasodilatatoren, Mechanismen der Vasokonstriktion und Vasodilatation, Cyclooxygenasen, Eicosanoide

Ehrungen (u.a.)

1979 Gödecke/Warner Lambert-Forschungspreis
1986 Fritz Külz-Preis für Pharmakologie
1989 Heisenberg-Stipendium[3]

Publikationen (Auswahl)

Ulrich Förstermann et al. (1989): Endothelfunktionen bei kardiovaskulären Erkrankungen, Z. Kardiol., 78, S. 147–160; Förstermann et al. (2013): Oxidative stress in vascular disease and its pharmacological prevention, Trends Pharmacol. Sci., 19.

---

1   ArchMHH ZA, P 5. 4, C. I. 5. 8, unpag.
2   Jahrbuch der Gesellschaft der Freunde, Jg. 1989, S. 50–51.
3   http://www.pharmakologie.uni-mainz.de/forstermann.html (20.02.2013).

1990

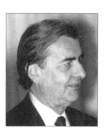

Prof. Klaus Alexander

Forschungsthema: »Skin Surface Oxygen Pressure Fields during Administration of Prostaglandin E, in Patients with Arterial Occlusive Disease«[1]

* 26. August 1932 in Mannheim[2]

Ab 1952 Studium der Humanedizin, Germanistik und Geschichte in Freiburg, München und Heidelberg

1959 Promotion zum Dr. med. in der Pharmakologie, Heidelberg

1959–1962 Wissenschaftlicher Assistent bei Fritz Eicholtz in Pharmakologie (Heidelberg) und bei Max Ratschow am Städtischen Klinikum Darmstadt

1963–1965 Medizinische Poliklinik Marburg bei Fritz Hartmann, Arbeiten zu pathophysiologischen Gefäßerkrankungen

1965 Wissenschaftlicher Mitarbeiter bei Fritz Hartmann im Department Innere Medizin der MHH

1968 Habilitation im Fach Innere Medizin mit Schwerpunkt Angiologie

1972 Ernennung zum außerplanmäßigen Professor

1973–1976 Studiendekan der MHH

1975–1997 Professor für Innere Medizin und Angiologie, Ernennung zum Leiter der Krankenhausabteilung II der Medizinischen Klinik II am Krankenhaus Oststadt[3] Erfolgreiche bundesweite Initiative gegen das generelle Multiple Choice-Verfahren als einziges Prüfungssystem in der Medizin[4]

1980–1985 Dekan für ärztliche Fort- und Weiterbildung der MHH

1985–1989 Rektor der MHH

1990 Mitglied der Gemeinsamen Kommission zur Zusammenführung der west- und ostdeutschen Medizinischen Fakultäten

1997 Pensionierung

Forschungsschwerpunkte
Diabetische Angiopathien, rheumatische Erkrankungen[5]

Ehrungen (u.a.)
Ehrenmitglied der Deutschen und Österreichischen Gesellschaft für Angiologie,[6] Max Ratschow Preis

---

1   ArchMHH ZA, P 5. 4, C. I. 5. 8, unpag.
2   Alexander, Klaus (1959): Die säurelöslichen Phosphor-Verbindungen im Großhirn narkotisierter Ratten bei spontaner Atmung, künstlicher Beatmung sowie im Wachzustand, Diss. med., Heidelberg.
3   Jahrbuch der Gesellschaft der Freunde, Jg. 1990, S. 59.
4   »Mit tatkräftiger Unterstützung durch den Ministerpräsidenten Ernst Albrecht.« (Persönliche und briefliche Mitteilung vom 04.03.2013).
5   http://www.mh-hannover.de/rektoren.html#c39122 (21.02.2013).
6   http://www.dga-gefaessmedizin.de/Ehrenmitglieder.23.0.html (23.02.2013).

Publikationen (Auswahl)

Klaus Alexander et al. (1961): Beurteilung von Antirheumatika auf der Basis von ihrem möglichen Aktionsmechanismus, Arzneimittelforschung, 11, S. 515–521; Alexander et al. (1998): Intra-arterial and intravenous administration of prostaglandin E1 cause Different changes to skin microcirculation in patients with peripheral Arterial occlusive disease, Vasa., 27, S. 100–105.

1990

PD Dr. Ludwig Caspary

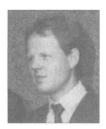

Forschungsthema: »Skin Surface Oxygen Pressure Fields during Administration of Prostaglandin E, in Patients with Arterial Occlusive Disease«[1]

* 18. März 1956 in Mülheim an der Ruhr
1974–1979 Medizinstudium in Aachen, Mainz und Montpellier
1981 Staatsexamen, Approbation, Promotion[2] am Institut für Mikrobiologie der Universität Mainz
1983 Max-Planck-Institut für Systemphysiologie in Dortmund
1984 Klinik für Angiologie zur internistischen Weiterbildung, MHH
1990 Facharzt für Innere Medizin
1996 Venia legendi für Innere Medizin[3]
     Praxis für Innere Medizin, Angiologie und Phlebologie in Hannover[4]

Forschungsschwerpunkte
Mikrozirkulation bei arteriellen und venösen Durchblutungsstörungen, Venenerkrankungen

Ehrungen (u.a.)
1989 Schwarz-Forschungsstipendium
1996 Max-Ratschow-Preis

Publikationen (Auswahl)
Ludwig Caspary (1987): Transcutaneous pO2 and laser Doppler flux in increasing doses of intraarterial and intravenously asministered prostaglandin E1, Vasa., 16, S. 114–118; Caspary (2011): Antipsychotic drugs and the risk of venous thromboembolism, Vasa., 40, S. 173–176.

---

1   ArchMHH ZA, P 5. 4, C. I. 5. 8, unpag.
2   Caspary, Ludwig Andreas (1981): Interaktionen zwischen Thioglykelat-Medium und Herpes-virus hominis Typ I, Diss. med., Mainz.
3   Jahrbuch der Gesellschaft der Freunde, Jg. 1990, S. 58–59.
4   http://www.medizinkongress.com/dgangiol/beirat.htm (03.03.2013).

1990

Prof. Andreas Creutzig

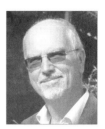

Forschungsthema: »Skin Surface Oxygen Pressure Fields during Administration of Prostaglandin E, in Patients with Arterial Occlusive Disease«[1]

* 8. Februar 1952 in Großburgwedel/Hannover

1971–1977 Medizinstudium in Hannover

1977 Promotion, MHH[2]
Wissenschaftlicher Assistent im Zentrum Innere Medizin und Dermatologie[3]

1977–1984 Assistenzarzt Abteilung Innere Medizin, MHH

1984 Habilitation: Bestimmung von Gewebssauerstoffdrucken bei Patienten mit arterieller Verschlusskrankheit und chronisch venöser Insuffizienz
Oberarzt Abteilung Angiologie, MHH

1985 Ernennung zum Professor für Innere Medizin

1998–2009 Niedergelassen in angiologischer Gemeinschaftspraxis in Hannover

2005 Kooperationsvertrag mit Klinikum Hannover als erstes Gefäßzentrum in Deutschland zertifiziert durch die Deutsche Gesellschaft für Angiologie – Gesellschaft für Gefäßmedizin

Seit 2010 Ordentliches Mitglied der Arzneimittelkommission

Seit 2012 Vorsitzender der Ethikkommission bei der Ärztekammer Niedersachsen

2013 Tagungspräsident der Dreiländertagung der Deutschen, Österreichischen und Schweizerischen Gesellschaften für Angiologie[4]

Forschungsschwerpunkte

Mikrozirkulation bei arteriellen und venösen Erkrankungen, konservative Therapie in der Angiologie, Entwicklung von fort- und Weiterbildungskonzepten, klinische Angiologie[5]

Publikationen (Auswahl)

Andreas Creutzig et al. (1975): Comparative investigations of osteotropic isotopes. I animal experiments on the uptake of 18f, 85sr and 99mtc-ehdp, Rofo, 123, S. 137–143; Creutzig et al. (2009): Angiologie 2009-Arterien, Internist (Berl.), 50, S. 917–918.

---

1   ArchMHH ZA, P 5. 4, C. I. 5. 8, unpag.

2   Creutzig, Andreas (1977): Untersuchungen zur Kinetik osteotroper Radiopharmaka: Eine tierexperimentelle Studie, Diss. med., MHH.

3   Jahrbuch der Gesellschaft der Freunde, Jg. 1990, S.59.

4   Entnommener Lebenslaufs aus der schriftlichen Mitteilung von Prof. Dr. Andreas Creutzig vom 18.03.2013.

5   http://www.akdae.de/Kommission/Organisation/Mitglieder/OM/Creutzig.html (20.03.2013).

1990

PD Dr. Franz Lassner

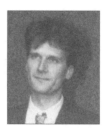

Forschungsthema: »Cellular Mechanisms of Rejection and Regeneration in Peripherals nerve Allografts«

* 10. Oktober 1959 in Vechta

1978–1982 Studium der Humanmedizin in Hannover

1982–1983 Studium der Humanmedizin in Glasgow

1985 Approbation

1985–1987 Assistent der Inneren Abteilung des Vincenz-Krankenhauses Hannover

1987–1989 Stipendiat in der Klinik für Plastische-, Hand- und Wiederherstellungs-chirurgie, MHH

1989 Wissenschaftlicher Assistent in der Klinik für Plastische-, Hand- und Wiederherstellungschirurgie, MHH

1991 Promotion

1996 Facharzt für Chirurgie

1997–2003 Leitender Oberarzt an der RWTH Aachen

2002 Habilitation im Fach Chirurgie

2002 Facharzt für Plastische Chirurgie mit Zusatzbezeichnung Handchirurgie

2004 Gründung des Zentrums für Rekonstruktive Mikrochirurgie der peripheren Nerven und Gefäße, Pauwelsklinik Aachen

Forschungsschwerpunkte

Komplexe Verletzungen der Extremitäten, Chirurgie der peripheren Nervenverletzungen, Handchirurg

Publikationen (Auswahl)

Franz Lassner et al. (1989): Cellular mechanisms of rejection and regeneration in peripheral nerve allografts, Transplantation, 48, S. 386–392; Lassner et al. (2012): The role of microstructured and interconnected pore channels in a collagen-based nerve guide on axonal regeneration in peripheral nerves, Biomaterials, 33, S. 1363–1375.

---

1   ArchMHH ZA, P 5. 4, C. I. 5. 8, unpag.
2   Jahrbuch der Gesellschaft der Freunde, Jg. 1990, S. 59.
3   Lassner, Franz (1991): Die Rolle Schwannscher Zellen bei Abstoßungs- und Regenerationsprozessen allogener peripherer Nierentransplantate, Diss. med., MHH.

1991

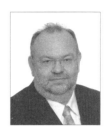

Prof. Wolfgang Burchert

Forschungsthema: »Imaging of dialysis-related amyloid (AB-amyloid) deposits with 131I-ß2-microglobulin«

* 11. Dezember 1958 in Hannover
1977–1984 Studium der Humanmedizin, MHH
1984 Staatsexamen, Approbation
    Wehrdienst als Truppenarzt
1986 Weiterbildung zum Facharzt Nuklearmedizin an der Chirurgischen Klinik der Lübecker Universität, wenig später Wechsel zur MHH
1988 Promotion: Thyreoglobulinbestimmung in der Nachsorge beim differenzierten Schilddrüsenkarzinom
1990 Facharzt Nuklearmedizin
1990 Aufenthalt an der Cyclotron Unit des Hammersmith Hospitals in London
1991 Oberarzt Abteilung Nuklearmedizin und spezielle Biophysik, MHH
1997 Venia legendi für Nuklearmedizin
    Sechs Monate kommissarischer Direktor an der Klinik und Poliklinik für Nuklearmedizin der Universität Leipzig
1997 C3-Professur für Nuklearmedizin mit dem Schwerpunkt Positronen-Emissions-Tomographie der Medizinischen Fakultät der Technischen Universität Dresden
    Direktor des Instituts für Radiologie, Nuklearmedizin und molekulare Bildgebung, Herz- und Diabeteszentrum in Bad Oeynhausen der Ruhr-Universität Bochum
    Vorsitzender der Ethik-Kommission der Medizinischen Fakultät Bochum

Forschungsschwerpunkte
Neurologie, Onkologie, Herz-Kreislauf Erkrankungen, Weiterentwicklung von Bildrekonstruktions- und Korrekturalgorithmen emissionstomographischer Verfahren

Publikationen (Auswahl)
Wolfgang Burchert et al. (1987): Diagnosis of urine leak after kidney transplantation, Rofo, 146, S. 604–606; Burchert et al. (2013): Myokardperfusionsszintigraphie-Kurzform der deutschen Leitlinie, Nuklearmedizin, 52.

---

1   ArchMHH ZA, P 5. 4, C. I. 5. 8, unpag.
2   Burchert, Wolfgang (1988): Thyreoglobulinbestimmung in der Nachsorge beim differenzierten Schilddrüsenkarzinom, Diss. med., MHH.
3   Jahrbuch der Gesellschaft der Freunde, Jg. 1991, S. 36.

1991

Prof. Jürgen Flöge

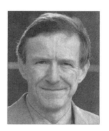

Forschungsthema: »Imaging of dialysis-related amyloid (AB-amyloid) deposits with 131I-ß2-microglobulin«[1]

* 11. März 1959 in Hannover[2]
1977–1984 Studium der Humanmedizin in Hannover und New York
1981–1982 Studienaufenthalt, Albert Einstein College of Medicine, New York
1982 Forschungsaufenthalt am Mount Desert Island Biological Laboratory, Maine, USA
1983 Studienaufenthalt in Plymouth, England
1984 Promotion[3]
1984–1999 Facharztausbildung und Oberarzt, MHH
1991–1992 Stipendium der DFG an der University of Washington, Seattle
1995 Habilitation im Fach Innere Medizin
1995–1999 Heisenberg Stipendium der DFG
Seit 1999 Leiter der Abteilung für Nephrologie und Immunologie, RWTH Aachen
2001–2012 Prodekan der Medizinischen Fakultät
Seit 2004 Sprecher des Sonderforschungsbereich 542 der DFG und Fachkollegiat für Nephrologie bei der DFG
2008 Gründungsmitglied der Deutschen Gesellschaft für Nephrologie[4]
Seit 2011 Prodekan der Medizinischen Fakultät
2013 Präseident der Deutschen Gesellschaft für Nephrologie

Forschungsschwerpunkte

Grundlagenforschung (Wachstumsfaktoren, Zytokine, Stammzellen, Angiogenese und Progression von Nierenerkrankungen), klinische Forschung zu Glomerulonephritiden, extraossärer Verkalkung bei Niereninsuffizienz, kardiovaskulären Risikofaktoren, Thrombogenese, Ko-Herausgeber des Nephrologie-Lehrbuchs »Comprehensive Clinical Nephrology«

Ehrungen (u.a.)

1992 Volhard-Preis der Gesellschaft für Nephrologie[5]

Publikationen (Auswahl)

Jürgen Flöge et al. (1985) Ergotamin-induzierte Erkrankungen der peripheren Durchblutung – Ein Fallbericht, Röntgenblätter, 38, 193–195; Flöge et al. (2013): Growth arrest-specific protein 1 is a novel endogenous inhibitor of glomerular cell activation and proliferation. Kidney Int., 83, S.251–63.

---

1   ArchMHH ZA, P 5. 4, C. I. 5. 8, unpag.
2   Flöge, Jürgen (1983): Nachweis eines Natrium-abhängigen D-Glukose-Transportsystems in der Niere des Schleimaales (Myxine glutinosa), Diss.- med., MHH.
3   Jahrbuch der Gesellschaft der Freunde, Jg. 1991, S. 35.
4   Entnommener Lebenslauf aus der schriftlichen Mitteilung von Prof. Dr. Jürgen Flöge vom 14.02.2013.
5   http://www.nephro-update.com/index.php?option=com_content&task=view&id=63 (05.02.2013).

1991

Dr. Peter Gielow

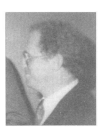

Forschungsthema: »Imaging of dialysis-related amyloid (AB-amyloid) deposits with 131 I-β2-microglobulin«[1]

* 1. August 1945 in Emden

1965–1969 Studium der Chemie an der Universität Göttingen

1969–1971 Anfertigung der Dissertation, Lehrstuhl für anorganische Chemie II der Universität Bochum

1972 Promotion zum Dr. rer. nat. und wissenschaftlicher Assistent für Anorganische Chemie II, Bochum

1972–1973 Angestellter der Firma Pelikan, Hannover

1973 Wissenschaftlicher Assistent der Abteilung Nuklearmedizin und spezielle Bio-physik, MHH

1978 Akademischer Rat, MHH[2]

1988 Akademischer Oberrat, MHH

Seit 2007 in der Altersteilzeit-Freistellungsphase

Forschungsschwerpunkte

123I- und 124I-Rezeptorliganden zur szintigraphischen Darstellung des zentralen Cannabinoid-CB1-Rezeptorsystems, 188Re- und 90Y-Antikörpern zur adjuvanten Radioimmuntherapie bei akuter Leukämie, 67Ga- und 90Y-Peptiden zur Therapie neuroendokriner Tumore[3]

Publikationen (Auswahl)

Peter Gielow (1989): Specific imaging of dialysis-related amyloid deposits using 131I-beta-2-microglobulin, Nephron., 51, S. 444–447; Gielow et al. (2008): Radioimmunotherapy with [188Re]-labelled anti-CD66 antibody in the conditioning for allogeneic stem cell transplantation for high-risk acute myeloid leukemia, Int. J. Hematol., 87, 414–421.

---

1   ArchMHH ZA, P 5. 4, C. I. 5. 8, unpag.

2   Jahrbuch der Gesellschaft der Freunde, Jg. 1991, S. 36.

3   Gielow-Lebenslauf-0911102.doc (20. Feb. 2013).

1992

Prof. Erik C. Böttger

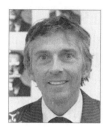

Forschungsthema: »Mycobacterium genavense: A novel mycobacterium causing disseminated infections in patients with AIDS«[1]

* 3. September 1956 in Halle/Saale
1975–1982 Studium der Humanmedizin, Universität Frankfurt
1982 Staatsexamen, amerikanisches Staatsexamen (ECFMG)
1982–1986 Wiss. Assistent, Institut für Medizinische Mikrobiologie in Mainz
1983 Promotion
1986–1988 DFG/DAAD-Stipendiat: Biogen. Research Corp., Cambridge, USA
1988–1991 Wissenschaftlicher Assistent, Weiterbildung zum Facharzt für Mikrobiologie und Infektionsepidemiologie, Institut für Medizinische Mikrobiologie, MHH
1991 Habilitation im Fach Medizinische Mikrobiologie[2]
1991–2000 Oberarzt, Institut für Medizinische Mikrobiologie, MHH
1993–1998 Hermann- und Lilly-Schilling Stiftungsprofessur
1997 Ernennung zum außerplanmäßigen Professor
1999 C3-Schwerpunktprofessur für Molekulare Mikrobiologie, MHH
Seit 2000 Professor der Medizin und Mikrobiologie, Direktor des Institutes für Medizinische Mikrobiologie an der Universität Zürich

Forschungsschwerpunkte

Proteinsynthese als Antibiotikum, Ribosom Funktion und Krankheit, Myobakterielle Infektionen, Molekulardiagnostische Mikrobiologie

Ehrungen (u.a.)

1987 Boehringer-Ingelheim Preis
1991 Hygiene Preis der Rudolf-Schülke-Stiftung
1993 Wissenschaftspreis Klinische Forschung, SmithKlineBeecham
1994 Wissenschaftspreis der Paul Ehrlich-Gesellschaft
1995 Körber-Preis für Europäische Wissenschaft
2007 Aufnahme in die Liste »ISI Highly Cited Research«, Thomson Scientific[3]

Publikationen (Auswahl)

Erik C. Böttger et al. (1985): Influence of genetically inherited complement deficiencies on humoral immune response in guinea pigs, J. Immunol., 135, S. 4100–4107; Böttger et al. (2013): Influence of Clinical Breakpoint Changes from CLSI 2009 to EUCAST 2011 AST Guidelines on Multi Drug Resistance Rates of Gram-negative rods, J. Clin. Microbiol., 17.

---

1   ArchMHH ZA, P 5. 4, C. I. 5. 8, unpag.
2   Jahrbuch der Gesellschaft der Freunde, Jg. 1992, S. 15.
3   http://www.imm.uzh.ch/aboutus/persons/research/boettger/boettger-1.html (03.04.2013).

1992

Prof. Reinhold E. Schmidt

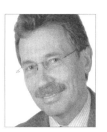

Forschungsthema: »*Differences in activation of normal and GPI-Moleculare negative lymphocytes derived from patients with paroxysmal nocturnal hemoglobinuria*«[1]

* 17. Dezember 1951 in Knoblauch, Kreis Nauen[2]
Ab 1971 Studium der Medizin und Psychologie, Bonn
1976 Approbation, Medizinische Fakultät, Universität Bonn
1976 Hämatologie/Onkologie, University of Utah, USA
1977 Promotion zum Dr. med.
1977–1983 Immunologie/Rheumatoloige, Hämatologie/Onkologie, Bonn
1980 Forschungsaufenthalt, Hammersmith Hospital, University of London
1983 Lizenz Innere Medizin
1983–1986 Forschungsaufenthalt, Dana-Farber Cancer Institute, Harvard Medical School
1985 Habilitation für Innere Medizin und Klinische Immunologie
Seit 1986 Universitätsprofessor der MHH
1989 Lizenz Rheumatologie
1991 Lizenz Allergologie
Seit 1995 Lehrstuhl für Klinische Immunologie, MHH
Seit 2000 Sprecher und Gründer des PhD-Programms Molecular Medicine
Seit 2004 Dekan der Hannover Biomedical Research School (HBRS)
Seit 2011 Mitglied des Nationalen AIDS-Beirats[3]

Forschungsschwerpunkte

Fc Rezeptoren, Regulation und Aktivierung, Rolle in der Pathogenese von Krankheiten, Aktivierungsmechanismus von natürlichen Killer-Zellen, Pathogenese von Vaskulitis und Chronischer rheumatoider Arthritis, Immuntherapie, Hämoglobin, Immunschwächen

Ehrungen (u.a.)

1994 Jan Brod-Preis

Publikationen (Auswahl)

Reinhold E. Schmidt et al. (1986): Reticuloendothelial system Fc-receptor function in patients with immune thrombocytopenia after treatment with high dose intravenous immunoglobulin, Scand. J. Hematol., 37, S. 125–129; Schmidt et al. (2013): Fcy receptors, Z. Rheumatol., 72, S. 68–70.

---

1   ArchMHH ZA, P 5. 4, C. I. 5. 8, unpag.
2   Jahrbuch der Gesellschaft der Freunde, 1992, S. 15 und schriftlichen Mitteilung von Prof. Dr. Reinhold E. Schmidt vom 27.02.2013.
3   http://www.bmg.bund.de/glossarbegriffe/a/nationaler-aids-beirat/kurzbiografie-reinhold-e-schmidt.html.

1992

Prof. Jörg Schubert

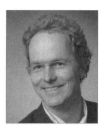

Forschungsthema: »Differences in activation of normal and GPI-Moleculare negative lymphocytes derived from patients with paroxysmal nocturnal hemoglobinuria«[1]

* 20. September 1961 in Bonn[2]

1979–1981 Studium der Musik mit Hauptfach Violine, Musikhochschule Essen

1981–1987 Studium der Humanmedizin, Universität Bonn

1987 Approbation

1987–1989 Forschungsarbeiten, Abteilung Immunologie, MHH

1989 Promotion zum Dr. med., MHH

1989–2002 Assistenzarzt in der Abteilung Rheumatologie, Klinische Immunologie und Hämatologie/Onkologie, MHH

1992 Forschungsaufenthalt am Inst. of Pathology, Case Western Reserve University, Ohio

Seit 1992 Lehrtätigkeit Innere Medizin, MHH

1998 Facharzt für Innere Medizin[3]

2000 Habilitation; Zusatzbezeichnung Hämatologie und internistische Onkologie

2002–2009 Oberarzt für den Bereich Stammzelltransplantation, Hämatologie, Onkologie und Infektiologie, Medizinische Universitätsklinik I, Homburg

2002 Außerplanmäßiger Professor, MHH

2005–2009 Leitender Oberarzt der Medizinischen Universitätsklinik I, Homburg/Saar

2009–2011 Chefarzt der Medizinischen Klinik II, Elblandkliniken Riesa

2012 Erwerb des ESMO-Zertifikates Medizinische Onkologie

Seit 2012 Chefarzt der Klinik für Hämatologie, Onkologie und Gastroenterologie[4]

Forschungsschwerpunkte

Hämoglobinurie, Hämolytische Anämien

Ehrungen (u.a.)

1995 Posterpreis, Internistenkongress Wiesbaden

Publikationen (Auswahl)

Jörg Schubert (1989): Aktivierung humaner Killer-Zellen über Rezeptor-gebundenes Immunoglobulin G, Immunität und Infektion, 61; Schubert et al. (2012): Clofrabine containing conditioning regimen for allo-SCT I AML/AL patients: a survery from the Acute Leukemia Working Party of EBMT, Eur. J. Hematol., 89, S. 214–219.

---

1   ArchMHH ZA, P 5. 4, C. I. 5. 8, unpag.

2   Entnommener Lebenslauf aus der schriftlichen Mitteilung von Prof. Dr. Jörg Schubert vom 18.02.2013.

3   Jahrbuch der Gesellschaft der Freunde, Jg. 1992, S. 15.

4   http://www.elblandkliniken.de/einrichtungen/riesa/klinik-fuer-innere-medizin-ii-haematologie-onkologie-und-gastroenterologie.html (02.02.2013).

1993

PD Dr. Markus Christoph Dahm

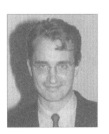

Forschungsthema: »The postnatal growth of the temporal bone and its implications for cochlear implantation in children«[1]

* 8. April 1960 in Düsseldorf
1979–1980 Studium der Ernährungswissenschaften, Universität Bonn
1980 Studium der Philosophie, RWTH Aachen
1981–1986 Studium der Humanmedizin, Universität des Saarlandes
1986 Approbation
1987 Assistenzarzt, Hals-Nasen-Ohren-Abteilung, Städtische Krankenanstalten Krefeld
1988 Promotion, RWTH Aachen[2]
1994 Assistenzarzt an der Klinik für Hals-, Nasen-, Ohrenheilkunde der MHH
1999 Habilitation für das Fach Hals-Nasen-Ohrenheilkunde, Berlin[3]
     Arzt in Melbourne

Publikationen (Auswahl)

Markus Christoph Dahm et al. (1993): Three-dimensional reconstruction of the cochlea and temporal bone, Adv. Otorhinolaryngol., 48, S. 17–22; Dahm et al. (2000): Comparison of electrode position in the human cochlea using various perimodiolar electrode arrays, Am. J. Otol. 21, S. 205–211.

---

1   ArchMHH ZA, P 5. 4, C. I. 5. 8, unpag.
2   Dahm, Markus Christoph (1988): Vergleichende Untersuchung Elektrokardiographischer Veränderungen bei Kindern mit Aortenisthmusstenosen, Diss. med., Aachen.
3   http://www.hno.org/veranstaltungen/preistraeger1999.html (25.02.2013).

1993

Prof. Burkhard Tümmler

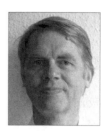

Forschungsthema: »Genetic determinants of airway's colonisation with Pseudomonas aeruginosa in cystic fibrosis«[1, 2]

* 1. Dezember 1952 in Bramsche, Niedersachsen[3]

1971–1976 Studium der Biochemie, TU Hannover

1974–1981 Studium der Humanmedizin

1975 Diplom in Biochemie

1979 Promotion zum Dr. rer. nat.

1981 Approbation

1981–1983 Forschungsaufenthalt am Forschungsinstitut Cystic Fibrosis Clinic of the Hospital for Sick Children, Toronto

1983–1992 Wissenschaftlicher Assistent am Institut für Biophysikalische Chemie, MHH

Seit 1983 Konsultant der zystischen Fibrosis Klinik Hannover

1984 Promotion zum Dr. med., MHH

1991 Habilitation im Fach Biochemie

Seit 1993 Professor der Pädiatrischen Klinik und Leiter der Forschungsgruppe Molekularpathologie der Mukoviszidose

Forschungsschwerpunkte

Mukoviszidose, Genetik, molekulare Infektiologie, Populationsgenetik, Systembiologie, Genomorganisation, Physiologie und Pathogenität von Pseudomonas[4]

Ehrungen (u.a.)

1981 Promotionspreis der MHH (Dr. rer. nat.)

1985 Promotionspreis der MHH (Dr. med.)

1992 Adolf Windorfer-Preis für Mukoviszidoseforschung

1993 Rudolf Schülke-Preis für Hygiene[5]

Publikationen (Auswahl)

Burkhard Tümmler et al. (1987): Computer-assisted documentation of the clinical course of cystic fibrosis patients, Infection, 15, S. 375–377; Tümmler et al. (2012): A new role of the complement system: C3 provides protection in a mouse model of lung infection with intracellular Chlamydia psittaci, PLoS One, 7.

---

1   Jahrbuch der Gesellschaft der Freunde, Jg. 1993, S. 14.

2   Der zweite Preisträger möchte nicht mehr genannt werden.

3   Tümmler, Burkhard (1984): Die Alpha-L-Fucosidase des Menschen: genetische Polymorphismen und Veränderungen des Glykosylierungsmusters bei der Mukoviszidose, Diss. med., MHH.

4   http://www.mh-hannover.de/16760.html (05.02.2013).

5   Entnommener Lebenslauf aus der schriftlichen Mitteilung von Prof. Dr. Dr. Burkhard Tümmler vom 18.02.2013.

1995

Dr. Iris Barndt

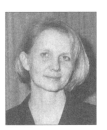

»Bei bestimmten Dialyseverfahren, so ihr Befund, werden zwar Immunzellen aktiviert, aber die Abwehrkräfte der Patienten paradoxerweise geschwächt«[1]

* 6. März 1964 in Masslingen
1984–1991 Studium der Humanmedizin, MHH
1987–1993 wissenschaftliche Mitarbeit als Doktorandin, Abteilung Nephrologie, MHH
1997 Promotion zum Dr. med., MHH
1993–2003 AiP und weitere ärztliche Tätigkeit, ZKH St. Jürgen Straße Bremen, III. Medizinische Klinik im Zentrum Innere Medizin
1994 Approbation
2003 Assistenzärztin, Herzzentrum NRW Bad Oeynhausen, Klinik für Herz- und Thoraxchirurgie
2003 Fachärztin für Innere Medizin
2005 Schwerpunktbezeichnung Kardiologie
2008 Zusatzbezeichnung Internistische Intensivmedizin
2008 Oberärztin, Aufnahmezentrum/Bereich Zentrale Notaufnahme, Johannes Wesling Klinikum Minden
Seit 2012 Oberärztin, Abteilung Kardiologie/Intensivmedizin, Bereich Kardiologische Funktionsdiagnostik Johannes Wesling Klinikum Minden

Forschungsschwerpunkte
Kardiologie, Innere Medizin[2]

Publikationen (Auswahl)
Iris Barndt et al. (1994): Endotoxin sensitivity of mononuclear cells from ERDS patients is influenced by the choice of dialyzer membranes, Kidney International, 37, S. 307; Barndt et al. (1999): Entry-into-human study with the novel immunosuppressant SDZ RAD in stable renal transplant recipients, British Journal of clinical pharmacology, 48, S. 694–703.

---

1 Jahrbuch der Gesellschaft der Freunde, Jg. 1996, S. 15.
2 Entnommener Lebenslauf aus der schriftlichen Mitteilung von Dr. Iris Barndt vom 04.06.2013.

1995

Prof. Gerhard Lonnemann

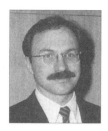

»Bei bestimmten Dialyseverfahren, so ihr Befund, werden zwar Immunzellen aktiviert, aber die Abwehrkräfte der Patienten paradoxerweise geschwächt«[1]

* 20. September 1955 in Großburgwedel/Hannover
Wehrdienst, Tätigkeit als Krankenpfleger in Kreuth, wissenschaftliche Hilfskraft an der
    Universitätsklinik Frankfurt
1979–1985 Studium der Humanmedizin, MHH
1985 Promotion[2]
1986–1987 Stipendiat DAAD an der Tufts University School of Medicine, Boston, USA
1987–1992 Assistenzarzt in der Abteilung Nephrologie, MHH
1992–1994 Stipendiat DFG an der Tufts University School of Medicine, Boston, USA
1994–1996 Assistenzarzt in der Abteilung Nephrologie, MHH
1996 Facharzt für Innere Medizin
1996–1998 Oberarzt im Zentrum Innere Medizin, Abteilung Nephrologie, MHH
1997 Habilitation im Fach Innere Medizin, MHH
1998 Facharzt Nephrologie
1998 Internist mit Schwerpunkt Nieren- und Hochdruckkrankheiten, niedergelassen in der
    nephrologischen Gemeinschaftspraxis, Langenhagen
Seit 2002 Außerplanmäßiger Professor für Innere Medizin, MHH
2005 Anerkennung als Hypertensiologe-DH
    Ehrenamtliche Tätigkeiten: Vorsitzender des Nephrologischen Regionalverbundes
    Niedersachsen e.V., Stellvertretender Vorsitzender des Verbandes Deutscher Nieren-
    zentren[3]

Forschungsschwerpunkte
Hämodialyse, Nierentransplantationen

Ehrungen (u.a.)
1987 Nils Alwall-Preis der Arbeitsgemeinschaft für klinische Nephrologie

Publikationen (Auswahl)
Gerhard Lonnemann et al. (1985): CAPD is a second-class treatment, Contrib. Nephrol., 44,
S. 163–172; Lonnemann et al. (2013): Implementation and first results of a German chronic
kidney disease registry, Clin. Nephrol., 79, S. 184–191.

---

1   Jahrbuch der Gesellschaft der Freunde, Jg. 1995, S. 15.
2   Lonnemann, Gerhard (1989): In vitro Untersuchungen zu Mechanismen der Interleukin-1 Produktion während der Hämodialyse, Diss. med., MHH.
3   http://www.dialyse-langenhagen.de/page2/page14/page14.html (02.03.2013).

1995

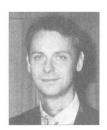

Prof. Thomas Frank Münte

»Mit Hilfe von Hirnpotentialen … konnte der Wissenschaftler mögliche Ursachen für die Sprach- und gleichzeitige Hirnstörung feststellen«[1]

* 5. März 1960 in Göttingen
1978–1985 Studium der Humanmedizin, Universität Göttingen
1981–1982 Studium der Neurowissenschaften, University of California, San Diego
1983 Forschungsaufenthalt Dept. for Neuroscience, University of California, San Diego
1985 Approbation
1985 Assistenzarzt, Neurologische Klinik mit klinischer Neurophysiologie, MHH
1989 Promotion[2]
1992 Facharzt für Neurologie, Habilitation im Fach Neurologie
1993 Oberarzt und Leiter des Labors für Elektrophysiologie der Neurologischen Klinik
1995 Berufung zum Hochschuldozenten (C2) und leitender Oberarzt
1996 Gastprofessur in San Diego, parallele Weiterführung der Projekte der MHH
1997 Außerplanmäßiger Professor, MHH
1998 Leitung der Abteilung Neuropsychologie der Universität Magdeburg
1999 Universitätsprofessor und Abteilungsleiter Neuropsychologie Universitätsklinikum
     Schleswig-Holstein

Forschungsschwerpunkte

Schlaganfallforschung, Bewegungsstörungen, Experimentelle Neurochemie, Neurogenetik, Sensomotorik und Kognition, Klinische Neuroophthalmologie, Funktionelle Bildgebung der Bewegungskontrolle, Kleinhirnerkrankungen, Neurophysiologie der Kognition, zentrale Schmerzverarbeitung

Ehrungen (u.a.)

Alois Kornmüller-Preis, Reisestipendium der Hermann und Lilly Schilling-Stiftung, Otto von Guericke-Forschungspreis[3]

Publikationen (Auswahl)

Thomas Frank Münte et al. (1984): Personality traits influence the effects of diazepam and caffeine on CNV magnitude, Neuropsychobiology, 12, S. 60–67; Münte et al. (2013): Sensorimotor plasticity after music-supported therapy in chronic stroke Patients revealed by transcranial magnetic stimulation, PLoS One, 8.

---

1   Jahrbuch der Gesellschaft der Freunde, Jg. 1995, S. 15.
2   Münte, Thomas Frank (1988): Zur Bedeutung endogener ereigniskorrelierter Potentiale des Menschen bei der Evaluation psychotroper Substanzen, Diss. med. MHH.
3   http://www-e.uni-magdeburg.de/wipsy/dept/neuropsy/index.php?sec=1&page=staff/muente/main&lang=de (01.02.2013).

1996

Prof. Stefanie M. Bode-Böger

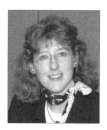

Forschungsthema: »L-arginine induces NO-dependent vasodilation in patients with critical limb ischemia – a randomized, controlled study«[1]

* 18. Oktober 1964 in Hannover

1984–1990 Studium der Humanmedizin, MHH

1990 Medizinisches Staatsexamen, Promotion, Abteilung Klinische Pharmakologie, MHH

1992 Approbation

1992–1993 Assistenzärztin Angiologie, MHH

1993–1995 Institut für Klinische Pharmakologie, MHH[2]

1995–1996 Ergänzungsstudiengang Bevölkerungsmedizin und Gesundheitswesen (Public Health), MHH

1996–1997 Stipendiat DFG an der Stanford University School of Medicine, Falk Cardiovascular Research Center

Fachärztin für Klinische Pharmakologie

1998 Verleihung des Hochschulgrads »Magistra Sanitatis Publicae«, Venia legendi für Klinische Pharmakologie und Ernennung zur stellv. Leiterin des Insituts für Klinische Pharmakologie, MHH

Seit 2002 Direktorin des Instituts für Klinische Pharmakologie, Otto-von-Guericke-Universität Magdeburg

Forschungsschwerpunkte

Endogene Inhibitoren der NO-Synthase, Pharmakologische Beeinflussung von ADMA, Untersuchung zur Beeinflussung von Alterungsprozessen in Zellkulturen, Einfluss von Arzneimitteln auf die Endothelfunktion, Erfassung des oxidativen Stress in vivo, Entwicklung von analytischen Verfahren im Zusammenhang mit dem Metabolismus von ADMA und SDMA, Entwicklung von analytischen Verfahren zur quantitativen Bestimmung von Arzneistoffen und Metaboliten in biologischem Material, Erfassung und Bewertung von UAWs, Bewertung von Arzneistoffinteraktionen

Ehrungen (u.a.)

1992 Young Investigator Award, Henry Christian Memorial Award, Promotionspreis MHH

1997 Jan Brod-Preis

1997 Samuel A. Levine Young Clinical Investigator Award

1998 ERA/EDTA-Award

1999 Paul Martini-Preis für Klinische Pharmakologie[3]

2009 Verleihung der Ehrendoktorwürde der Universität Pécs, Ungarn

---

1   ArchMHH ZA, P 5. 4, C. I. 5. 8, unpag.

2   Bode, Stefanie M. (1989): Die Regulation des Tonus menschlicher Koronararterien durch den endothelialen relaxierenden Faktor (EDRF) und Prostanoide, Diss. med., MHH.

Publikationen (Auswahl)

Stefanie M. Bode Böger et al. (1992): Endothelin release and shift in prostaglandin balance are involved in the modulation of vascular tone by recombinant erythropoietin, J. Cardiovasc. Pharmacol., 20, S. 25–28; Bode Böger et al. (2013): Effect of chronic elevated asymmetric dimethylarginine (ADMA) levels on granulopoiesis, Ann. Hematol., 92, S. 505–508.

---

3 http://www.med.uni-magdeburg.de/fme/institute/ikp/mitarbeiter/bode_boeger.htm (05.02.2013), entnommener Lebenslauf aus der schriftlichen Mitteilung von Prof. Dr. Dr. Stefanie Bode-Böger vom 14.02.2013.

1996

Prof. Rainer H. Böger

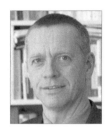

Forschungsthema: »L-Arginine Induces Nitric-Oxide-Dependent Vasodilation in Patients With Critical Limb Ischemia«[1]

* 4. Juli 1965 in Hannover

1984–1990 Studium der Humanmedizin, MHH

1990–1992 AiP, Institut für Klinische Pharmakologie, MHH

1991 Promotion, Abteilung Allgemeine Anatomie, MHH

1992 Approbation, MHH

1992–1996 Assistenzarzt, Institut für Klinische Pharmakologie, MHH

1996 Forschungsaufenthalt am Falk Cardiovakular Research Center, Stanford University School of Medicine

1997–2000 Assistenzarzt und Leiter einer Arbeitsgruppe, Institut für Klinische Pharmakologie, MHH

1997 Facharzt für Klinische Pharmakologie und Habilitation und Erteilung der Venia legendi für das Fachgebiet Klinische Pharmakologie

2000 Professur (C3) für Klinische Pharmakologie, UKE Hamburg

2002 Facharzt für Pharmakologie und Toxikologie

2006 Gründer und Leiter des Clinical Trial Center North, UKE Hamburg[2]

Seit 2011 Direktor des Inst. für Klinische Pharmakologie und Toxikologie, UKE Hamburg

Forschungsschwerpunkte

Regulation arterieller Funktion durch NO und verwandte Metabolite, methylierte Arginin-Derivate als Risikomarker kardiovaskulärer Erkrankungen, Isoprostane als Mediatore und Marker des oxidativen Stress, vaskuläre Veränderungen bei Diabetes mellitus

Ehrungen (u.a.)

1992 Young Investigator Award, Basel; Henry Christian Memorial Award

1997 Samuel A. Levine Young Clinical Investigator Award, American Heart Association

1998 Friedrich Hartmut Dost-Gedächtnispreis

1999 Paul Martini-Preis für Klinische Pharmakologie[3]

Publikationen (Auswahl)

Rainer H. Böger et al. (1992): Endothelin release and shift in prostaglandin balance are involved in the modulation of vascular tone by recombinant erythropoietin, J. Cardiovasc. Pharmacol., 20, S. 25–28; Böger et al. (2013): FXR Agonist INT-747 Upregulates DDAH Expression and Enhances Insulin Sensitivity in High-Salt Fed Dahl Rats, PLoS One, 8.

---

1   ArchMHH ZA, P 5. 4, C. I. 5. 8, unpag.

2   http://www.ctc-north.de/ueber-uns/unser-kernteam/ (15.03.2013).

3   Entnommener Lebenslauf aus der schriftlichen Mitteilung von Prof. Dr. Rainer Böger vom 29.03.2013.

1996

Prof. Rainer Schmelzeisen

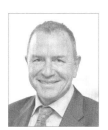

Forschungsthema: »Postoperative Function after Implant Insertion in Vascularized Bone Grafts in Maxilla and Mandible«[1]

* 11. September 1957 in Eltville am Rhein

1977–1983 Studium der Medizin und Zahnmedizin, Universität Mainz

1982 Approbation zum Arzt

1983 Approbation zum Zahnarzt und Promotion zum Dr. med.

1983–1985 Arzt und wissenschaftlicher Mitarbeiter an der Klinik für Mund-, Kiefer- und Gesichtschirurgie

1985 Promotion zum Dr. med. dent., MHH, anschließend Auslandsaufenthalte

1988 Facharzt für Mund-, Kiefer- und Gesichtschirurgie

1990 Aufenthalt am Laboratorium für Experimentelle Chirurgie der Schweizer AG für Osteosynthese

1991 Habilitation im Fach Kieferchirurgie, MHH

1992 Studienaufenthalt am Department of Plastic Surgery, University of Miami

1992 Anerkennung der Zusatzbezeichnung »Plastische Operationen«

1994 Hospitation am Department of Plastic and Rekonstructive Surgery, University NY

Seit 1997 Ärztlicher Direktor der Abteilung für Mund-, Kiefer- und Gesichtschirurgie, Albert-Ludwigs-Universität Freiburg

2005–2007 Vorsitz der Deutschen Gesellschaft für Schädelbasischirurgie

2012 Kongresspräsident der Deutschen Gesellschaft für Mund-, Kiefer- und Gesichts-chirurgie

Forschungsschwerpunkte

Mund-, Kiefer- und Gesichtschirurgie

Ehrungen (u.a.)

1989 Jahrespreis der AG für Kieferchirurgie

1995 Hans Pichler-Preis der Österreichischen Gesellschaft für Mund-, Kiefer- und Gesichts-chirurgie[2]

Seit 2004 Fellow of the Royal College of Surgeons, London

Publikationen (Auswahl)

Rainer Schmelzeisen et al. (1985): Postoperative enterale Ernährung bei Patienten mit IMF nach Kieferchirurgie, Dtsch. Z. Mund Kiefer Gesichtschir., 9, S. 452–454; Schmelzeisen et al. (2013): Design and development of a virtual anatomic atlas of the human skull for automatic segmentation in computer-assisted surgery, Int. J.Comput. Assist. Radiol. Surg., 17.

---

1   ArchMHH ZA, P 5. 4, C. I. 5. 8, unpag.

2   http://www.uniklinik-freiburg.de/person/1-28118521-0/index.xml?version=lang (18.04.2013).

1997

Prof. Jörn Elsner

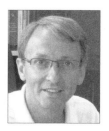

Forschungsthema: »Surface and mRNA expression of the CD52 antigen by human eosionophils, but not by neutrophils«[1]

* 27. Dezember 1964 in Stade, Niedersachsen

1986–1992 Studium der Humanmedizin, MHH

1991–1992 PJ, Wahlfach Dermatologie, Hautklinik Linden, sowie Chirurgie und Innere Medizin an der MHH und Freiburg

1993 Promotion zum Dr. med., MHH

1994–1996 Assistenzarztzeit in der Universitäts-Hautklinik Freiburg und der Dermatologischen Klinik und Poliklinik, MHH

1994 Approbation

1994 Dermatologische Klinik und Poliklinik (Hautklinik Linden), MHH

1996 Facharzt für Dermatologie und Venerologie

1997 Zusatzbezeichung Allergologie

1997 Venia legendi für das Fach Dermatologie und Venerolgie[2]

1998 Oberarzt im Funktionsbereich Allergologie und Umweltmedizin der Dermatologischen Klinik und Poliklinik, MHH

2000 Ernennung zum außerplanmäßigen Professor, MHH

2000–2005 Oberarzt der Dermatologischen Klinik und Poliklinik, MHH

2005–2008 Leiter der Klinik für Dermatologie und Allergologie, Bad Bentheim

2007–2009 Berufsbegleitendes Studium der Betriebswirtschaft

Seit 2008 Niederlassung in Bremen[3]

2009 Master of Business Administration (MBA)

Forschungsschwerpunkte

Charakterisierung und Modulation von Effektormechanismen eosinophiler Granulozten

Ehrungen (u.a.)

1999 Honourable Mention 1999 of the Pharmacia Allergy Research Foundation

1999 Karl Hansen Gedächtnis-Preis[4]

Publikationen (Auswahl)

Jörn Elsner et al. (1995): Activation of the respiratory burst in human eosinophils by chemotaxins requires intracellular calcium fluxes, J. Invest. Dermatol., 105, S. 231–236; Elsner et al. (2008): n-Nonanoyl-CCL14 (NNY-CCL14), a novel inhibitor of allergic airway inflammation is a partial agonist of human CCR2, Alergy, 63, S. 1317–1323.

---

1   ArchMHH ZA, P 5. 4, C. I. 5. 8, unpag.

2   Jahrbuch der Gesellschaft der Freunde, Jg. 1997, S. 17–18.

3   http://www.hautarzt-elsner.de/elsner.html (05.04.2013).

4   Entnommener Lebenslauf aus der schriftlichen Mitteilung von Prof. Dr. Jörn Elsner vom 24.04.2013.

1998

Prof. Joachim Thomas Cremer

Forschungsthema: »Morbidity of cardiopulmonary bypass and potential benefits of minimally invasive coronary surgery off pump«[1]

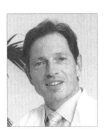

* 6. Juli 1957 in Nieukerk, NRW

1976–1982 Studium der Humanmedizin, RWTH Aachen

1980 Famulatur am Dept. of Cardiovascular Surgery, Harvard Medical School

1982 Approbation

1983 Promotion

1984–1985 Weiterbildung zum Facharzt für Chirurgie, Krankenanstalten Stadt Köln

1986–1993 Wissenschaftlicher Mitarbeiter im Zentrum Chirurgie, MHH

1990 Facharzt Chirurgie, Forschungsstipendien mit Aufenthalten im Barnes Hospital, Washington, USA/University of Alabama, Birmingham, USA/University of Pittsburgh, Pittsburgh, USA

1992–1993 Oberarzt der Klinik für Herz-, Thorax- und Gefäßchirurgie, MHH

1993–1996 Leitender Oberarzt der Klinik für Herz- und Gefäßchirurgie, CAU Kiel

1995 Habilitation im Fach Chirurgie, MHH

1996 Leitender Oberarzt der Klinik für Herz-, Thorax- und Gefäßchirurgie, MHH

Seit 1998 Ernennung zum ordentlichen Universitäts-Professor mit Lehrstuhl für Herz- und Gefäßchirurgie, CAU Kiel

2006 Leiter des Zentrums Operative Medizin I am Campus Kiel[2]

Forschungsschwerpunkte

Tissue Engineering, Perkutane Mitralklappenimplantation, Resektion der Aortenklappe

Ehrungen (u.a.)

1995 Ernst Derra-Preis[3]

2000 Ehrenprofessur des 2nd Affiliated Hospital der Zhejiang University, China

Publikationen (Auswahl)

Joachim Thomas Cremer et al. (1999): Different approaches for minimally invasive closure of artrial septal defects, Ann. Thorac. Surg., 67, S. 1648–1652; Cremer et al. (2013): Dynamic annuloplasty for mitral regurgitation, J. Thorac. Cardiovasc. Surg., 145, S. 425–459.

---

1   ArchMHH ZA, P 5. 4, C. I. 5. 8, unpag., Jahrbuch der Gesellschaft der Freunde, Jg. 1998, S. 18–19.

2   http://www.uksh.de/hgc-kiel/Das+Team/Lebenslauf+Prof_+Dr_+med_+Cremer.html (05.02.2013).

3   Entnommener Lebenslauf aus der schriftlichen Mitteilung von Prof. Dr. Joachim Thomas Cremer vom 27.02.2013.

1999

Prof. Burkhard Hornig

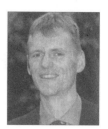

*Prof. Hornig »konnte nachweisen, dass sich die eingeschränkte Ge-
fäßfunktion bei Patienten mit Herzmuskelschwäche medikamentös
verbessern lässt, indem ein in der Gefäßwand lokalisiertes Enzym
gehemmt wird«*[1]

* 4. Dezember 1964 in Kiel[2]
1985–1991 Medizinstudium, Albert-Ludwigs-Universität, Freiburg
1992 Promotion in Freiburg
1992–1996 Wissenschaftlicher Assistent an der Medizinischen Klinik der ALU Freiburg
1996–1998 Wissenschaftlicher Assistent, Abteilung Kardiologie und Angiologie, MHH
1998 Facharzt für Innere Medizin, Ernennung zum Oberarzt
2000 Habilitation im Fach Innere Medizin
2001 Facharzt für Kardiologie
2001–2002 Ausbildung »Qualitätsmanagement in der Medizin«
2002 Stellv. Ärztlicher Direktor, Abteilung Kardiologie und Angiologie, MHH
2003 Außerplanmäßiger Professor, MHH
2004–2011 Leitender Arzt, Kardiologie Claraspital Basel
2012 Chefarzt Kardiologie, Claraspital Basel[3]
Seit 2013 Belegarzt an der Hirslanden Klinik Aarau[4]

Forschungsschwerpunkte
Invasive Kardiologie, PM- und ICD-Implantation

Ehrungen (u.a.)
2001 Werner-Forssmann-Preis, Ruhr-Universität Bochum

Publikationen (Auswahl)
Burkhard Hornig et al. (1992): Endothelial function in chronic congestive heart failure, Am.
J. Cardiol., 69, S. 1596–1601; Hornig et al. (2010): Drug-eluting versus bare-metal stents in
large coronary arteries, N. Engl. J. Med., 363, S. 2310–2319.

---

1   Jahrbuch der Gesellschaft der Freunde, Jg. 1999, S. 15.
2   Hornig, Burkhard (1991): Endothelfunktion bei Patienten mit chronischer Herzinsuffizienz: Untersuchung
    von Leitungs- und Widerstandsgefässen. Diss. med., Freiburg.
3   http://www.claraspital.ch/medizinische-leistungen/kardiologie/mitarbeitende/prof-dr-med-burkhard-hornig
    (19.02.2013).
4   http://www.hirslanden.ch/global/de/startseite/aerzte/aerztevisitenkarten/126/hornig_burkhard.html
    (19.02.2013).

1999

Prof. Hans Jürgen Schlitt

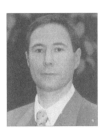

Prof. Schlitt »wurde für die Entwicklung einer besonderen chirurgischen Technik ausgezeichnet. Sie ermöglicht, eine transplantierte Leber auch dann zu erhalten, wenn Veränderungen in den Gallengängen auftreten«[1]

* 26. Mai 1961 in Fulda, Hessen

1980–1986 Studium der Medizin, Julius-Maximilians-Universität Würzburg

1986 Promotion, Würzburg

1994 Habilitation im Fach Chirurgie, MHH

1986, 1988–1994 Facharztweiterbildung, Zentrum Chirurgie, MHH

1994 Facharzt Chirurgie

1994–2002 Oberarzt, Klinik für Viszeral- und Transplantationschirurgie, MHH

1999 Außerplanmäßiger Professor, MHH

2001 Fellow, Royal College of Surgeons England (FRCS), American College of Surgeons (FACS)

2002 Fellow, Royal Australasian College of Surgeons (FRACS), Medical Hospital Manager

2002–2003 Chairman und Direktor, Upper Gastrointestinal and Transplantation Surgery, University of Sydney, Australien

Seit 2003 Lehrstuhl für Chirurgie und Direktor der Klinik und Poliklinik für Chirurgie, Klinikum der Universität Regensburg

2010 Honorary European Diploma in Transplantation Surgery, European Board of Surgery

Forschungsschwerpunkte

Transplantationsimmunologie, Onkologie, Klinische Studien

Ehrungen (u.a.)

1988 Josef Schneider-Preis, Würzburg

1994 Young Investigator Award, Transplantation Society, Forschungspreis, Deutsche Transplantationsgesellschaft

2000 Prof. h. c., Staatl. Med. Akademie Kirow, Russland

2000 Von Langenbeck-Preis, DGC

2000 Sir Hans Adolf Krebs-Preis, MHH

2002 Forschungspreis der Deutschen Arbeitsgemeinschaft zum Studium der Leber (GASL)

2007 Honorary Member, Jordanian Surgical Society

2011 Mitglied, Deutsche Akademie der Naturforscher Leopoldina[2]

---

1   Jahrbuch der Gesellschaft der Freunde, Jg. 1999, S. 15.

2   http://www.uniklinikum-regensburg.de/kliniken-institute/Chirurgie/Klinikteam___Mitarbeiter/__rztlicher_Dienst/Hans_J__Schlitt/index.php (13.04.2013).

Publikationen (Auswahl)

Hans Jürgen Schlitt et al. (1987): Immunosuppressive activity of cyclosporine metabolites in vitro, Transplant. Proc., 19, S. 4248–4251; Schlitt et al. (2013): The effects of the semi-recumbent position on hemodynamic status in patients on invasive mechanical ventilation-prospective randomized multivariable analysis, Crit. Care, 17, S. 80.

2000

Dr. Nanette Elisabeth Kälin

Forschungsthema: »AF508 CFTR protein expression in tissues from patients with cystic fibrosis«[1]

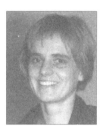

* 10. Juni 1966 in Meerbusch/Neuss, NRW

1985–1991 Studium der Biologie, Westfälische-Univesität Münster und Leibniz-Universität Hannover

1992 Diplom in Biologie

1992–1996 Wissenschaftliche Tätigkeit am Institut für Biophysikalische Chemie, MHH

1996 Promotion zum Dr. rer. nat.[2], Institut für Biophysikalische Chemie, MHH

1995 Forschungsaufenthalte, Hospital Maison Blanche, Reims, Frankreich

1996–1998 Wissenschaftliche Mitarbeiterin in der Klinischen Forschergruppe Molekulare Pathologie der Mukoviszidose, MHH

1998–2000 Dept. of Cell Biology and Histology, Academic Medical Center der Universität Amsterdam

2000–2004 Research fellow, Bijvoet Center and Institute of Biomembranes, Dept. of Chemistry, Science Faculty, University of Utrecht, Niederlande

2004–2013 Wissenschaftliche Koordinatorin des BMBF-Projekts »Zell-basierte regenerative Medizin«

Forschungsschwerpunkte

Medizinische Genom Forschung, Stammzellforschung, Regenerative Medizin, European Research Infrastructures (ESFRI)

Ehrungen (u.a.)

1998 Forschungsstipendien der Christiane Herzog-Stiftung und des Schweizer Nationalfonds

1999 FEBS Young Investigators Award

2001 Adolf Windorfer-Preis zur Förderung der Mukoviszidose Forschung[3]

Publikationen (Auswahl)

Nanette Kälin et al. (1992): A cystic fibrosis allele encoding missense mutations in both Nucleotide binding folds of the cystic fibrosis transmembrane conductance regulator, Hum. Mutat., 1, S. 204–210; Kälin et al. (2004): Natural phosphatidylcholine is actively translocated across the plasma membrane to the surface of mammalian cells, J. Biol. Chem., 279, S. 33228–33236.[4]

---

1   ArchMHH ZA, P 5. 4, C. I. 5. 8, unpag.
2   Titel der Arbeit: »Molekulare Pathologie des Mukoviszidose«.
3   http://p102824.typo3server.info/070501.425.0.html?&L=1592.0.html (10.06.2013).
4   Entnommener Lebenslauf aus der schriftlichen Mitteilung von Dr. Nanette Kälin vom 21.06.2013.

2001

Prof. Jörg Radermacher

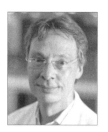

»Seinen Studienergebnissen zufolge zeigt ein spezieller Ultraschall-Messwert, ob es sinnvoll ist, verengte Nierenarterien aufzuweiten«[1]

* 3. April 1961 in Köln

1980–1987 Studium der Humanmedizin, MHH

1984–1985 Forschungsaufenthalt, Dept. of Medicine Infectious Diseases, New England Medical Center, Boston, USA

1986 Forschungsaufenthalt, Tropeninstitut und Hammersmith Hospital, University of London, Dept. of Infectious Diseases and Haematology

1987 Approbation, Promotion, MHH

1987–1988 Bundeswehr: Stabsarzt und Fliegerarzt in der Marineflugstaffel

1988–1990 Abteilung Klinische Pharmakologie, MHH

1990–2003 Abteilung Innere Medizin – Nephrologie, MHH

1998 Facharzt Innere Medizin

1999 Zusatzbezeichnung Nephrologie und Oberarzt

2000 Habilitation

2002 Zusatzbezeichnung European Hypertension Spezialist[2]

Seit 2003 Chefarzt der Abteilung Nephrologie am Klinikum Minden

2004 Außerplanmäßiger Professor, MHH

Forschungsschwerpunkte

Nephrologie

Ehrungen (u.a.)

2001 Nils Alwall-Preis[3]

2002 DEGUM Förderpreis

Publikationen (Auswahl)

Jörg Radermacher et al. (1987): Mutagenicity of 2-amino-3-methylimidazo [4,5- f] quinoline (IQ) in the granuloma pouch assay, Mutat. Res., 187, S. 99–103; Radermacher et al. (2010): Renal artery stenting is no longer indicated after ASTRAL: pros and cons, Cardiovasc. Intervent. Radiol., 33, S. 883–886.

---

1   http://www.mh-hannover.de/fileadmin/mhh/download/ueberblick_service/Info_01.12/06_17_aktuelles.pdf (10.02.2013).

2   Entnommener Lebenslauf aus der schriftlichen Mitteilung von Prof. Dr. Radermacher vom 19.02.2013.

3   http://www.mh-hannover.de/7229.html?&MP=4-8344 (09.02.2013).

2002

Dr. Elmar Jaeckel

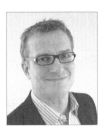

*»Er konnte zeigen, dass seine frühzeitige Therapie der akuten Hepa-
titis C mit Interferon-alfa-2b zur Ausheilung führt«*[1]

* 7. September 1969 in Hilden
1989–1996 Studium der Humanmedizin, Universität Hamburg, Yale University
1996 Approbation, Universität Hamburg
1996–1999 Wissenschaftlicher Assistent, Klinik für Gastroenterologie, MHH
1997 Fachkundenachweis Medizinische Radiologie und Rettungsmedizin
1998 Forschungsaufenthalt, Deutsches Primaten Zentrum, Göttingen
1999–2003 Post-Doc Forschungsaufenthalt, Abteilung Cancer Immunology and AIDS,
　　　　Dana Farber Cancer Institute, Harvard Medical School, Boston, USA
2001 Promotion zum Dr. med., Institut für Experimentelle und Klinische Pharmakologie
　　　und Toxikologie, Universität Erlangen-Nürnberg
2003 Wissenschaftlicher Forschungsleiter, Abteilung Gastroenterologie, Hepatologie und
　　　Endokrinologie, MHH
2007 Wissenschaftlicher Sekretär und Vorstandsmitglied des SFB 738 »Optimierung kon-
　　　ventioneller und innovativer Transplantate«
2008 Facharzt für Innere Medizin
2008 Abteilung Gastroenterologie, Hepatologie und Endokrinologie, MHH
2009 Facharzt für Innere Medizin Schwerpunkt Endokrinologie und Diabetologie
Seit 2009 Integriertes Forschungs- und Behandlungszentrum Transplanatation, Stellvertre-
　　　tender Sprecher des Scientific Advisory Boards
2011 Abschluss des FH Studiums zum Medical Hospital Manager, FH Hannover

Forschungsschwerpunkte

Dominante und rezessive Toleranz in der Pathogenese und Therapie von Autoimmunerkrankungen, leberspezifische Immunregulation, Gentherapie hämotopoetischer Stammzellen und
dendritischer Zellen zur Toleranzinduktion bei Autoimmunerkrankungen und Transplantation allogener Gewebe, klinische Studien: Akute Hepatitis C Infektion Toleranziduktion bei
Autoimmunhepatitis[2, 3]

Publikationen (Auswahl)

Elmar Jaeckel et al. (1997): Experience with lamivudine against hepatitis B virus, Interviro-
logy, 40, S. 322–336; Jaeckel et al. (2013): Genetic predisposition and enviromental danger
signals initiate chronic autoimmune hepatitis driven by CD4+ T cells, Hepatology, 8.

1　http://www.aerzteblatt.de/archiv/35833/Verleihungen (15.03.2013).
2　Entnommener Lebenslauf aus der schriftlichen Mitteilung von Dr. Elmar Jaeckel vom 27.03.2013.
3　http://www.mh-hannover.de/fileadmin/mhh/bilder/international/hbrs_mdphd/Faculty/jaeckel.pdf
　　(13.03.2013). http://www.mh-hannover.de/gas-members.html (15.03.2013).

2003

Prof. Georg Behrens

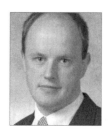

Prof. Behrens »konnte zeigen, warum die sehr effektive HAART-Therapie bei HIV-Patienten zum Fettabbau führt«[1]

* 29. Juli 1968 in Friesoythe/Cloppenburg
1988–1994 Studium der Humanmedizin an der MHH (1988–1992, 1994–1995) und Justus-Liebig-Universität Gießen (1992–1994)
1995 Approbation, MHH
1996 Promotion, Justus-Liebig-Universität Gießen
1996–2001 Tätigkeiten in der Klinischen Immunologie, Klinik für Gastroenterologie, Hepatologie und Endokrinologie, Klinik für Hämatologie und Onkologie, MHH
2001–2003 Post-Doc Forschungsstipendium, Walter and Eliza Hall Institute of Medical Research, Melbourne, Australia
2003 Juniorprofessor für Immunologie an der MHH
Seit 2004 Oberarzt an der Klinik für Immunologie und Rheumatologie, MHH
2007 Habilitation in Fach Immunologie[2]
Seit 2009 Professur, Klinik für Immunologie und Rheumatologie, MHH

Forschungsschwerpunkte
Metabolische Einflüsse der antiretroviralen Therapie, Einfluss von Virusinfektionen und ihrer Therapie auf das Immunsystem[3]

Ehrungen (u.a.)
1999 Junior Scientist Scholarship, San Diego, USA
2000 Fellow Travel Grant, San Francisco, USA
2001 Merck Sharp & Dohme (MSD) Award AIDS
2003 Silvia King-Preis der Deutschen Diabetes Gesellschaft
2003 AIDS-Research-Award[4]
2011 AIDS-Preis der HW & J. Hector-Stiftung

Publikationen (Auswahl)
Georg Behrens et al. (1995): Evidence that the granulocyte-specific antigen NC1 is identical with NA2, Vox.Sang., 68, S. 46–49; Behrens et al. (2013): Platelet activation suppresses HIV-1 infection of T cells, Retrovirology, 10, S. 48.

---

1   ArchMHH ZA, P 5. 4, C. I. 5. 8, unpag.
2   Behrens, Georg Martin Norbert (2006): Immunität und Toleranz zytotoxischer Lymphozyten gegen exogene Antigene, Habil.-Schrift, MHH.
3   http://www.hiv-kontrovers.de/hivkontrovers/front_content.php?idcat=1201 (20.01.2013).
4   Entnommener Lebenslauf aus der schriftlichen Mitteilung von Prof. Dr. Georg Behrens vom 18.02.2013.

2004

Prof. Eva Mischak-Weissinger

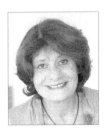

Prof. Mischak-Weissinger hat »einen Weg gefunden, die[se] Reaktion [von] verpflanzten Zellen gegen den Wirt nach einer Stammzelltransplantation mit einer Urinuntersuchung festzustellen«[1]

* 20. November 1962 in Baden, Österreich

1980–1987 Studium der Humanmedizin, Universität Wien

1987 Approbation, Promotion zur Doktorin der gesamten Heilkunde, Universität Wien

1989–1992 Forschungsaufenthalt, National Institute of Health, NCI, Laboratory of Genetics

1992–1993 Visiting associate (NIH/NCI/LG)

1993–1998 Junior Gruppenleiterin GSF, Hämatologikum, München

1997 Habilitation in Experimenteller Hämatologie, Ludwig-Maximilians-Universität München

1998–1999 Gastwissenschaftlerin, National Heart-Lung-Blood Institute

1999–2002 Wissenschaftliche und klinische Fellow, Hämatologie MHH

2002–2003 Ärztliche Leiterin Mosaiques Diagnostics GmbH

Seit 2003 Wissenschaftliche Gruppenleiterin, Hämatologie MHH

2005 Außerplanmäßige Professorin, Experimentelle Hämatologie

Forschungsschwerpunkte

Gentherapie der Graft-versus-host Krankheit, Stammzelltransplantation: experimentelle und klinische application, Antigen-specific T-cells: Therapie und Forschung, Roteomforschung[2]

Ehrungen (u.a.)

2007 Niedersächsischer Kooperationspreis[3]

Publikationen (Auswahl)

Eva Mischak-Weissinger et al. (2001): Cell therapy of hematological neoplasms, Internist. (Berli.), 42, S. 1374–1383; Mischak-Weissinger et al. (2013): Reconstruction and phenotype of Tregs in CMV reactivating patients following allogenic hematopoietic stem cell transplantation, Immunol. Invest., 42, S. 18–35.

---

1 http://www.mh-hannover.de/fileadmin/mhh/download/ueberblick_service/Info_04.12/06-15_Aktuelles.pdf (15.01.2013).

2 http://www.mh-hannover.de/4960.html (16.01.2013).

3 Entnommener Lebenslauf aus der schriftlichen Mitteilung von Prof. Dr. Eva Mischak-Weissinger vom 20.02.2013.

2005

Dr. Björn Ahl

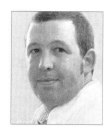

Forschungsthema: »Regional Differences in Cerebral Blood Flow and Cerebral Ammonia Metabolism in Patients with Cirrhosis.«[1]

* 10. November 1971 in Wolfenbüttel

1991–1992 Zivildienst beim DRK Wolfenbüttel

1992–2001 Studium der Medizin, MHH

1993 Akupunkturlehrgang, Colombo General Hospital, Sri Lanka

1998 Chirurgisches PJ-Tertial, University of Newfoundland, St. Johns, Kanada

1999 Erlangung der Teilapprobation

1999–2001 AiP, Neuroloigsche Klinik MHH

2001 Assistenzarzt, Neurologische Klinik MHH[2]

Seit 2005 Oberarzt der Gerontopsychiatrie[3] der Privat-Nerven-Klinik Dr. med. Kurt Fontheim[4]

Publikationen (Auswahl)

Björn Ahl et al. (2004): Regional differences in cerebral blood flow and cerebral ammonia Metabolism in patients with cirrhosis, Hepatology, 40, S. 73–79.

---

1   http://www2.mh-hannover.de/46.html?&no_cache=1&tx_ttnews%5Btt_news%5D=196&cHash=4e2fe1e1 c9154bb0909eda1be5a11a08 (01.02.2013).

2   ArchMHH ZA, P 5. 4, C. I. 5. 8, unpag.

3   Entnommener Lebenslauf aus der schriftlichen Mitteilung von Dr. Björn Ahl vom 18.02.2013.

4   http://www.klinik-dr-fontheim.de/info.html (01.02.2013).

2006

Dr. Serghei Cebotari

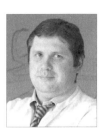

Forschungsthema: »Clinical Application of Tissue Engineered Human Heart Valves Using Autologous Progenitor Cells.«[1]

* 30. Oktober 1974 in Chisinau, Moldawien

1991–1997 Staatliche Medizinische und Pharmazeutische Universität N. Testemitanu, Chisinau, Moldawien

1997–2000 Facharztausbildung in Allgemeinchirurgie,Republikanisch Klinisches Krankenhaus, Staatliche Medizinische und Pharmazeutische Universität N. Testemitanu, Chisinau, Moldawien

1999–2002 Stipendiat, Abteilung Thorax-, Herz- und Gefäßchirurgie und Forschungslaboratorien für Biotechnologie und Bioartifizielle Organe, MHH

2001 Yacoubs Annual Course in Cardiac surgery, National Health and Lung Institute, Imperial College of Medicine, London

2002–2005 Assistenzarzt, Klinik für Thorax-, Herz- und Gefäßchirurgie, MHH

2005 Promotion, MHH

2010 Facharztprüfung Herzchirurgie und Oberarzt, MHH

Wissenschaftlicher Mitarbeiter im Sonderforschungsbereich 599 »Zukunftsfähige bioresorbierbare und permanente Implantate aus metallischen und keramischen Werkstoffen«[2]

Forschungsschwerpunkte

Autologer, vaskularisierter Herzmuskelersatz, Herstellung und tierexperimentelle Testung einer bioartifiziellen klappentragenden Gefäßprothese für den Einsatz bei Fontan Operationen, stabilisierende Magnesiumgeflechte zur Unterstützung von kardiovaskulärem Gewebeersatz im Hochdrucksystem[3]

Publikationen (Auswahl)

Serghei Cebotari et al. (2002): Guided tissue regeneration of vascular grafts in the peritoneal cavity, Circ. Res., 90, S. 71; Cebotari et al. (2013): Orthotopic Replacement of Aortic Heart Valves with Tissue-Engineered Grafts, Tissue Eng. Part. A, 26.

1 ArchMHH ZA, P 5. 4, C. I. 5. 8, unpag.
2 http://www.hno-mhh.de/sfb599/teilprojekte/R7/r7_mitarbeiter.html (10.02.2013).
3 Entnommener Lebenslauf aus der schriftlichen Mitteilung von Dr. Serghei Cebotari vom 21.02.2013.

2007

Prof. Bodo Grimbacher

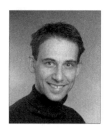

»Den Medizinern ist es gelungen, die genetische Ursache für das so genannte Kostmann-Syndrom zu identifizieren – sie haben nun den molekularen Schlüssel in der Hand, um eine Gentherapie zur Heilung dieser Erkrankung zu entwickeln«[1]

* 23. Januar 1967 in Bietigheim

1988–1995 Studium der Medizin in Aachen, Freiburg und Hamburg

1990–1997 Assistenzarzt und wissenschaftlicher Mitarbeiter in der Klinik Rheumatologie und Immunologie, Universitätsklinikum Freiburg

1995 Promotion zum Dr. med., Freiburg

2000–2006 Assistenzarzt und Stipendiat des Emmy-Noether-Programms der DFG, Universitätsklinikum Freiburg

2006 Habilitation, Freiburg

2006–2011 Oberarzt und Leiter der Marie-Curie Forschungsgruppe, Abteilung Immunologie, Royal Free Hospital und University College London, UK

2006 Habilitation, Innere Medizin; Wahl zum Sekretär der European Society for Immunodeficiencies

2009 Mitglied des London Medical Research Clubs

Seit 2011 Professor für Experimentelle Immunschwäche, Zentrum chronische Immunschwäche, Freiburg

Forschungsschwerpunkte

Molekulargenetik der primären Immunschwäche, genetische Gründe für Hypogammaglobulinemnia, klinischer Phenotyp von Antikörper-Schwäche-Syndromen, Genetik des hyper IgE Infektionssyndrom, neue Krankheitsgene der akuten kongenitalen Neutropenie, Genetik der chronischen mukocutanen Candidiasis, Molekularpathologie der entzündlichen Darmerkrankung[2]

Ehrungen (u.a.)

1990 Forschungsstipendium der Hans Hench-Stiftung

1998 NHGRI Poster Award for Outstanding Scientific Merit

2001 Election to host the Clinical Patient Registry of the European Society for Immunodeficiencies (ESID)

2006 Marie Curie Excellence Award of the European Commission

2009 Thieme-Preis der Leopoldina für Medizin

2012 Watson Memorial Lecture[3]

---

1 http://www.mh-hannover.de/46.html?&no_cache=1&tx_ttnews%5Btt_news%5D=657&cHash=b5224a27f 6282e07cd62392bc49f6f55 (11.02.2013).

2 http://www.uniklinik-freiburg.de/cci/live/forschung/pis/BodoGrimbacher/Researchareas_en.html (11.02.2013).

3 Entnommener Lebenslauf aus der schriftlichen Mitteilung von Prof. Dr. Bodo Grimbacher vom 19.02.2013.

Publikationen (Auswahl)

Bodo Grimbacher et al. (1997): Measurement of transcription factor c-fos and EGR-1 mRNA transcription levels in synovial tissue by quatitative RT-PCr, Rheumatol. Int., 17, S. 109–112; Grimbacher et al. (2013): The German National Registry for Primary Immunodeficiencies (PID), Clin. Exp. Immunol., 15.

2007

Prof. Christoph Klein

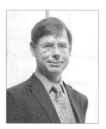

»Den Medizinern ist es gelungen, die genetische Ursache für das so genannte Kostmann-Syndrom zu identifizieren – sie haben nun den molekularen Schlüssel in der Hand, um eine Gentherapie zur Heilung dieser Erkrankung zu entwickeln«[1]

* 18. August 1964 Ehningen, Baden-Württemberg
1983–1990 Studium der Philosophie und Humanmedizin in Ulm und München
1991 Promotion zum Dr. med. in Ulm, AiP, Dr. von Haunersches Kinderspital, LMU München
1991–1994 Résident, Hospital Necker Enfants Malades, Paris
1994–1995 Assistenzarzt, Universitätskinderklinik, Freiburg
1993 Magister Artium Philosophie
1995–1998 Clinical Fellow, the Children's Hospital/Dana-Farber Cancer Institute, Harvard Medical School, Boston
1998–2000 Instructor in Pediatrics, Harvard Medical School
2000–2008 Oberarzt, Abteilung Pädiatrische Hämatologie und Onkologie MHH
2000 Dr. sci. nat., Université Paris V
2001 Leiter der Klinischen Forschergruppe Stammzelltransplantation und Immunmodulation, Entwicklung neuer zellulärer und molekularer Therapieverfahren in der Pädiatrie
2008–2011 Ärztlicher Direktor der Klinik für Pädiatrische Hämatologie und Onkologie, MHH
Seit März 2011 Inhaber des Lehrstuhls für Kinder- und Jugendmedizin und Direktor der Kinderklinik und Kinderpoliklinik im Haunerschen Kinderspital, Ludwig-Maximilians Universität München

Forschungsschwerpunkte

Erkrankungen des Immunsystems, Grundlagenforschung und Therapie seltener Krankheiten, Genetik der Blutbildungsstörungen, Stammzellbiologie, Gentherapie, Immuntherapie

Ehrungen (u.a.)

1985 Stipendium des Cusanuswerkes, Bonn
1997 American Society of Hematology Scholar Award
2006 Yamagiwa-Yoshida Memorial Award, Japan
2006 Kind-Philip-Preis für Leukämieforschung
2007 GlaxoSmithKline-Preis für Klinische Forschung
2007 Adalbert Czerny-Preis
2010 Gottfried Wilhelm Leibniz-Preis, DFG[2]

---

1   http://www.mh-hannover.de/46.html?&no_cache=1&tx_ttnews%5Btt_news%5D=657&cHash=b5224a27f
6282e07cd62392bc49f6f55 (28.01.2013).

2011 Eva Luise Köhler-Forschungspreis
2011 Paul Martini Award
2011 Wílliam Dameshek Prize[3]

Publikationen (Auswahl)

Christoph Klein (1990): Zur Rolle des CD8-Corezeptor-Moleküls bei der T-Zell Aktivierung; Klein et al. (2013): EBV-specific T-cell immunity in pediatric solid organ graft with
posttransplantation lymphoproliferative disease, Transplantation, 95, S. 247–255.

---

2 Lebenslauf von Prof. Dr. Christoph Klein für die DFG, 2010.
3 http://www.klein.genzentrum.lmu.de/christoph-klein/ (28.01.2013); Entnommener Lebenslauf aus der
   schriftlichen Mitteilung von Prof. Dr. Christoph Klein vom 18.02.2013.

2008

Prof. Bernhard Schieffer

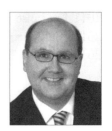

Für »seine Arbeit über Entzündungsproteine und ihre Rolle bei Herz- Kreislauferkrankungen«[1]

* 3. Juni 1964 in Kaiserslautern/Rheinland-Pfalz

1985 Studium der Werkstoffchemie, Universität des Saarlandes

1985–1992 Studium der Humanmedizin, Universität Freiburg

1990 Promotion

1992–1993 Arzt an der Klinik für Kardiologie, Freiburg

1994–1995 Forschungsaufenthalt an der Abteilung für Experimentelle Pathologie, Emory University Atlanta, USA

1996 Wissenschaftlicher Assistent, Medizinische Klinik III, Abteilung Kardiologie und Angiologie, Freiburg

1996–2001 Wissenschaftlicher Assistent, Abteilung Kardiologie und Angiologie, MHH

2000 Facharzt für Innere Medizin

2001 Klinischer Oberarzt für das Zentrum Innere Medizin und die Zentrale Notauf-nah-me, MHH

2001 Habilitation und Venia legendi für das Fach Innere Medizin

2002 Oberassistent der interdisziplinären internistisch/kardiologischen Intensivstation 14b

2004–2008 Verantwortlicher Oberarzt der Herzkatheterlabore der Klinik für Kardiologie und Angiologie, MHH

2005 Ernennung zum apl. Professor

2008 Verantwortlicher Oberarzt der kardiologischen Intensivstation und Intermediate Care Station

2009–2010 Kommissarischer Direktor der Klinik für Kardiologie und Angiologie, MHH

2010–2012 Stellv. Direktor der Klinik für Kardiologie und Angiologie, MHH

Direktor der Klinik für Innere Medizin- Kardiologie, Angiologie und intern. Intensiv-station, Universitätsklinikum Gießen und Marburg[2]

Forschungsschwerpunkte

Vaskuläre Biologie und Signalübertragung von gekoppelten G-Proteinen, experimentelle und klinische Arteriosklerose-Forschung

Ehrungen (u.a.)

1993 Förderpreis der Saarland-Pfälzischen Internistengesellschaft

1995 Oskar Lapp-Preis der Deutschen Gesellschaft für Kardiologie

1996 Stipendium der Hoffmann-LaRoche-Stiftung

1997 Merck Sharp & Dohme International Research Award

---

1   http://www.mh-hannover.de/46.html?&no_cache=1&tx_ttnews%5BpS%5D=1209599530&tx_ttnews%5Btt_news%5D=989&tx_ttnews%5BbackPid%5D=50&cHash=7851f1e3df (01.03.2013).

2   http://herzzentrum.online.uni-marburg.de/ (01.03.2013).

1998 Werner Forssmann-Preis für Invasive Kardiologie der Universität Dresden
1999 International Bristol-Myers Squibb Research Award
2000 ESSEX Schering Plough International Research Award
2001 Jan Brod-Preis, MHH
2006 Basic Science Award der American Heart Association
2007 Young Investigators Award der Deutschen Hochdruckliga
2011 W. H. Hauss-Preis, Deutsche Gesellschaft für Atheroskleroseforschung[3]

Publikationen (Auswahl)

Bernhard Schieffer et al. (1991): Reduzierung der atherogenischen Risikofaktoren durch kurzfristige Gewichtsreduktion. Der Nachweis der Richtlinien für Fettleibigkeit und der Wirksamkeit des National Cholesterol Education Programm, Klin. Wochenschr., 69, S. 163–167; Schieffer et al. (2013): Experimental gingivitis induces systemic imflammatory markers in young healthy individuals: a single-subject interventional study, PloS One, 8.

---

3   Entnommener Lebenslauf aus der schriftlichen Mitteilung von Prof. Dr. Bernahrd Schieffer vom 06.05.2013; ArchMHH ZA, P 5. 4, C. I. 5. 8, unpag.

2009

Prof. Julia Skokowa

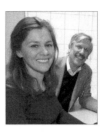

Für »wegweisende Erkenntnisse über Vitamin B3 in der Krebsforschung«[1]

* 26. August 1975 in Novopolotsk, Russland

1992–1998 Studium der Humanmedizin, Medizinische Akademie Wladikawkas, Russland

1998–1999 Facharztausbildung am Forschungsinstitut für Pädiatrische Hämatologie und Onkologie, Moskau, Russland

1999–2000 Wissenschaftliche Weiterbildung DAAD, Abt. Klinische Immunologie, MHH

2000–2003 MD/PhD-Studium »Molecular Medicine«, Abt. Klinische Immunologie, MHH

2002 Promotion, Abteilung Klinische Immunologie, MHH

2003–2004 Ärztliche Ausbildung, Abt. Pädiatrische Hämatologie und Onkologie, MHH

2004–2008 Postdoc, Abteilung Pädiatrische Hämatologie und Onkologie, MHH

Seit 2008 Postdoc, Leiterin der Arbeitsgruppe Abteilung Molekulare Hämatopoese, MHH[2] (Niedersachsenprofessur für Molekulare Hämatopoese)
Vorstandsmitglied von Benekids e.V.[3]

Forschungsschwerpunkte

Molekulare Mechanismen der Myelopoese und Pathomechanismen der angeborenen Neutropenie, GCSF-Rezeptor Signalwege[4]

Ehrungen (u.a.)

2004 Hans Hench-Preis für die beste Dissertation in der klinischen Immunologie des Jahres

2007 Hans Heinrich-Niemann-Gedächtnispreis, MHH[5]

2009 Fritz Lampert-Preis[6]

Publikationen (Auswahl)

Julia Skokowa et al. (2001): Fc gamma RIII-mediated production of TNF-alpha induces immune complex alveolitis independently of CXC chemokine generation, J. Immunol., 166, S. 5193–5200; Skokowa et al. (2013): Defective G-CSFR signaling pathways in congenital neutopenia, Hematol. Oncol. Clin. North. Am., 27, S. 75–88.

---

1   http://www.tui-group.com/de/presse/presseinformationen/archiv/2009/20091103_rudolf_schoen_preis (13.03.2013).

2   ArchMHH ZA, P 5. 4, C. I. 5. 8, unpag.

3   http://www.benekids.de/html/benekids_e_v_-der_verein.html (13.03.2013).

4   http://www.mh-hannover.de/12736.html.

5   ArchMHH ZA, P 5. 4, C. I. 5. 8, unpag.

6   http://www.mh-hannover.de/17199.html (15.03.2013).

2010

PD Dr. Jochen Wedemeyer

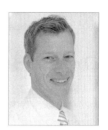

Dr. Wedemeyer »konnte zeigen, dass der endoskopische, Vakuum-assistierte Verschluss (E-V.A.C.) eine neue, innovative und komplikationsarme Therapieoption bei ausgedehnten infizierten Anastomosenleckagen im Brustkorb ist«[1]

* 9. Juni 1969 in Münster

1989–1996 Studium der Humanmedizin, MHH

1997 Promotion, MHH

1998 Approbation

 PJ in Pittsburgh/Pennsylvania und Phoenix/Arizona, USA

1998–1999 Forschungsaufenthalt am Dept. of Pathology, Harvard Medical School

1999–2001 Forschungsaufenthalt am Dept. of Pathology, Stanford University Medical School

2006 Facharzt Innere Medizin, Ernennung zum Oberarzt an der MHH

2006 Oberarzt der Endoskopie der Klinik für Gastroenterologie, Hepatologie und Endokrinologie, MHH

2008 Facharzt Gastroenterologie

2010 Habilitation für Innere Medizin

2011 Chefarzt der Klinik für Innere Medizin im KRH Klinikum Robert Koch Gehrden

2011 Chefarzt der Medizinischen Klinik I, Schwerpunkt Gastroenterologie und Hepatologie, Klinikum Springe

Forschungsschwerpunkte

Interkonventionelle Endoskopie, Mastzellen bei Entzündlichen Darmerkrankungen[2]

Ehrungen (u.a.)

2007 1. Preis Kasuistiken Wettbewerb[3]

Publikationen (Auswahl)

Jochen Wedemeyer et al. (1996): Quantitative assessment of intestinal eosinophils and mast cells in inflammatory bowel disease, Histopathology, 28, S. 1–13; Wedemeyer et al. (2013): Microbiologic analysis of peri-pancreatic fluid collected during EUS in patients with pancreatitis: impact on antibiotic therapy, Gastrointest. Endosc., 30.

---

1 http://www.mh-hannover.de/46.html?&no_cache=1&tx_ttnews%5Btt_news%5D=1770&cHash=24515b3 927cd55d2e5648a53cdabb2c9 (03.02.2013).

2 http://www.krh.eu/unternehmen/presse/pm2011/Seiten/chefarzt_medgehrden.aspx (03.02.2013).

3 Entnommener Lebenslauf aus der schriftlichen Mitteilung von PD Dr. Jochen Wedemeyer vom 18.02.2013.

2011

Dr. Jan-Henning Klusmann

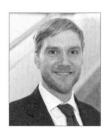

Forschungsthema: »miR-125b-2 is a potential oncomiR on human chromosome 21 in megakaryoblastic leukemia«[1]

* 29. Dezember 1979 in Göttingen

2000–2007 Studium der Humanmedizin, Universität Lübeck

2004–2005 Forschungsaufenthalt im Labor der Abteilung Onkologie und Hämatologie, Children's Hospital Boston, Harvard Medical School, USA

2007 Approbation und Promotion, MHH

2007 Forschungsaufenthalt im Labor der Abteilung Onkologie und Hämatologie, Children's Hospital Boston, Harvard Medical School, USA

Seit 2007 Assistenzarzt in der Klinik für Pädiatrische Hämatologie und Onkologie, MHH

2007–2011 Wissenschaftlicher Mitarbeiter, Klinik für Pädiatrische Hämatologie und Onkologie und der AML-BFM Studiengruppe, MHH

2009 Nachwuchsgruppenleiter der experimentellen AML Forschungsgruppe[2]

Seit 2011 Leiter der Emmy Noether-Nachwuchsgruppe Pädiatrische Hämatologie und Onkologie

Forschungsschwerpunkte

Komplexe Mechanismen der Entstehung pädiatrischer Leukämien[3]

Ehrungen (u.a.)

2006 Jan C. Molenaar-Preis für Nachwuchswissenschaftler

2007 Dissertationspreis Tumorforschung, MHH[4]

2011 Leukemia Clinical Research Award, DGHO

2012 American Society of Hematology Outstanding Abstract Achievement Award[5]

Publikationen (Auswahl)

Jan-Henning Cornelius Klusmann et al. (2005): Development stage-selective effect of somatically mutated leukomogenic transcription factor GATA1, Nat. Genet., 37, S. 613–619; Klusmann et al. (2013): Improved generation of patient-specific induced pluripotent stem cells using a chemically-defined and Matrigel-based approach, Curr. Mol. Med., 2.

---

1   http://genesdev.cshlp.org/content/24/5/478.full?sid=84731d5c-9ca0-420b-9772-5bebff5c7565 (11.03.2013).

2   http://www.mh-hannover.de/14179.html (15.03.2013).

3   http://www.mh-hannover.de/25508.html (15.03.2013).

4   https://aml.mh-hannover.de/benutzer/jan-henning-klusmann-dr.-med (08.03.2013).

5   Entnommener Lebenslauf aus der schriftlichen Mitteilung von Dr. Jan-Henning Klusmann vom 27.03.2013.

2011

Prof. Heiner Wedemeyer

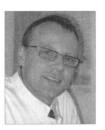

Die Forscher »konnten mit einer bestimmten Wirkstoffkombination erstmals bei einem Viertel der Patienten mit einer Hepatitis D-Virusinfektion eine Ausheilung erreichen«[1]

* 10. April 1967 in Göttingen

1988–1996 Studium der Humanmedizin und Musikwissenschaften, Georg-August-Universität Göttingen

1996 Approbation, Promotion zum Dr. med., Abteilung für Neuro- und Sinnesphysiologie, Göttingen

1996–1998 AiP und Assistenzarzt, Abteilung Gastroenterologie und Hepatologie, MHH

1998–2000 Research-Fellowship und Stipendiat der DFG, Liver Disease Section, Bethesda, MD, USA

2001 Wissenschaftlicher Mitarbeiter und Arbeitsgruppenleiter, Abteilung Gastronenterologie, Hepatologie und Endokrinologie, MHH

2002 Wissenschaftliche Koordination des Kompetenznetzes Hepatitis und der Deutschen Leberstiftung

2004 Habilitation und Venia legendi für das Fach Experimentelle Gastroenterologie, Leiter der Hepatitis Diagnostik Labor, MHH

2009 Apl. Professor, Abt. Gastroenterologie, Hepatologie und Endokrinologie MHH[2]

Seit 2012 Professur (W2) für Klinische Infektiologie bei Lebertransplantationen, MHH[3]

Forschungsschwerpunkte
Virusinfektionen der Leber, Gastroenterologie, Hepatologie, Infektiologie, Transplantationsmedizin

Ehrungen (u.a.)
2000 National Institute of Health Fellows Award for Research Excellence

2001 Heinz Kalk-Gedächtnispreis

2002 Hans Popper-Preis International Association for the Study of the Liver

2008 Präventionspreis Deutsche Gesellschaft für Innere Medizin[4]

Publikationen (Auswahl)
Heiner Wedemeyer et al. (1998): Die Bedeutung einer Koinfektion mit dem Hepatitis-G-Virus für die chronische Hepatitis C, Z. Gastroenterol., 36, S. 41–53; Wedemeyer et al. (2013): Immunopathogenesis of hepatitis e virus infection, Semin. Liver Dis., 33, S. 71–78.

---

1 http://www.mh-hannover.de/46.html?&no_cache=1&tx_ttnews%5Btt_news%5D=2203&cHash=032f498 50ae6128d5e19738e2540d1a7 (08.04.2013).

2 ArchMHH ZA, P 5. 4, C. I. 5. 8, unpag.

3 https://www.mh-hannover.de/25390.html (09.04.2013).

4 ArchMHH ZA, P 5. 4, C. I. 5. 8, unpag.

2012

PD Dr. Michael Heuser

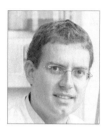

»Die Wissenschaftler erforschten das Myelodysplastische Syndrom (MDS) – eine Gruppe bösartiger Knochenmarks-Erkrankungen, bei der die Blutbildung eingeschränkt ist«[1]

* 13. November 1974 in Stuttgart

1995–1997 Studium der Humanmedizin, FU Berlin

1997–2002 Studium der Humanmedizin, RKU Heidelberg

2002–2005 Assistenzarzt, Klinik für Hämatologie, Hämostaseologie, Onkologie und Stammzelltransplantation, MHH

2005 Promotion zum Dr. med., DKFZ Heidelberg

2006–2008 Postdoctoral Research Fellowship der DFG, Terry Fox Laboratory, British Columbia Cancer Agency, Vancouver, Canada

2008–2012 Assistenzarzt, Klinik für Hämatologie, Hämostaseose, Onkologie und Stammzelltransplantation, MHH

Seit 2010 Gruppenleiter, Max Eder Nachwuchsprogramm der Deutschen Krebshilfe, MHH

2011 Habilitation in experimenteller Hämatologie und Onkologie

2012 ESMO Examen, Facharzt für Innere Medizin und Hämatologie und Onkologie, Erweiterung der Venia legendi auf Innere Medizin, Hämatologie und Onkologie

Seit 2012 Oberarzt, Klinik für Hämatologie, Hämostaseologie, Onkologie und Stammzelltransplantation, MHH

Seit 2013 Gruppenleiter, Molekulargenetische Diagnostik, Klinik für Hämatologie, Hämostaseologie, Onkologie und Stammzelltransplantation, MHH[2]

Forschungsschwerpunkte

Molekulargenetische Diagnostik bei akuter myeloischer Leukämie[3]

Ehrungen (u.a.)

2004 AACR-Glaxo-SmithKline Outstanding Clinical Scholar

2005 Travel Awards: Deutsche Krebshilfe/Mildred Scheel Stiftung, European Hematology Association, American Society of Hematology

2006 International Society for Experimental Hematology Poster Award

2008 Hannelore Munke-Forschungsstipendium, MHH

2011 Artur Pappenheim-Preis, DGHO[4]

2013 Johann Georg Zimmermann-Preis, MHH

---

1   http://www.mh-hannover.de/46.html?&no_cache=1&tx_ttnews%5Btt_news%5D=2826&cHash=38e2085a8b130011ba11a27bd2793474 (20.01.2013).

2   Entnommener Lebenslauf aus der Laudatio von Prof. Dr. Arnold Ganser auf der Preisverleihung des JGZ-Preises am 05.02.2013.

3   http://www.mh-hannover.de/4911.html?&L=1 (20.01.2013).

4   Entnommener Lebenslauf aus der schriftlichen Mitteilung von Prof. Dr. Michael Heuser vom 11.02.2013.

Publikationen (Auswahl)

Michael Heuser et al. (2005): Cytotoxicity determination without photochemical artifacts, Cancer Lett. 223, S. 57–66; Heuser et al. (2013): Acute leukemias of ambiguous lineage in adults: Molecular and clinical characterization, Ann. Hematol. 2013.

2012

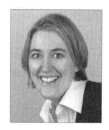

Dr. med. Felicitas Thol

»Die Wissenschaftler erforschten das Myelodysplastische Syndrom (MDS) – eine Gruppe bösartiger Knochenmarks-Erkrankungen, bei der die Blutbildung eingeschränkt ist.«[1]

* 20. Juli 1977 in Essen

1997–2000 Studium der Humanmedizin, Albert-Ludwigs-Universität Freiburg

2000–2002 Studium der Humanmedizin, University of Massachusetts Medical School, USA

2002–2004 Fortsetzung des Studiums in Freiburg, PJ an der Penisula Medical School, Großbritannien

2002 Erstes amerikanisches Staatsexamen

2004 Promotion und Approbation, Freiburg

2005–2006 Assistenzärztin, Klinik für Hämatologie, Hämostaseologie, Onkologie und Stammzelltransplantation, MHH

2006 Zweites amerikanisches Staatsexamen und amerikanische Approbation

2006–2009 Facharztausbildung Darthmouth Hitchcock Medical Center, USA

2007 United States Medical Licensing Examination, Step 3

2009 Resident Rotation, National Institute of Health, Bethesda, USA und amerikanische Facharztprüfung für Innere Medizin

2009–2012 Assistenzärztin, Klinik für Hämatologie, Hämostaseologie, Onkologie und Stammzelltransplantation, MHH

Seit 2012 Oberärztin und Fachärztin Innere Medizin, Klinik für Hämatologie, Hämostaseologie, Onkologie und Stammzelltransplantation, MHH

Forschungsschwerpunkte

Molekulare Marker bei myeloischen Neoplasien und ihre Bedeutung für die Therapieplanung[2]

Ehrungen (u.a.)

2001–2002 Stipendium des Landes Baden-Württemberg für das Studium an der University of Massachusetts

2007 Aufnahme in die Alpha Omega Alpha (American Medical Honor Society)

2007 Erster Preis für den Bereich »Associate Member Presentations« des American College of Physicans

---

1   http://www.mh-hannover.de/46.html?&no_cache=1&tx_ttnews%5Btt_news%5D=2673&cHash=c2d2c9fc
    23e8d79c1c26159070435cbc (02.04.2013).

2   http://www.google.de/imgres?q=felicitas+thol&hl=de&sa=X&tbo=d&biw=1280&bih=836&tbm=isch&tb
    nid=NTeVD2rhHC7X9M:&imgrefurl=http://www2.kenes.com/mds/info/Pages/Interviews.aspx&docid=r-
    W5bwd9uVWpoM&imgurl=http://www2.kenes.com/mds/info/PublishingImages/Thol_headshot.
    jpg&w=412&h=573&ei=K_rrUJP-KYn3sgaW1IDgDw&zoom=1&iact=hc&vpx=2&vpy=95&dur=94&ho
    vh=265&hovw=190&tx=92&ty=181&sig=103566418041063721943&page=1&tbnh=151&tbnw=110&st
    art=0&ndsp=47&ved=1t:429,r:0,s:0,i:88 (02.04.2013).

2007–2009 Preis für Lehre an der Dartmouth Medical School
2011 Translational Research in Hematology Award
2012 American Society of Hematology Outstanding Abstract Achievement Award
2012 Tumorforschungspreis der MHH[3]

Publikationen (Auswahl)

Felicitas Thol et al. (2007): Therapeutische Verwendung von Erythropoietin in der Dermatoonkologie, J. Dtsch. Dermatol. Ges., 5, S. 280–285; Thol et al. (2013): NADH dehydrogenase subunit 4 variant sequences in childhood acute myeloid leukaemia, Br. J. Haematol., 25.

---

3 Entnommener Lebenslauf aus der schriftlichen Mitteilung von Dr. Felicitas Thol vom 19.04.2013.

2013

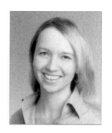

Dr. Katja Deterding

Für ihre im Lancet publizierte Arbeit »Delayed versus immediate treatment for patients with acute hapatitis C: a randomised controlled non-inferiority trial«

* 3. August 1973 in Liebenau, Niedersachsen
1994–1996 Studium der Zahnmedizin an der MHH
1996–2002 Studium der Humanmedizin an der MHH
2002 Approbation
Seit Januar 2003 Assistenzärztin in der Klinik für Gastroenterologie, Hepatologie und Endokrinologie der MHH
Seit September 2012 Fachärztin für Innere Medizin

Forschungsschwerpunkte
Hepatologie

Ehrungen (u.a.)
2006 VIRGIL Fellowship
2007/2008 Travel Award European Association for the study of the liver
2009 Posterpreis Hep-Net-Symposium

Publikationen (Auswahl)
Katja Deterding et al. (2006): Hepatitis A virus infection suppresses hepatitis C virus replication and may lead to clearance of HCV. J Hepatol. 45, 770–778; Deterding et al. (2013): Delayed versus immediate treatment for patients with acute hepatitis C: a randomised controlled non-inferiority trial. Lancet Infect Dis. 13, S. 497–506.

---

1   Laudatio von Frau Prof. Dr. Denise Hilfiker-Kleiner anlässlich der Stipendien- und Forschungspreisvergabe 2013 auf der Jahresversammlung der Gesellschaft der Freunde der Medizinischen Hochschule Hannover e.V. am 06.11.2013.
2   Entnommener Lebenslauf aus der schriftlichen Mitteilung von Dr. Katja Deterding vom 07.11.2013.

2013

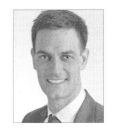

PD Dr. Gregor Warnecke

Für seine in The Lancet publizierte Arbeit »Normothermic perfusion of donor lungs for preservation and assessment with the Organ Care System Lung before bilateral transplantation«.[1]

* 2. April 1974 in Helmstedt, Niedersachsen[2]

1994–1997 Studium der Humanmedizin an der MHH

2001 Staatsexamen

2001–2002 AiP an der Klinik für Thorax-, Herz- und Gefäßchirurgie der MHH

2003 Approbation und und Promotion an der Klinik für Thorax-, Herz- und Gefäß-chirurgie der MHH

2003–2010 Arzt an der Klinik für Thorax-, Herz- und Gefäßchirurgie der MHH

2004–2006 Wissenschaftlicher Mitarbeiter im Emmy Noether-Programm

2009 Facharzt für Herzchirurgie

Seit 2010 Leitende Tätigkeit für den Bereich »Lungen- und Herzlungentransplantation« der Abteilung für HTTG-Chirurgie der MHH

Seit 2010 Oberarzt der Abteilung

2010 Habilitation, Venia legendi für das Fach Herzchirurgie

Forschungsschwerpunkte
Transplantationsmedizin, Herzchirurgie

Ehrungen (u.a.)
2002 Posterpreis der Deutschen Gesellschaft für Radioonkologie

2004 Nachwuchsförderpreis der Deutschen Gesellschaft für Thorax-, Herz- und Gefäßchirurgie

2006 Philip K. Caves Award der International Society for Heart and Lung Transplantation

2006 Young Investigator Award der American Society of Transplantation

2010 TTS ICTS New Key Opinion Leader Award

Publikationen (Auswahl)
Gregor Warnecke et al. (1999): Exogenous surfactant improves survival and surfactant function in ischemia-reperfusion injury in minipigs. Eur Respir J 13, S. 1037–1043; Warnecke et al. (2013): A relevant experimental model for human bronchiolitis obliterans syndrome. J Heart Lung Transplant Sep 16. [Epub ahead of print]

---

1   Laudatio von Frau Prof. Dr. Denise Hilfiker-Kleiner anlässlich der Stipendien- und Forschungspreisvergabe 2013 auf der Jahresversammlung der Gesellschaft der Freunde der Medizinischen Hochschule Hannover e.V. am 06.11.2013.

2   Entnommener Lebenslauf aus der schriftlichen Mitteilung von PD Dr. Gregor Warnecke vom 07.11.2013.

Jan Brod-Preis

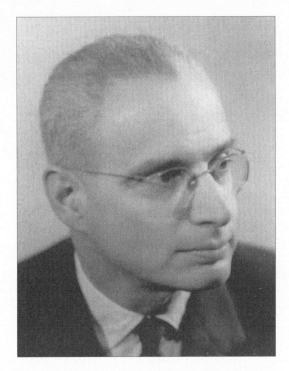

Jan Brod

Jan Brod-Preis

Der Namensgeber Jan Brod (1912–1985)

Am 8. Februar 1994[1] schrieb der Vorsitzende der Gesellschaft der Freunde der Medizinischen Hochschule Hannover, Herr Symannek, an den damaligen Rektor der MHH, Prof. Reinhold Pabst, dass ein Vertragsentwurf vorliege, in dem die Solvay-Pharma GmbH Deutschland einen Wissenschaftspreis in Aussicht stelle, der mit dem Namen des ehemaligen Ordinarius für Nephrologie Prof. Jan Brod verbunden sein sollte.[2]

Jan Brod wurde am 19. Mai 1912 in Novy Jicin, einem kleinen Ort in der Nähe von Ostrawa in Tschechien geboren, in dem auch der berühmte Georg Mendel zur Welt kam. Jan Brod studierte bis 1937 Medizin an der Karls-Universität in Prag und wechselte nach einer halbjährigen unbezahlten Tätigkeit an der Prager Medizinischen Klinik an die Wiener Medizinische Klinik zu Hans Eppinger (1879–1946).[3] Jan Brods Mentor wurde in Wien Hans Popper[4], der sich intensiv mit der Physiologie der Nieren befasste, so dass über Hans Popper das Bon-

mot von Homer W. Smith überliefert worden ist: »His concepts of renal physiology were quite unorthodox and prompted Homer Smith to remark, ›this crazy guy thinks sodium dances a minuet in the renal medulla‹«.[5] Ebenso wie Popper musste auch Jan Brod 1938 nach dem Anschluss Österreichs an das nationalsozialistische Deutschland emigrieren. Er floh nach Frankreich, schloss sich kurzfristig der tschechischen Armee an und leistete erste Hilfe in der Compiègne. »Seine nephrologischen Erfahrungen erweiterte er bei Professor Rathery[6] in Paris.«[7] In den Wirren der Jahre 1940 bis 1945 durchlebte Jan Brod als Leutnant der Sanitätstruppe des englischen Heeres den II. Weltkrieg in Frankreich, England, Algerien und Italien. Nach Ende des Krieges kehrte Jan Brod wieder nach Prag an die Medizinische Klinik der Karls-Universität zurück, wo er 1949 habilitierte. Seine internationalen Kontakte führten zur Zusammenarbeit mit Homer Smith in New York[8] und Sir Geor-

---

1 Brief vom 22. Feb. 1994 [ArchMHH ZA, P 5. 3, C. I. 5. 6, unpag.].

2 Die biographischen Details sind der Publikation zum Gedenken an den 90. Geburtstag des 1985 verstorbenen Jan Brod entnommen. Vgl. A. Woywodt, J. Bahlmann, M. Haubitz, H. Haller, K.-M. Koch: From the Prague Spring to a Chair in Nephrology in Germany: Jan Brod (1912–1985) Nephrol Dial Transplant (2004) 19: 1374–1377.

3 Zu Hans Eppinger vgl. Ernst Klee, Personenlexikon zum Dritten Reich Frankfurt a. M. 2007.

4 Zu Hans Popper, der 1938 in die Emigration gezwungen wurde, vgl. Rudi Schmid: Hans Popper November 24, 1903–May 6, 1988. National Academy of Sciences: Biographical Memoirs, Washington 1994, S. 293–306.

5 Zit. nach Rudi Schmid, 1994, S. 295.

6 Francois Rathery, Professor für Innere Medizin am Hôspital Lariboisière, forschte über Diabetes und zählt zu den Gründungsvätern der französischen Nephrologie. Marcel Lagrain: Maurice Dérot (1901–1985): A French pioneer of Nephrology. Nephrol. Dial Transplant 14, 1999: S. 233–235.

7 Jahrbuch der Gesellschaft der Freunde, Jg. 1970, S. 66.

8 Robert F. Pitts: Homer William Smith 1895–1962. A Biographical Memoir. National Academy of Sciences Washington 1967, S. 443–449. Sein monumentales Werk: The Kidney: Structure and Function in Health and Disease. New York, 1951, prägte die nephrologische Forschung der Nachkriegszeit.

ge Pickering[9] in London. Seine universitäre Laufbahn wurde allerdings durch die politischen Umstände unter der tschechischen kommunistischen Partei behindert, so dass er als Vizedirektor an das Forschungsinstitut für kardiovaskuläre Erkrankungen in Prag wechselte. 1963 wurde Jan Brod zum ordentlichen Professor für Innere Medizin an der Karls-Universität ernannt. Hier begann Jan Brod sich intensiv mit dem Problem des Bluthochdrucks und deren pathologischen Folgen zu befassen. Daraus entstanden Forschungen zur Pathogenese der Wasser- und Salzretention bei Herzinsuffizienz. Die Verbindung von klinischer Grundlagenforschung und deren klinischer Anwendung zeichneten Jan Brods Forschungen aus, wie sich auch anhand seiner Publikationen über die hämodynamischen Grundlagen des Bluthochdrucks, insbesondere über die Beziehung zwischen emotionalem Stress und Hypertonie zeigten: »His data on the haemodynamic pattern in emotional stress have been cited ever since their first publication in the 1960s. In particular, Brod demonstrated that the haemodynamic response to stress in normotensive subjects, with renal and cutaneous vasoconstriction, is similar to the situation in unstimulated hypertensive patients. These findings prompted further research into the genetic-environmental interaction in hypertension.«[10]

Die politischen Umstände nach der gewaltsamen Beendigung des »Prager Frühlings« 1968 bedeutete für Jan Brod eine erneute persönliche Bedrohung durch politische Institutionen, da er sich für die Wahrung der demokratischen Grundrechte seines Landes offen engagiert hatte. Nach dem Einmarsch der sowjetischen Truppen am 20. August 1968 in die Tschechoslowakei entschied sich Jan Brod zum zweiten Mal in seinem Leben zu emigrieren. Über Jugoslawien und Österreich wandte er sich an Peter Wolff, Ordinarius für Nephrologie der Johannes Gutenberg-Universität Mainz, der eine biochemische orientierte Nephrologie förderte.[11] Bereits ein Jahr später erhielt er den Ruf auf den Lehrstuhl für Nephrologie im Zentrum Innere Medizin an der Medizinischen Hochschule Hannover, den er 1970 übernahm.

Die international renommierte Position der Nephrologie an der neugegründeten MHH basierte auf Jan Brods über 200 klinisch-wissenschaftlichen Arbeiten zur Nierenerkrankungen, u. a. zur Dialyse und zur Niereninsuffizienz, sowie sein 1973 erschienenes Standardwerk »The Kidney«. Zugleich bestand eine intensive Zusammenarbeit mit Prof. Rudolf Pichlmayr (1932–1997) im Zusammenhang mit dem Aufbau einer Transplantationschirurgie. Eine ausgezeichnete Versorgung von nierenerkrankten Patienten in Niedersachsen wurde unter der Leitung von Jan Brod aufgebaut: »Die Zusammenarbeit von klinischer Medizin und ärztlicher Praxis hat er gefördert, dass eine umfassende Versorgung schwer Nieren- und Hochdruckkranker im gesamten niedersächsischen Raum gewährleistet war.«[12] Durch Jan Brods internationales Ansehen wurde die gerade gegründete MHH weltweit wahrgenommen. Eine Vielzahl internationaler Ehrenmitgliedschaften und Auszeichnungen sind Ausdruck dieses Renommees. 1979 wurde auf seine Initiative hin mit Unterstützung des DAAD für

9   W. S. Perls: Sir George White Pickering (1904–1980), in: Munk's Roll: Lives of the Fellows of the Royal College of physicians: Volume VII: S. 464.

10   Woywodt et al., 2004, S. 1376–1377.

11   Zu Hans Peter Wolff (1914–2010) vgl. Nachruf http://www.medicom.cc/medicom-de/inhalte/nephro-news/entries/NN111/entries_sec/Nachruf-auf-Prof-Hans-Peter-Wolff-1914-bis-2010.php.

12   Jahrbuch der Gesellschaft der Freunde, Jg. 1985, S. 116.

MHH-Studierende ein Auslandsstudium-Programm mit Großbritannien ins Leben gerufen.[13] 1981 emeritierte Jan Brod. Er verstarb mit 73 Jahren am 10. Februar 1985.

Der Jan Brod-Preis (1994–2013)

Der Vorschlag, einen Preis nach dem ersten Lehrstuhlinhaber der Nephrologie an der MHH zu benennen, wurde von Prof. Hartmut Küppers, stellvertretender Medical Director der Solvay GmbH International eingebracht.[14] Die Ausrichtung der klinischen Forschungsarbeiten sollte im Sinne des Stifters Solvay-Pharma GmbH Deutschland mit dem Gebiet der Kreislauf- und Nierenerkrankungen verbunden sein. Endgültig wurde diese Namensgebung dann seitens der Solvay-Pharma GmbH Deutschland und des Rektorats in Abstimmung mit der Gesellschaft der Freunde der MHH am 22. März 1994 festgelegt. Am 28. Juni 1994 konnte der Vertrag unterzeichnet werden, um eine erste Ausschreibung noch im Laufe des Jahres 1994 erfolgen lassen zu können. Die konstituierende Sitzung des Kuratoriums fand ebenfalls am 28. Juni 1994 statt.

Nach den Statuten sollten die Bewerber um den Preis das 45. Lebensjahr nicht überschritten haben und Wissenschaftler an der MHH sein. Eingereicht werden konnten Manuskripte, die innerhalb eines Jahres (1. Mai des Vorjahres bis 30. April des laufenden Jahres) zum Druck angenommen bzw. veröffentlicht worden waren. Es war auch vorgesehen, Dissertationen und Habilitationen als zu begutachtende Arbeiten zuzulassen.[15] Ein Preisgeld von 10.000 DM wurde zur Verfügung gestellt. Der Vertrag wurde schließlich von der Gesellschaft der Freunde der MHH mit der in Hannover ansässigen Firma Kali Chemie geschlossen, da seit November 1989 das Unternehmen Kali Chemie Pharma GmbH, Firmensitz Hannover, zur deutschen Tochter der Solvay GmbH gehörte und der Firmensitz der Solvay Gruppe Deutschland sich auch in Hannover befand.[16]

Nach dem Vorschlag des Rektorats sollten das Kuratorium des Jan Brod-Preises in Hinsicht auf die Mitglieder der MHH-Professoren identisch sein mit denjenigen, die auch in das Kuratorium des Rudolf Schoen-Preises gewählt worden waren.[17] Diesem Vorschlag wurde vom Senat nicht gefolgt, sondern es wurden die Profs. Grube (Anatomie), Nordheim (Molekularbiologie), Sterzel (Nephrologie, Erlangen)[18] und Daniel (Kardiologie, Dresden)[19] in das Kurato-

---

13 Ebenda S. 116.

14 Brief vom 22. Feb. 1994 [ArchMHH ZA, P 5. 3, C. I. 5. 6, unpag.].

15 Vgl. Richtlinie zu den Bewerbungen um den Jan Brod-Preis für klinische Forschungen speziell auf dem Gebiete der Kreislauf- und Nierenerkrankungen. Anlage I zu den Vereinbarung Solvay Pharma GmbH Deutschland Hannover und der Gesellschaft der Freunde der Medizinischen Hochschule Hannover [ArchMHH ZA, P 5. 3, C. I. 5. 6, unpag.].

16 Zur Geschichte des 1863 gegründeten Chemie Unternehmens vgl. http://www.solvay.de/DE/Unternehmen/Internationale_Solvay-Gruppe/SOLVAY-Historie.aspx.

17 Vgl. Senatsprotokoll der 267 Senatssitzung vom Juli 1994.

18 Ralf Bernhard Sterzel arbeitete Anfang der 1990 Jahre an der Nephrologischen Klinik der MHH bei einem »großartigen Mentor«. »Unter Jan Brod erlernte er die Begeisterung und Disziplin, die für einen klinischen Wissenschaftler und Lehrer notwendig sind«. M. Weber Fr. Luft; J. Mann: In Memoriam Ralf Bernd Sterzel. Nephro-news Ausgabe 01/2: http://www.medicom.cc/medicom-de/inhalte/nephro-news/entries/1147/entries_sec/656.php.

19 Werner D. Daniel habilitierte 1982 an der Medizinischen Hochschule Hannover (MHH) im Fach Kardiologie und war von 1983 bis 1993 als Oberarzt und apl. Prof. für Kardiologie an der MHH tätig. 1993 folgte er dem Ruf auf eine C4-Professur am Uni-Klinikum Carl-Gustav-Carus der TU Dresden.

rium gewählt. Den Vorsitz des Kuratoriums übernahm Prof. Horst von der Hardt in seiner Funktion als Prorektor für Forschung. Ebenfalls gehörten dem Kuratorium qua Amt der Rektor der MHH, ein Vertreter des Niedersächsischen Ministeriums für Wissenschaft und Kultur und ein Mitglied der Gesellschaft der Freunde der MHH an. Der erste Ausschreibungstext wurde dann bereits am 14. Juli 1994 verabschiedet, so dass die Frist für die Einreichung von Arbeiten eingehalten werden konnte.

Nach Ablauf der Ausschreibungsfrist zum 15. September erfolgt zügig die Entscheidung über die Forschergruppe, die den ersten Jan Brod-Preis erhalten sollte. Vom Gremium wurde die Publikation: »Intrinsic human glomerular mesangalia cells can express receptors for IgG complexes (hFcyRIII-A) and the associates FcεRIγ-chain«[20] als preiswürdig ausgelobt. Die Verleihung des ersten Jan Brod-Preises erfolgt am 19. Oktober 1994 im Rahmen der Mitgliederversammlung der Gesellschaft der Freunde der MHH.

---

20 Erschienen ist die Arbeit in J. Immunologie. 153, 1994, S. 1281–1292.

Die Preisträger des

Jan Brod-Preises

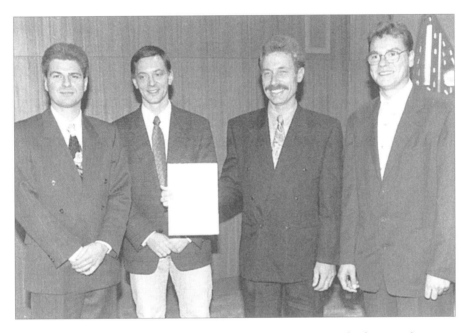

Die erste Verleihung des Jan Brod-Preises am 19. Oktober 1994:
Dr. Peter Uciechowski, Dr. Hans-Jürgen Mägert,
Prof. Reinhold E. Schmidt, Dr. J. Engelbert Gesser (v.l.n.r.)
(Jahrbuch der Gesellschaft der Freunde, Jg. 1994, S. 14)

1994

Prof. Johannes Engelbert Gessner

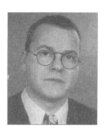

Für die Arbeit zum Thema »Intrinsic human glomerular mesangial cells can express receptor for IgG complexes and the associated FcεRIγ-chain«[1]

*13. März 1962 in Mannheim[2]

1981–1987 Studium der Chemie, Technische Universität Berlin

1985–1986 Wissenschaftliche Mitarbeit, Institut für Biochemie, TU Berlin

1987 Diplomchemiker, Berlin

1988–1989 Postgraduierten-Ausbildung, Max-Planck-Institut für experimentelle Endokrinologie, Hannover

1990 Studienaufenthalt, Robert Koch-Institut Berlin

1990–1993 Promotion, Abteilung Klinische Immunologie, MHH

1993 Promotion zum Dr. rer. nat., TU Berlin

1994 Postdoktoranden-Aufenthalt, Dept. of Immunology, University Hospital Utrecht, Holland

1994–2001 Leitung AG für Molekulare Immunologie in der Abteilung Klinische Immunologie, MHH

1997 Stipendiat, European Molecular Biology Organization (EMBO), Dept. of Pathology, Centrale Médicine Universitare Genf, Schweiz, Ernennung zum Akademischen Rat

1999 Habilitation (Dr. hum. biol. habil.), Fach Immunologie, MHH[3]

Mitglied des Sonderforschungsbereiches 265 »Immunreaktionen und Pathomechanismen bei Organtransplantation« der DFG

2002 Leiter und Direktor des Labors für Molekulare Immunologie, Abteilung für Klinische Immunologie, MHH und des Forschungsbereichs »Molekulare Immunologie«

2002 Ernennung zum apl. Professor[4]

Seit 2009 Akademischer Direktor, Klinik für Immunologie u. Rheumatologie, MHH[5]

Forschungsschwerpunkte

Makrophagen-Membranglykoproteine und deren Signalwege, Immunzellfunktionen und Mechanismen der entzündlichen Genregulation, Chrakterisierung von knock out Mäusen, Pathogenese entzündlicher Autoimmunerkrankungen

---

1   ArchMHH ZA, P 5. 3, C. I. 5. 6. unpag.

2   Entnommener Lebenslauf aus der schriftlichen Mitteilung von Prof. Dr. Dr. Johannes Engelbert Gessner vom 04.04.2013.

3   http://www.mh-hannover.de/fileadmin/mhh/download/ueberblick_service/Info_02.12/38-45namenund-nachrichten.pdf (15.04.2013).

4   Jahrbuch der Gesellschaft der Freunde, Jg. 1999, S. 123.

5   ArchMHH ZA, P 5. 3, C. I. 5. 6. unpag.

Publikationen (Auswahl)

Johannes Engelbert Gessner et al. (1992): Multiparameter analyses of normal and malignant human plasma cells: CD38++,CD56++,CD54++, clg+ is the common phenotype of myeloma cells, Ann. Hematol., 64, S. 132–139.; Gessner (2013): Fcγ Receptoren, Z. Rheumatol. 72, S. 68–70.

1994

Prof. Hans-Jürgen Mägert

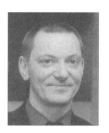

Für die Arbeit zum Thema »Intrinsic human glomerular mesangial cells can express receptor for IgG complexes and the associated FcεRIγ-chain«[1]

* 22. September 1958 in Rüsselsheim, Hessen

1977–1983 Studium der Biologie, Technische Hochschule Darmstadt

1983–1984 Diplomarbeit am Institut für Biochemie, Darmstadt

1988 Promotion am Institut für Biochemie, Darmstadt bei Prof. H. G. Gassen

1988 Betreuung eines Biotechnologie-Kurses, Menoufia Universität, Shebin El Comm, Kairo

1988–1989 Wissenschaftlicher Mitarbeiter, Institut für Anatomie und Zellbiologie, Heidelberg

1989 Leiter der Abteilung IV, Zell- und Molekularbiologie des Niedersächsischen Instituts für Peptidforschung GmbH

1999 Habilitation und Venia legendi für das Fach Molekularbiologie an der MHH

2003 Berufung zum C3-Professor für Molekulare Biotechnologie, HS Anhalt Standort Köthen

Seit 2010 Gastdozentur an der University of Indonesia, Jakarta[2]

2011 Ernennung zum »Adjunct Professor« der University of Indonesia, Jakarta

Forschungsschwerpunkte

Der Multidomänen-Serinproteinase-Inhibitor LEKTI und seine Relevanz für Hauterkrankungen und Allergien, Chemokin-modifizierende Enzyme als neue Drug-Targets

Ehrungen (u.a.)

1998 Sir Hans Adolf Krebs-Preis

Publikationen (Auswahl)

Hans-Jürgen Mägert et al. (1993): Nucleotide sequence of the rabbit gamma-preprotachykinin I cDNA, Biochem. Biophys. Res. Comm. 195, S. 128–131; Mägert et al. (2003): Expression of guanylyl cyclise B in the human corpus cavernosum Penis and the possible involvement of its ligand C-type natriuretic Polypeptide in the induction of penile erection, J. Urol. 169, S. 1918–1922.

---

1   ArchMHH ZA, P 5. 3, C. I. 5. 6. unpag.

2   http://www.mz-web.de/servlet/ContentServer?pagename=ksta/page&atype=ksArtikel&aid=1334258326275 (20.02.2013) und entnommener Lebenslauf aus der schriftlichen Mitteilung von Prof. Dr. Hans-Jürgen Mägert vom 28.02.2013.

1994

Prof. Heinfried H. Radeke

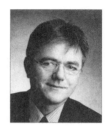

Für die Arbeit zum Thema »Intrinsic human glomerular mesangial cells can express receptor für IgG complexes and the associated FcεRIγ-chain«[1]

* 20.Juni 1955 in Asendorf

1976–1979 Ausbildung zum staatlich-geprüften Krankenpfleger, MHH

Ab 1979 Studium der Humanmedizin, MHH

1981–1985 Wissenschaftlicher Mitarbeiter, Abteilung für Endokrinologie, MHH

1985 Approbation

1986 Promotion

1985–1987 Assistenzarzt, Pädiatrische Klinik, Universität Göttingen

1987 Klinischer und Wissenschaftlicher Leiter der Bissendorf-Peptid GmbH, Institut für Klinische und Molekulare Pharmakologie, MHH

1991 Wissenschaftlicher Mitarbeiter, BASF-Bioresearch Corporation, Cambridge, MA, USA

1992 Facharzt für Molekulare Biologie, wissenschaftlicher Mitarbeiter am Institut für Klinische und Molekulare Pharmakologie, MHH

1993 Habilitation, Facharzt für Pharmakologie und Toxikologie

1994–1995 Forschungsaufenthalt an der School of Medicine University of California, San Francisco

1995–1997 Ass.-Professor, Abteilung Pathologie, School of Medicine, Case Western Reserve University, Ohio

1997–2001 Assistenzprofessor, Abteilung Pathologie, MHH

1999 Ernennung zum Professor (apl) und Oberassistent (C2), Institut für Pharmakologie, MHH

2001–2006 Dozentur der Schleussner Stiftung für Immun-Pharmakologie, Universität Frankfurt

2001 Umhabilitation und Ernennung zum Professor für Immunpharmakologie, Universität Frankfurt

2002 Gründungsmitglied des Zentrums für Arzneimittelforschung, Entwicklung und Sicherheit

2004 Facharzt Klinische Pharmakologie

2005–2014 Mitglied Steering commitee of Graduate College GK 1172

Forschungsschwerpunkte

Chemokine, Infiltrierte mononuklear Zellen, Chronische Entzündungen[2]

---

1   ArchMHH ZA, P 5. 3, C. I. 5. 6. unpag.

2   http://www.radeke.de/RADEKE_institute.htm, http://www.radeke.de/ (05.05.2013).

Ehrungen (u.a.)
1986 Promotionspreis, MHH[3]

Publikationen (Auswahl)
Heinfried H. Radeke et al. (1989): Prostaglandin E2 production is synergistically increased in Cultured human glomerular mesangial cells by combination of Il-1 and tumor necrosis factor-alpha 1, J. Immunol., 143, S. 1989–1995., Radeke et al. (2013): CXCL9 Causes Heterologous Desensitization of CXCL12-Mediated Memory T Lymphozyte Activation, J. Immunol., 190, S. 3696–3705.

---

3   Entnommener Lebenslauf aus der schriftlichen Mitteilung von Prof. Dr. Heinfried Radeke vom 27.02.2013.

1994

Prof. Reinhold E. Schmidt

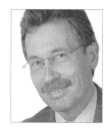

Für die Arbeit zum Thema »Intrinsic human glomerular mesangial cells can express receptor for IgG complexes and the associated FcɛRIγ-chain.«[1]

* 17. Dezember 1951 in Knoblauch, Kreis Nauen[2]
Ab 1971 Studium der Medizin und Psychologie, Bonn
1976 Approbation, Medizinische Fakultät, Universität Bonn
1976 Hämatologie/Onkologie, University of Utah, USA
1977 Promotion zum Dr. med.
1977–1983 Immunologie/Rheumatoloige, Hämatologie/Onkologie, Bonn
1980 Forschungsaufenthalt, Hammersmith Hospital, University of London
1983 Lizenz Innere Medizin
1983–1986 Forschungsaufenthalt, Dana-Farber Cancer Institute, Harvard Medical School
1985 Habilitation für Innere Medizin und Klinische Immunologie
Seit 1986 Universitätsprofessor der MHH
1989 Lizenz Rheumatologie
1991 Lizenz Allergologie
Seit 1995 Lehrstuhl für Klinische Immunologie, MHH
Seit 2000 Sprecher und Gründer des PhD-Programms Molecular Medicine
Seit 2004 Dekan der Hannover Biomedical Research School (HBRS)
Seit 2011 Mitglied des Nationalen AIDS-Beirats[3]

Forschungsschwerpunkte

Fc Rezeptoren, Regulation und Aktivierung, Rolle in der Pathogenese von Krankheiten, Aktivierungsmechanismus von natürlichen Killer-Zellen, Pathogenese von Vaskulitis und Chronischer rheumatoider Arthritis, Immuntherapie, Hämoglobin, Immunschwächen

Ehrungen (u.a.)

1992 Rudolf Schoen-Preis

Publikationen (Auswahl)

Reinhold E. Schmidt et al. (1986): Reticuloendothelial system Fc-receptor function in patients with immune thrombocytopenia after treatment with high dose intravenous immunoglobulin, Scand. J. Hematol., 37, S. 125–129; Schmidt et al. (2013): Fcγ receptors, Z. Rheumatol., 72, S. 68–70.

---

1   ArchMHH ZA, P 5. 4, C. I. 5. 8, unpag.
2   Jahrbuch der Gesellschaft der Freunde, 1992, S. 15 und schriftlichen Mitteilung von Prof. Dr. Reinhold E. Schmidt vom 27.02.2013.
3   http://www.bmg.bund.de/glossarbegriffe/a/nationaler-aids-beirat/kurzbiografie-reinhold-e-schmidt.html.

1994

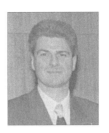

Dr. Peter Uciechowski

Für die Arbeit zum Thema »Intrinsic human glomerular mesangial cells can express receptor for IgG complexes and the associated FcεRIγ-chain.«[1]

* 22. Juli 1960 in Hannover
1982–1988 Studium der Biologie, Universität Hannover
1987–1988 Diplomarbeit, MHH
1988 Diplom-Biologe
1988–1989 Mitarbeiter der NK/NL Sektion des IV. Internationalen Leucocyte Differentiation Antigen Workshops
1989–1991 Graduiertenstipendiat des Landes Niedersachsen
1992–1996 Wissenschaftlicher Mitarbeiter im Institut für Klinische Molekularpharmakologie, MHH
1992 Wissenschaftlicher Mitarbeiter, Sonderforschungsbereich 244 »Chronische Entzündungen«, Tierärztliche Hochschule Hannover
1992 Promotion zum Dr. rer. nat.
1994–1996 Arbeitsgruppenleiter im SFBB 244
1996 Wissenschaftlicher Mitarbeiter, Gemeinschaftspraxis in Recklinghausen, Leiter der Abteilung Immunologie
1998–2002 Wissenschaftlicher Mitarbeiter, Institut für Molekulare Nanotechnologie, RELAB AG-Gruppe, Recklinghausen
Seit 2002 Wissenschaftlicher Mitarbeiter, Institut für Immunologie, Universitätsklinikum RWTH Aachen

Forschungsschwerpunkte

Patent: Verfahren zur Charakterisierung disseminierter und mikrometastasierter Krebszellen[2], Charakterisierung humaner neutrophiler Granulozyten, Epigenetische Veränderungen von Leukozyten, Veränderungen des Immunsystems im Alter[3]

Publikationen (Auswahl)

Peter Uciechowski et al. (1989): Activation of cloned human killer cells via Fc gamma RIII, J. Immunol., 142, S. 1102–1106.; Uciechowski et al. (2013): Effects of human Toll-like receptor 1 polymorphisms on ageing, Immun. Ageing., 10, S. 4.

---

1   ArchMHH ZA, P 5. 3, C. I. 5. 6. unpag.
2   http://www.ukaachen.de/go/show?ID=2327752&DV=0&COMP=page&ALTNAVID=1172970&ALTNA VDV=0 (03.05.2013).
3   Entnommener Lebenslauf aus der schriftlichen Mitteilung von Dr. Peter Uciechowski vom 26.02.2013.

1995

Prof. C. Can Cedidi

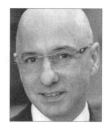

Für die Arbeit »Urodilatin: A new approach for the treatment of therapy of therapy-resistant acute renal failure after liver transplantation«[1]

* 15. November 1963 in Istanbul

Ab 1983 Studium der Humanmedizin in Heidelberg, Mainz, Hamburg

1989 PJ, University of Texas, Health Science Center

1990 PJ, University of Illinois, College of Medicine at Chicago und RKU Heidelberg, Abteilung Neurochirurgie

1991–1992 AiP, Abteilung Abdominal und Transplantationschirurgie, MHH

1992 Promotion, Institut für Immunologie und Serologie, Sektion klinische und experimentelle Immunologie, Heidelberg

1992–1993 Wissenschaftlicher Assistent, Niedersächsisches Institut für Peptid-Forschung, Hannover

1993 Surgical Resident, Mayo Graduate School of Medicine, Zentrum für Chirurgie, Mayo Klinik, Rochester, Minnesota/USA

1994 Wissenschaftlicher Assistent, Niedersächsisches Institut für Peptid-Forschung, MHH

1995–1999 Assistenzarzt, Klinik für Plastische- und Handchirurgie- Verbrennungszentrum, Unfallklinik Ludwigshafen der Universität Heidelberg

1999 Facharzt für Plastische Chirurgie

1999–2001 Oberarzt in der Klinik für Plastische-, Hand- und Wiederherstellungschirurgie, MHH

2001–2005 Leitender Oberarzt am Helios Klinikum Wuppertal, Universität Witten/Herdecke

2003 Habilitation, Universität Witten Herdecke

Seit 2006 Klinikdirektor Plastische, Rekonstruktive und Ästhetische Chirurgie Klinikum Bremen-Mitte gGmbH

2008 Ernennung zum außerplanmäßigen Professor, Universität Witten/Herdecke

Forschungsschwerpunkte

Mikrochirurgische Rekonstruktionen, Handchirurgie, Verbrennungsmedizin, Ästhetische Chirurgie künstlicher Hautersatz[2]

Publikationen (Auswahl)

Can Cedidi et al. (2002): Severe abdominal wall necrosis after ultrasound-assisted Liposuction, Aesthetic Plast. Surg., 26, S. 20–22., Cedidi et al. (2010): A case of fulminant progressing dermatomyositis panarteritis nodosa (DMPAN), J. Plast. Reconstr. Aesthet. Surg., 63, S. 848–849.

---

1   ArchMHH ZA, P 5. 3, C. I. 5. 6. unpag.

2   http://www.gesundheitnord.de/medizinunfpflege/weiterbildungsermaechtigung/prof-dr-c-can-cedidi. html#c9964 (04.03.2013).

1995

Prof. Markus Friedrich Meyer

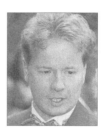

Für die Arbeit »Urodilatin: A new approach for the treatment of therapy of therapyresistent acute renal failure after liver transplantation«[1]

* 7. April 1963 in Meschede, Westfalen
1984–1985 Studium der Klassischen Philologie und des Sports, Universität Bielefeld
1985–1992 Studium der Medizin in Köln, Heidelberg, Chicago und Argentinien
1992 AiP, Klinik für Urologie, MHH; Arbeitsbeginn am Niedersächsischen Institut für Peptidforschung, Hannover[2]
1993 Approbation, Promotion, Heidelberg
Seit 1994 Betreuung von Waisenkindern in Indonesien[3]
1994 Wissenschaftlicher Assistent, Niedersächsisches Institut Peptid-Forschung, Hannover
1996 Leiter der Abteilung Funktionsanalyse des Niedersächsisches Instituts Peptid-Forschung
1997 Venia legendi für das Fach Zellbiologie, MHH[4]
2001 Ernennung zum außerplanmäßigen Professor, MHH
        Geschäftsführer IPF PharmaCeuticals GmbH, Hannover
2013 Direktor der Cardiorentis AG Zug, Schweiz

Forschungsschwerpunkte

Analytische Peptid-Chemie, Präparative Peptid-Chemie, Peptidsynthese, Molekularbiologie, Funktionsanalyse[5]

Ehrungen (u.a.)

Pharmacia-Preis des Forums Urodynamicum Großhaderner Innovationspreis für Urologie
1997 Sandoz-Preis für therapierelevante Forschung

Publikationen (Auswahl)

Markus Meyer et al. (1994): Urodilatin: from cardiac hormones to clinical trials, Exp. Nephrol., 2, S. 318–323.

---

1 ArchMHH ZA, P 5. 3, C. I. 5. 6. unpag.
2 Meyer, Markus (1993): Morphologischer, Molekularbiologischer und Biochemischer Nachweis von Cardiolatin/Atrial Natriuretisches Polypeptid in einer Zellpopulation des Nebennierenmarkes und die Kolokalisation mit anderen Neuropeptiden, Diss. med., Heidelberg.
3 http://www.kinderzukunft.de/wie-wir-helfen/waisenkinder-in-jakarta.html (01.02.2013)
4 Jahrbuch der Gesellschaft der Freunde, Jg. 1997, S. 140.
5 http://www.forschungsprofile-niedersachsen.de/forschungsdatenbank/profil_1843.html (01.02.2013)

1996

Prof. Reinhard Brunkhorst

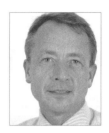

Forschungsthema: »The effect of glucose and pyruvate in acidic and non-acidic peritoneal dialysis fluids on leukocytes cell function«[1]

* 1. April 1953 in Beckedorf, Niedersachsen

1971–1972 Studium der Psychologie

1972–1979 Studium der Humanmedizin, CAU Kiel

1979 Approbation

1980–1991 Wissenschaftlicher Assistent, Abteilung Nephrologie MHH

1981 Promotion

1990 Facharzt für Innere Medizin. MHH

1991 Venia legendi für Innere Medizin

1991 Klinischer Oberarzt, Abteilung Nephrologie MHH

1993 Leitender Oberarzt, MHH

1994 C2-Hochschuldozent

1995 Ernennung zum außerplanmäßigen Professor für Innere Medizin, MHH

1999 Chefarzt der Medizinischen Klinik, Oststadt Heidehaus, Leitender Arzt des Dialysezentrums

2000 Ärztlicher Direktor des Klinikums Oststadt-Heidehaus

2002–2006 Ärztlicher Direktor des Klinikums Region Hannover[2]

Seit 2004 Herausgeber der Zeitschirft »Nieren- und Hochdruckkrankheiten«

Seit 2006 Initiator und Gesellschafter des Zentrums für präventive Medizin und Gesellschafter der Medikum GmbH, Träger von Medizinischen Versorgungszentren

2008 Chefarzt der Inneren Abteilung am Krankenhaus Lehrte

Initiator von »iHOPE«, medizinische Versorgung für kranke Menschen in Afrika[3]

Seit 2010 Ärztlicher Direktor Klinikum Siloah und Klinikum Oststadt-Heidehaus

Forschungsschwerpunkte

Nephrologie, Angiologie und Allgemeine Innere Medizin[4]

Publikationen (Auswahl)

Rainhard Brunkhorst et al. (1983): Dose-related effects of furosemide, bumetanide, and piretanide on the thick ascending limb function in the ra, Can. J. Physiol. Pharmacol., 61, S. 159–165; Brunkhorst et al. (2012): Best supportive care and therapeutic plasma exchange with or without Eculizumab in Shiga-toxin-producing E. coli 0104:H4 induced Haemolytic-uraemic syndrome: an analysis of the German STEC-HUS registry, Nephrol. Dial. Transplant., 27, S. 3807–3815.

---

1   ArchMHH ZA, P 5. 3, C. I. 5. 6. unpag.

2   http://www.klinikum-hannover.de/osk/nhg/team/brunkhorst.html (08.02.2013). https://www.medster.de/Experten/Expertenprofil/tabid/165/UserID/1789/language/de-DE/Default.aspx (08.02.2013).

3   http://www.krh.eu/unternehmen/engagement/ihope/Seiten/default.aspx (08.02.2013).

4   Entnommener Lebenslauf aus der schriftlichen Mitteilung von Prof. Dr. Brunkhorst vom 27.02.2013.

1996

Dr. Arezki Mahiout

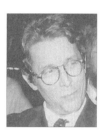

Forschungsthema: »The effect of glucose and pyruvate in acidic and non-acidic peritoneal dialysis fluids on leukocytes cell function«[1]

* 21. September 1948, Algier, Algerien
1954–1960 Ecole Rue Camille Douls, Algier
1960–1968 Lycee Bugeaud, Algier
1968–1971 Studium mathematiques superieurs, Algier
1971–1976 Studium Elektrotechnik, TU Berlin, Abschluss: Diplom
1976–1981 Studium Physik, TU Berlin, Abschluss: Diplom
1983–1986 Aufbaustudium Medizinphysik, FU Berlin
1981–1988 Wissenschaftlicher Assistent, Abteilung Nephrologie, FU Berlin
1989–1994 Wissenschaftlicher Mitarbeiter, Abteilung Nephrologie, MHH
1993 PhD, Strathclyde University Glasgow
1995 Geschäftsführer Institut für Zell- und Protein-Engineering, Medical Park Hannover,
     Dozent Strathclyde University Glasgow, Fachgebiet: Cell engineering[2]
2006–2007 Direktor von ALTERIS MEDICAL LD, Würzburg

Publikationen (Auswahl)
Arezki Mahiout et al. (1983): Electroencephalogram investigations of the disequilibrium syndrome during bicarbonate and acetate dialysis, Proc. Eur. Transplant. Assoc., 19, S. 351–359.; Mahiout et al. (2002): In vitro performance characteristics of a high-flux hemodialyzer with Aa novel polyester-polymer-alloy (PEPA) membrane, Perfusion, 17, S. 41–45.

---

1 ArchMHH ZA, P 5. 3, C. I. 5. 6. unpag.
2 ArchMHH ZA, P 5. 3, C. I. 5. 6. unpag.

1997

Prof. Stefanie M. Bode-Böger

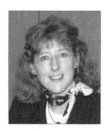

Forschungsthema: »Recombinant human erythropoietin enhances vasoconstrictor tone via endothelin-1 and constrictor prostanoids«[1]

* 18. Oktober 1964 in Hannover

1984–1990 Studium der Humanmedizin, MHH

1990 Medizinisches Staatsexamen, Promotion, Abteilung Klinische Pharmakologie, MHH

1992 Approbation

1992–1993 Assistenzärztin Angiologie, MHH

1993–1995 Institut für Klinische Pharmakologie, MHH[2]

1995–1996 Ergänzungsstudiengang Bevölkerungsmedizin und Gesundheitswesen (Public Health), MHH

1996–1997 Stipendiat DFG an der Stanford University School of Medicine, Falk Cardiovascular Research Center
Fachärztin für Klinische Pharmakologie

1998 Verleihung des Hochschulgrads »Magistra Sanitatis Publicae«, Venia legendi für Klinische Pharmakologie und Ernennung zur stellv. Leiterin des Insituts für Klinische Pharmakologie, MHH

Seit 2002 Direktorin des Instituts für Klinische Pharmakologie, Otto-von-Guericke-Universität Magdeburg

Forschungsschwerpunkte

Endogene Inhibitoren der NO-Synthase, Pharmakologische Beeinflussung von ADMA, Untersuchung zur Beeinflussung von Alterungsprozessen in Zellkulturen, Einfluss von Arzneimitteln auf die Endothelfunktion, Erfassung des oxidativen Stress in vivo, Entwicklung von analytischen Verfahren im Zusammenhang mit dem Metabolismus von ADMA und SDMA, Entwicklung von analytischen Verfahren zur quantitativen Bestimmung von Arzneistoffen und Metaboliten in biologischem Material, Erfassung und Bewertung von UAWs, Bewertung von Arzneistoffinteraktionen

Ehrungen (u.a.)

1992 Young Investigator Award, Henry Christian Memorial Award, Promotionspreis MHH

1996 Rudolf Schoen-Preis

1997 Samuel A. Levine Young Clinical Investigator Award

1998 ERA/EDTA-Award

1999 Paul Martini-Preis für Klinische Pharmakologie[3]

2009 Verleihung der Ehrendoktorwürde der Universität Pécs, Ungarn

---

1   ArchMHH ZA, P 5. 4, C. I. 5. 8, unpag.

2   Bode, Stefanie M. (1989): Die Regulation des Tonus menschlicher Koronararterien durch den endothelialen relaxierenden Faktor (EDRF) und Prostanoide, Diss. med., MHH.

Publikationen (Auswahl)

Stefanie M. Bode Böger et al. (1992): Endothelin release and shift in prostaglandin balance are involved in the modulation of vascular tone by recombinant erythropoietin, J. Cardiovasc. Pharmacol., 20, S. 25–28; Bode Böger et al. (2013): Effect of chronic elevated asymmetric dimethylargini

---

3   http://www.med.uni-magdeburg.de/fme/institute/ikp/mitarbeiter/bode_boeger.htm (05.02.2013), entnom-
    mener Lebenslauf aus der schriftlichen Mitteilung von Prof. Dr. Dr. Stefanie Bode-Böger vom 14.02.2013.

1998

Prof. Matthias Kretzler

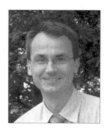

*Forschungsthema: »In vivo mRNA analysis of mouse glomerular po-
docytes by single-cell Rt-PCR«[1]*

* 12. August 1965 in Bruchsal, Baden-Württemberg
1985–1992 Studium der Humanmedizin in Heidelberg, Newcastle und Michigan
1992–1993 Graduiertenkolleg Niere, Heidelberg
1992 Approbation
1993–1994 Forschungsaufenthalt am Dept. of Physiology and Nephrology, University of
    Michigan
1994–1999 Medizinische Poliklinik, Universität München
1995 Promotion
1999–2002 Stipendiat, Nephrologisches Zentrum, Universität München
2001 Facharzt Innere Medizin
2002 Facharzt Nephrologie
2002–2005 Privatdozent, Nephrologie, Universität München
2005–2008 Oberarzt, Innere Medizin, Nephrologie, University of Michigan
2007–2009 Forschungsleiter, Computational Medicine and Bioinformatics, University of
    Michigan
Seit 2009 Professor der Inneren Medizin, Nephrologie, und Forschungsleiter Computatio-
    nal Medicine and Bioinformatics, University of Michigan
2011 Wahl in die American Society of Clinical Investigation
Seit 2011 Gastprofessor für Innere Medizin, Jingling University, Nanjing, China
Seit 2012 Warner-Lambert/Parke-Davis Professor of Medicine, University of Michigan

Forschungsschwerpunkte

Definition der molekularen Pathophysiologie von seltenen Nierenerkrankungen für funk-
tionsbasiertes Krankheitsmanagement in internationalen, interdisziplinären Forschungsver-
bünden, Integrative Systembiologie der Nierenerkrankung mit Fokus auf genetische Systeme
bei glomerulären Erkrankungen, Molekulare Diagnostik von Nierenerkrankungen, Zell-Ma-
trix-Interaktion bei glomerulärem Ausfall

Ehrungen (u.a.)

1995 Nephrology Forum Award, München
1999 Janssen Cilag Award, German Nephrology Association
2001 Carl Ludwig Young Investigator Award, German Nephrology Association
2005 Clinical Science Scholar Award, University of Michigan
2006 Honorary Member of the Australian-New Zealand Society of Nephrology
2007 Leadership Circle Investigator, Alliance for Lupus Research
2009 Mary Jane Kugel Award, Juvenile Diabetes Research Foundation

---

1   ArchMHH ZA, P 5. 3, C. I. 5. 6. unpag.

2009 Young Investigator Award, American Society of Nephrology
2012 Warner-Lambert/Parke-Davis Professor of Medicine[2]

Publikationen (Auswahl)

Matthias Kretzler et al. (1992): The glomerular mesangium: capillary support function and its failure under experimental conditions, Clin. Investig., 70, S. 843–856.; Kretzler et al. (2013): Transcriptome Analysis of Proximal tubular Cells (HK-2) Exposed to Urines of Type 1 Diabetes Patients at Risk of Early Progressive Renal Function Decline, PloS One, 8.

---

2 http://www2.med.umich.edu/departments/internalmedicine/index.cfm?fuseaction=intmed.
   facultyBio&individual_id=127927 (17.02.2013).

1999

Prof. Stephan Achenbach

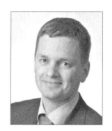

Für »die Entwicklung eines Diagnoseverfahrens geehrt, mit dem sich verengende Prozesse an Herzkranzgefäßen feststellen lassen«[1]

* 10. September 1965, Wiesbaden

1987–1993 Studium der Humanmedizin, Erlangen

1995 Promotion, Erlangen

1993–1999 Assistenzarzt, Medizinische Klinik II (Kardiologie, Angiologie), Universitätsklinikum Erlangen

1999 Habilitation, Facharzt für Innere Medizin mit internistischer Röntgendiagnostik

2000–2005 Oberarzt, Medizinische Klinik II, Universitätsklinikum Erlangen

2001 Schwerpunktbezeichnung Kardiologie

2005–2011 Stellvertretender Klinikdirektor, Medizinische Klinik II, Universitätsklinikum Erlangen

Seit 2011 Stellvertretender Klinikdirektor, Medizinische Klinik I, Universitätsklinikum Gießen und Marburg, Standort Gießen

2008 Fachkunde spezielle internistische Intensivmedizin

Forschungsschwerpunkte

Kardiale Bildgebung, Computertomographie, Interventionelle Kardiologie[2]

Publikationen (Auswahl)

Stephan Achenbach et al. (1990): Elimination of electronic offset and physiological background activity in magnetocardiographic localization, Biomed. Tech. (Berl.), 35, S. 160–161.; Achenbach et al. (2013): Gegenwärtiger Stand der Ischämiediagnostik mit der Kardio-CT, Herz, 4.

---

1   Jahrbuch der Gesellschaft der Freunde, Jg. 1999, S. 16.

2   http://www.cardio-update.com/referenten/137-stephan-achenbach (10.03.2013) und entnommener Lebenslauf aus der schriftlichen Mitteilung von Prof. Dr. Stephan Achenbach vom 27.03.2013.

1999

Prof. Werner Moshage

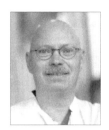

Für »die Entwicklung eines Diagnoseverfahrens geehrt, mit dem sich verengende Prozesse an Herzkranzgefäßen feststellen lassen«[1]

* 12. Dezember 1958 in Nürnberg

1978–1984 Studium der Humanmedizin, Erlangen

1985–1986 Grundwehrdienst als Stabsarzt, Detmold

1985 Promotion am Institut für Physiologische Chemie, Universität Erlangen

1986–1989 Assistenzarzt an der Medizinischen Klinik II Kardiologie mit Poliklinik, Universität Erlangen

1989–1990 Röntgenabteilung der Medizinischen Klinik II

1992 Facharzt Innere Medizin mit Röntgen und Sonographie, Funktionsoberarzt

1993 Zusatzbezeichnung Kardiologie, Habilitation Innere Medizin, Oberarzt

1994–2000 Leitender Oberarzt, Medizinische Klinik II, Universität Erlangen-Nürnberg

Seit 2000 außerplanmäßiger Professor der Universität Erlangen-Nürnberg

Seit 2001 Chefarzt der Medizinischen Abteilung (Kardiologie, Pulmonologie, Angiologie, Intensivmedizin) Klinikum Traunstein, Südostbayern

Seit 2006 Mitglied der Ethik-Kommission der Bayerischen Landesärztekammer[2]

Seit 2008 Mitglied der European Academy of Sciences and Arts, Salzburg[3]

Seit 2010 zudem Chefarzt Innere Medizin IV (Kardiologie), Kreisklinik Bad Reichenhall

Forschungsschwerpunkte
Kardiologie

Ehrungen (u.a.)
1990 Preis der Deutschen Gesellschaft für Herz- und Kreislaufforschung und der Israelic Cardiac Society

1990 Posterpreis der Deutschen Röntgengesellschaft

1991 Preis auf dem World Congress on Medical Physics and Biomedical Engineering, Kyoto

1993 Habilitationspreis der Physikalisch-Medizinischen Sozietät Erlangen

1995 Posterpreis der Deutschen Röntgengesellschaft

Publikationen (Auswahl)
Werner Moshage et al. (1989): Magnetocardiography: technical progress by a multichannel SQUID system, Biomed. Tech. (Berlin.), 34, S. 205–206; Moshage et al. (2010): Safety, efficacy, and indications of beta-adrenergic receptor blockade to Reduce heart rate prior to coronary CT angiography, Radiology, 257, S. 614–623.

---

1 Jahrbuch der Gesellschaft der Freunde, Jg. 1999, S. 15.

2 http://www.uni-erlangen.de/infocenter/meldungen/2008/nachrichten/maerz/81.shtml, http://ethikkommis-sion.blaek.de/ueber-uns/mitgliederliste, http://www.kliniken-suedostbayern.de/de/main/weiterbildung_7.htm (27.02.2013).

3 Entnommener Lebenslauf aus der schriftlichen Mitteilung von Prof. Dr. Dr. Moshage vom 05.03.2013.

2000

PD Dr. Ralf Dechend

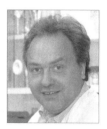

Forschungsthema: »AT1 Receptor Agonistic Antibodies From Pressclamptic Patients Cause Vascular Cells to Express Tissue Factor«[1]

* 20. Mai 1966 in Hannover
1986–1993 Studium der Humanmedizin, MHH
1991 Charing Cross, London/ Royal Liverpool Medical School, Liverpool Hospital for Sick Children in Great Ormond Street, London
1993 Brown University, Rhode Island, USA (PJ)
1993–1995 AiP, Franz Volhard-Klinik, Universitätsklinikum Rudolf Virchow, Humboldt Universität zu Berlin
1995 Promotion, MHH
1995–1996 Wissenschaftlicher Mitarbeiter, Franz-Volhard Klinik
1996–1998 DFG Stipendium, Max-Delbrück Zentrum für Molekulare Medizin, Berlin
1998–2002 Wissenschaftlicher Mitarbeiter an der Charité und Helios Klinik
2002 Facharzt zum Internisten, Oberarzt in der Franz-Volhard Klinik[2]
2003 Habilitation, Berlin
Seit 2004 Oberarzt der Kardiologie, Helios Klinik und Charité, Wissenschaftlicher Gruppenleiter des experimentellen und klinischen Forschungszentrums (ECRC), Berlin

Forschungsschwerpunkte
Herzfehler, Kardiomyopathien, Hochdruck, Pathogenese von Arteriosklerose und Bluthochdruck Gefäßschädigungen[3]

Ehrungen (u.a.)
1994 Erwin Deutscher-Posterpreis
2000 Young Investigator Award der International Society for the Study Of Hypertension in Pregnancy, Paris
2000 Research Prize, Deutsche Gesellschaft für Thrombose und Hämostase und Lilly-Europa
2000 Young Investigator Award, Heidelberg
2001 European Investigator Award der American Heart Association, Chicago
2002 Dr. Adalbert Buding-Preis der Deutschen Hochdruckliga

Publikationen (Auswahl)
Ralf Dechend et al. (1994): Thrombolysis in thromboembolic diseases, Ann. Hematol., 69, S. 41–57; Dechend et al. (2013): Long-term follow up of patients with artheroslerotic renal artery disease, J. Am. Soc. Hypertens., 7, S. 24–31.

---

1   ArchMHH ZA, P 5. 3, C. I. 5. 6. unpag.
2   http://edoc.hu-berlin.de/habilitationen/dechend-ralf-2004-05-17/HTML/N132C7.html (05.02.2013).
3   http://www.mdc-berlin.de/de/ecrc/Research/research_teams/hypertension_caused_end_organ_damage/photo/index.html (05.02.2013).

2001

Prof. Bernhard Schieffer

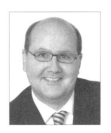

*Prof. Schieffers »Studienergebnisse helfen, erkrankte Herzkranzgefä-
ße besser behandeln zu können und dadurch möglicherweise Herz-
infarkte und Schlaganfälle zu verhindern«[1]*

* 3. Juni 1964 in Kaiserslautern/Rheinland-Pfalz
1985 Studium der Werkstoffchemie, Universität des Saarlandes
1985–1992 Studium der Humanmedizin, Universität Freiburg
1990 Promotion
1992–1993 Arzt an der Klinik für Kardiologie, Freiburg
1994–1995 Forschungsaufenthalt an der Abteilung für Experimentelle Pathologie,
    Emory University Atlanta, USA
1996 Wissenschaftlicher Assistent, Medizinische Klinik III, Abteilung Kardiologie und
    Angiologie, Freiburg
1996–2001 Wissenschaftlicher Assistent, Abteilung Kardiologie und Angiologie, MHH
2000 Facharzt für Innere Medizin
2001 Klinischer Oberarzt für das Zentrum Innere Medizin und die Zentrale Notauf-nah-
    me, MHH
2001 Habilitation und Venia legendi für das Fach Innere Medizin
2002 Oberassistent der interdisziplinären internistisch/kardiologischen Intensivstation 14b
2004–2008 Verantwortlicher Oberarzt der Herzkatheterlabore der Klinik für Kardiologie
    und Angiologie, MHH
2005 Ernennung zum apl. Professor
2008 Verantwortlicher Oberarzt der kardiologischen Intensivstation und Intermediate Care
    Station
2009–2010 Kommissarischer Direktor der Klinik für Kardiologie und Angiologie, MHH
2010–2012 Stellv. Direktor der Klinik für Kardiologie und Angiologie, MHH
    Direktor der Klinik für Innere Medizin- Kardiologie, Angiologie und intern. Intensiv-
    station, Universitätsklinikum Gießen und Marburg[2]

Forschungsschwerpunkte
Vaskuläre Biologie und Signalübertragung von gekoppelten G-Proteinen, experimentelle und
klinische Arteriosklerose-Forschung

Ehrungen (u.a.)
1993 Förderpreis der Saarland-Pfälzischen Internistengesellschaft
1995 Oskar Lapp-Preis der Deutschen Gesellschaft für Kardiologie
1996 Stipendium der Hoffmann-LaRoche-Stiftung

---

1   http://www.mh-hannover.de/fileadmin/mhh/download/ueberblick_service/Info_01.12/06_17_aktuelles.pdf
    (20.04.2013).
2   http://herzzentrum.online.uni-marburg.de/ (20.04.2013).

1997 Merck Sharp & Dohme International Research Award
1998 Werner Forssmann-Preis für Invasive Kardiologie der Universität Dresden
1999 International Bristol-Myers Squibb Research Award
2000 ESSEX Schering Plough International Research Award
2006 Basic Science Award der American Heart Association
2007 Young Investigators Award der Deutschen Hochdruckliga
2008 Rudolf Schoen-Preis
2011 W. H. Hauss-Preis, Deutsche Gesellschaft für Atheroskleroseforschung[3]

Publikationen (Auswahl)

Bernhard Schieffer et al. (1991): Reduzierung der atherogenischen Risikofaktoren durch kurzfristige Gewichtsreduktion. Der Nachweis der Richtlinien für Fettleibigkeit und der Wirksamkeit des National Cholesterol Education Programm, Klin. Wochenschr., 69, S. 163–167; Schieffer et al. (2013): Experimental gingivitis induces systemic imflammatory markers in young healthy individuals: a single-subject interventional study, PloS One, 8.

---

3   Entnommener Lebenslauf aus der schriftlichen Mitteilung von Prof. Dr. Bernahrd Schieffer vom 06.05.2013; ArchMHH ZA, P 5. 4, C. I. 5. 8, unpag.

2002

Prof. Christian Hengstenberg

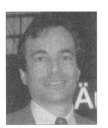

Prof. Hengstenberg »untersuchte zusammen mit seiner Arbeitsgruppe die genetischen Faktoren bei mehr als 500 Familien, in denen mindestens zwei Geschwister einen Herzinfarkt vor ihrem 60. Lebensjahr erlitten. ... Zudem analysierten die Wissenschaftler jeden Risikofaktor einzeln und konnten so einen neuen Ort auf dem Chromosom 1 zeigen, der Einfluss auf die Fette im Blut hat. Auf anderen Chromosomen fanden sich ähnliche Zusammenhänge zwischen Risikofaktoren und Genen: für den Diabetes mellitus, für den Bluthochdruck, für zwei unterschiedliche Cholesterin-Arten und für den Spiegel der freien Fettsäuren im Blut«[1]

* 12. September 1962 in Esslingen am Neckar[2]

1981–1983 Studium der Chemie mit Diplom, LMU München

1983–1989 Studium der Humanmedizin, Universität Wien, Brompton Hospital, London, Julius-Maximilians-Universität Würzburg

1985–1990 Famulatur und Weiterbildung

1990 Promotion

1991 Arzt der Abteilung Pneumologie, Marburg

1991–1993 Forschungsaufenthalt am INSERM 127, Paris

1992 »Advanced Linkage Course«, Zürich

1992 »Linkage analysis of singele gene and polygenetic traits«: Paris und Italien

1993 Innere Medizin- Kardiologie, Marburg

1993–1994 Intensivstation, Marburg

1994–1997 Innere Medizin- Kardiologie, Marburg

Seit 1997 Arzt an der Klinik und Poliklinik für Innere Medizin II, Kardiologie, Pneumologie und Nephrologie, Universität Regensburg

1999 Facharzt Innere Medizin

2000 Schwerpunktbezeichnung Kardiologie

2001 Habilitation im Fach Innere Medizin

2001 Oberarzt der Klinik und Poliklinik für Innere Medizin II, Kardiologie, Pneumo-logie und Nephrologie

2004 Berufung zur C3-Professur für klinische und molekulare Kardiologie in München und leitender Oberarzt am Deutschen Herzzentrum München

Forschungsschwerpunkte

Molekulare Genetik der koronaren Herzerkrankungen und des Herzinfarkts, Molekularbiologie und Genetik der hypertrophischen und dilatativen Kardiomyopathie, Molekulare

---

1   http://www99.mh-hannover.de/pressestelle/mitteilung/mitteilung2002/freunde-mitgliederversammlung2002.htm (14.03.2013).

2   Hengstenberg, Richard Christian Eduard (1990): Expression von Antigenen und Neoantigenen bei entzündlichen Herzerkrankungen und bei Abstoßungsreaktion nach Herztransplantation, Diss. med., Würzburg.

Genetik der linksventrikulären Hypertrophie Mutationen im mitochondrialen Genom bei Patienten mit dilatativer Kardiomyopathie Antigene des Histokompatibilitätskomplexes in Patienten mit Myokarditis, dilatativer Kardiomyopathie und Abstoßungsreaktion nach Herztransplantation[3]

Publikationen (Auswahl)

Christian Hengstenberg et al. (1989): Das vaskuläre Endothel als Ziel der humoralen auto-Reaktivität in Myocarditis und Ablehnung, Z. Kardiol., 78, S. 95–99; Hengstenberg et al. (2013): Genome-wide meta analysis identifies 11 new loci for anthropometric traits and provides insights into genetic architecture, Nat. Genet.,7.

---

3   http://www.uni-regensburg.de/Fakultaeten/Medizin/ch_www/ (15.03.2013).

2003

Dr. Alexander Woywodt

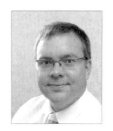

*»Das Ergebnis seines Projektes: Abgestorbene Zellen aus der Blutge-
fäßwand lassen sich nun mit einer speziellen Färbemethode darstel-
len und zeigen, wie weit Gefäßentzündungen fortgeschritten sind«*[1]

* 20. Januar 1970, Oldenburg
1986–1989 Ausbildung zum Rettungssanitäter
1989–1997 Studium der Humanmedizin, Medizinische Universität zu Lübeck
1992–1994 Famulaturen Pneumologie, Psychosomatik, Psychiatrie, Radiologie und Dermatologie
1995 Famulaturen in Neurologie, Augenheilkunde, HNO, Orthopädie, Anästhesie, Chirurgie, Croyden, South London
1996 Famulaturen in Tropenmedizin (Bernhard Nocht-Institut, Hamburg), Gynäkologie/
Geburtshilfe (Douglas, Isle of Man, UK), Notfallmedizin (Raigmore Hospital, Scotland)
1997 Promotion, PJ
1998–1999 AiP
1999 Assistenzarzt, Nephrologie, MHH
2004 Forschungsstipendium der Braukmann-Wittenberg Herz-Stiftung[2]
2006 Facharzt für Innere Medizin und Nephrologie
2007 Habilitation, Innere Medizin
2007 Konsultant, Lancashire Teachung Hospital NHS Trust, Preston, UK
2007 Außerordentlicher Professor, University of Manchester
2008 Europäischer Bluthochdruckexperte, European Society of Hypertension
2009 Stipendiat, Royal College of Physicans of Edinburgh
2011 Associate Undergraduate Dean
2012 Honorary Clinical Professorship, MHH[3]

Forschungsschwerpunkte
ANCA-assoziierte Vaskulitiden, zirkulierende Endothelzellen als Marker vaskulärer Erkrankungen

Ehrungen (u.a.)
1996 Dissertationspreis der Norddeutschen Gesellschaft für Gastrooenterologie
2002 Young Investigator Award, Deutsche Gesellschaft für Innere Medizin

---

1   http://idw-online.de/de/news71313 (20.03.2013).
2   http://www.mh-hannover.de/fileadmin/mhh/download/ueberblick_service/Info_04.06/06-15_Aktuelles.pdf,
    http://www.mh-hannover.de/7892.html?&type=98 (20.03.2013).
3   http://www.alexander-woywodt.com/index.php?id=278 (21.03.2013).

Publikationen (Auswahl)

Alexander Woywodt et al. (1994): Cytokine expression in intestinal mucosal biopsies. In situ hybridisation of the mRNA for interleukin-1 beta, interleukin-6 and tumor necrosis factor-alpha in inflammatory bowel disease, Eur. Cytokine Netw., 5, S. 387–395; Woywodt et al. (2013): A purpose-built simulator for percutaneous ultrasound-guided renal biopsy, Clin. Nephrol., 79, S. 241–245.

2004

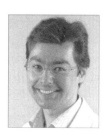

Prof. Siegfried Waldegger

*Prof. Waldegger »hat mit anderen Forschern der Marburger Kin-
derklinik die Ursache eines angeborenen und lebensbedrohenden
Salzverlustes durch die Niere aufgeklärt«*[1]

* 20. Juni 1969 in Landeck, Österreich
1987–1993 Studium der Humanmedizin, Leopold-Franzens-Universität Innsbruck
1993 Promotion zum Dr. med. univ.
1993–1998 Wissenschaftlicher Assistent, Institut für Physiologie der Eberhard-Karls-Uni-
    versität Tübingen
1998–2000 Wissenschaftlicher Assistent am Zentrum für Molekulare Neurobiologie, Uni-
    versitätsklinikum Hamburg
1999 Habilitation, Tübingen
2000 Gastarzt, Innere Medizin, Abteilung Nephrologie, UKE Hamburg
2000–2005 Assistenzarzt, Zentrum für Kinderheilkunde des Universitätsklinikums Mar-
    burg
2000 Facharzt für Physiologie
2004 Ernennung zum außerplanmäßigen Professor am Fachbereich Medizin der
    Philipps-Universität Marburg
2005 Facharzt für Kinder- und Jugendmedizin
2006 Oberarzt am Zentrum Kinderheilkunde, Erweiterung der Venia legendi für Pädiatrie
Seit 2007 Leitender Oberarzt und ständiger Stellvertreter des Leiters der Kinderklinik
2008 Zusatzbezeichnung Kindernephrologie
Seit 1. März 2013 Leiter der Kindernephrologie an der Kinderklinik Innsbruck[2]

Forschungsschwerpunkte
Molekulare und genetische Ebene von Nierenerkrankungen

Ehrungen (u.a.)
1990–1991 Förderung durch ein Stipendium der Österreichischen Krebshilfe Gesellschaft
1996 Blue Ribbon Poster-Award American Society of Nephrology
1998 Carl Ludwig-Preis der Deutschen Nephrologischen Gesellschaft
2000 Ernennung zum Bernard Katz Lecturer für 2001 und Verleihung des Bernard Katz-
    Preises
2003 Nils Alwall-Preis der Deutschen Gesellschaft für Klinische Nephrologie
2003 Adalbert Buding-Preis der Deutschen Hochdruckliga
2008 Franz Volhard-Preis der Gesellschaft für Nephrologie[3]

1 http://www.mh-hannover.de/46.html?&no_cache=1&tx_ttnews%5BpS%5D=1270399653&tx_
    ttnews%5Btt_news%5D=65&tx_ttnews%5BbackPid%5D=50&cHash=9f9c05cf03 (20.03.2013).
2 Schriftliche Mitteilung von Prof. Dr. Siegfried Waldegger vom 27.03.2013.
3 http://www.nephrologie.de/147.pdf, https://www.uni-marburg.de/aktuelles/news/2008b/1001b (19.03.2013).

Publikationen (Auswahl)

Siegfried Waldegger et al. (1991): Bradikinin-induced oscillation of cell membrane potential in cells expressing the Ha-ras oncogene, J. Biol. Chem., 266, S. 4938–4942; Waldegger et al. (2011): The glycolytic enzymes glyceraldehyde 3-phosphate dehydrogenase and enolase interact with the renal epithelial K+ channel ROMK2 and regulate its function, Cell Physiol. Biochem., 28, S. 663–672.

2005

Dr. Dr. Ferdinand H. Bahlmann

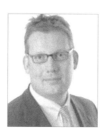

Die Forscher »konnten in ihren Untersuchungen zeigen, dass eine Therapie mit dem weltweit am häufigsten verschriebenen Choleste-rinsenker [HMG-CoA-Reduktase-Hemmer] die Endothelfunktion verbessert«[1]

* 24. März 1974 in Loeningen

1994–2001 Studium der Humanmedizin, MHH, Kirow/ Russland, Boston/ USA

1997–1999 Studium der Wirtschaftswissenschaften, Fernuniversität Hagen

2000–2001 Forschungsaufenthalt an der Tufts University School of Medicine, Boston

2001–2004 Aufbaustudium Molekulare Medizin im Rahmen des MD/PhD-Programms der Hannover Biomedical Research School (HBRS), Schwerpunkt Entwicklungsbiologie

2001–2005 Leitung der AG Stammzellen und Regeneration, Abteilung Nephrologie, MHH

2002 Promotion zum Dr. med., MHH

2002–2008 Leitung und Gründer der AG Vascular Biology der Phenos GmbH, Hannover

2002–2003 AiP

2002–2007 Leitung des Tierstalles der Phenos GmbH, Hannover

2003 Approbation

2003–2007 Assistenzarzt und wissenschaftlicher Mitarbeiter, Abteilung Nephrologie, MHH

2004–2005 Geschäftsführer der EPOPLUS GmbH Co. KG, Hannover

2004 Promotion PhD, MHH

2005–2008 Postgraduierten-Studiengang: Master of Science in Pharmaceutical Medicine, Universität Duisburg-Essen

2006–2007 Leitung der AG Gefäßbiologie und Organregeneration, Abteilung Nephrologie, MHH

2007 Forschungskoordinator, Klinik für Innere Medizin IV Nieren- und Hochdruckkrank-heiten, Medizinische Fakultät der Universität des Saarlandes

Seit 2012 Geschäftsführer, Red Flag Diagnostics GmbH, Saarbrücken

Forschungsschwerpunkte

Patent für die »Verwendung von Erythropoietin«[2]

Ehrungen (u.a.)

2003 Young Investigator Award, Leiden, NL; Young Investigator Award, World Congress of Nephrology, Berlin; Young Investigator Award, German Hypertension Society; Winner Start-up Regional; Winner Science4Life Venture Cups

2004 Ludoph Brauer-Posterpreis

2006 Young Investigator Award, Glasgow

---

1   http://www.mh-hannover.de/46.html?&no_cache=1&tx_ttnews%5Btt_news%5D=196&cHash=4e2fe1e1c 9154bb0909eda1be5a11a08 (15.02.2013).

2   http://www.ncbi.nlm.nih.gov/sites/entrez (16.02.2013).

2010 Karin Nolte-Preis
2012 Gründer-Wettbewerb für Red Flag Diagnostics[3]

Publikationen (Auswahl)

Ferdinand Bahlmann et al. (2004): Erythropoietin regulates endothelial progenitor cells, Blood, 103, S. 921–926; Bahlmann et al. (2013): Prenatal diagnosis of multicystic dysplastic kidney disease in the second trimenster screening, Prenat. Diagn., 12.

---

3   http://www.saarbruecker-zeitung.de/sz-berichte/wirtschaft/Zwei-saarlaendische-Teams-gewinnen-bei-Gruender-Wettbewerb;art2819,4452079 (15.02.2013) und entnommener Lebenslauf aus der schriftlichen Mitteilung von Dr. Dr. Ferdinand Bahlmann vom 27.02.2013.

2005

Prof. Ulf Landmesser

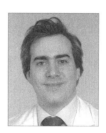

Die Forscher »konnten in ihren Untersuchungen zeigen, dass eine Therapie mit dem weltweit am häufigsten verschriebenen Choleste-rinsenker [HMG-CoA-Reduktase-Hemmer] die Endothelfunktion verbessert«[1]

* 24. November 1970 in Dresden
1990–1997 Studium der Humanmedizin, MHH, University of Conneticut School of Me-
    dicine und Imperial College London[2]
2000– 2001 Emory University, USA
2002 Leiter der Arbeitsgruppe Vaskuläre Biologie, MHH
2002 Facharzt Innere Medizin
2005 Habilitation, MHH
2007 Zusatzbezeichnung Kardiologie
    Oberarzt an der Klinik für Kardiologie und Angiologie, MHH
Seit 2007 Leiter der Coronary Care und Chest Pain Unit sowie der transnationalen For-
    schung und klinischer Oberarzt der interventionellen Kardiologie, Zürich[3]
    Leitender Arzt der Klinik für Kardiologie des Universitätsspitals Zürich
    Aufbau des transatlantischen Leduq-Forschungsnetzwerkes zu HDL-Dysfunktion bei
    kardiovaskulären Erkrankungen

Forschungsschwerpunkte
HDL-Dysfunktion bei kardiovaskulären Erkrankungen

Ehrungen
2001 Outstanding Fellows in Cardiology Special Recognition Award, Atlanta/USA
2001 Feodor Lynen Fellowship, Humboldt-Gesellschaft
2005 Forschungsgelder der Braukmann-Wittenberg Herz-Stiftung[4]
2012 Friedrich Götz-Preis[5]

Publikationen
Ulf Landmesser et al. (1997): Reactive oxygen species and antioxidant defense in puromycin aminonucleoside glomerulopathy, J. Am. Soc. Nephrol., 8, S. 1722–1731; Landmesser et al. (2013): Characterisation of Levels and Cellular Transfer of Circulating Lipoprotein-Bound MicroRNAs, Arterioscler. Thromb. Vasc. Biol., 4.

---

1   http://www.mh-hannover.de/46.html?&no_cache=1&tx_ttnews%5Btt_news%5D=196&cHash=4e2fe1e1c
    9154bb0909eda1be5a11a08 (10.02.2013).
2   Landmesser, Ulf (1997): Untersuchungen zur Rolle reaktiver Sauerstoffspezies und glomerulärer antioxidati-
    ver Enzyme bei der Puromycinaminonucleosid (PAN)-Nephrose. Diss. med. Hannover.
3   http://www.kardiologie.usz.ch/SiteCollectionDocuments/UeberUns/JB/Kardiologie_JB08.pdf (10.02.2013).
4   http://aerzteblatt.lnsdata.de/pdf/103/16/a1096.pdf (10.02.2013).
5   Entnommener Lebenslauf aus der schriftlichen Mitteilung von Prof. Dr. Ulf Landmesser vom 11.03.2013.

2006

Prof. Jan T. Kielstein

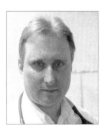

»Asymmetrical dimethylarginine in idiopathic pulmonary arterial hypertension in Atherosclerosis, Thrombosis and Vascular Biology«[1]

* 20. März 1969 in Zwickau[2]
1988–1995 Studium der Humanmedizin, Otto-von-Guericke-Universität Magdeburg und Pritzker Medical School, University of Chicago und Tufts University, Boston
1992–1993 DAAD Stipendium, Mount Desert Island Biological Laboratory, Salsbury Cove, Maine und Research Department of the Shriners Hospital of Children, Tampa, FL
1995 Approbation, Magdeburg
1996–2004 Assistenzarzt, Abteilung Nephrologie, MHH
1999 Promotion, MHH
2004 Facharzt für Innere Medizin
2004–2007 DFG Postdoc, Vascular biology programm, Stanford University
2006 Zusatzbezeichnung Nephrologie
Seit 2007 Oberarzt, Abteilung Nephrologie, MHH
2011 Ernennung zum außerplanmäßiger Professor

Forschungsschwerpunkte

Nitritoxide (NO) und endogene Inhibitoren der Stickstoffmonoxid-Synthase insbesondere asymmetrische Dimethylarginin (ADMA), intensivmedizinische Modelle zur Behandlung von akutem Nierenversagen durch Kolff-Dialyse (SLED), Biolumineszenz-Bildgebung als nicht invasives Forschungswerkzeug

Ehrungen (u.a.)

1998 ERA-EDTA Congress: first eight best abstracts presented by young authors
2001 Poster Award, Deutsche Gesellschaft für Nephrologie
2004 Nils Alwall-Preis, Deutsche Gesellschaft für Nephrologie
2005 Best Abstract Award, 3rd World Congress of Nephrology
2006 Fellow of the American Society of Nephrology
2007 Bernd Tersteegen-Preis[3]

Publikationen (Auswahl)

Jan T. Kielstein et al. (1999): Asymmetric dimethylarginine plasma concentrations differ in patients with End-stage renal disease: relationship to treatment method and Atherosclerotic disease, J. Soc.Nephrol. 99, S. 594–600; Kielstein et al. (2013): Der EHEC 0104:H4 Ausbruch 2011 in Deutschland – Lektion gelernt?, Gesundheitswesen, 75, S. 184–189.

---

1   http://www.mh-hannover.de/46.98.html?&no_cache=1&no_cache=1&tx_ttnews%5Btt_news%5D=436 (12.02.2013).

2   Kielstein, Jan T. (1998): Proteoglycans: biomechanical and physiochemical properties of Atlantic Hagfish (Myxine Glutinosa) Notochord. Diss. med., Hannover.

3   http://www.kielstein.com/ (12.02.2013).

2007

Prof. Kai Christoph Wollert

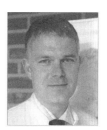

Forschungsthema: »Prognostic value of growth-differentiation fac-
tor-15 in patients with non-ST-elevation acute coronary syndrome«[1]

* 30. Oktober 1964 in Heidelberg

1984–1991 Studium der Humanmedizin, Johannes-Gutenberg-Universität Mainz, im PJ:
    Innere Medizin, University of Texas, San Antonio, USA

1991 Promotion, Mainz

1991–1993 AiP und wissenschaftlicher Assistent, Abteilung Kardiologie und Angiologie,
    Albert-Ludwigs-Universität Freiburg

1992 US-amerikanische Staatsexamina und Approbation

1993–1995 Postdoctoral Fellow, Center for Molecular Genetics, University of California,
    San Diego, USA

1995–1996 Wissenschaftlicher Assistent, Abteilung Kardiologie und Angiologie, Freiburg

1996–2002 Wissenschaftlicher Assistent, Abteilung Kardiologie und Angiologie, MHH

2000 Facharzt Innere Medizin

2001 Habilitation für das Fach Innere Medizin

2002 Ernennung zum wissenschaftlichen Oberassistenten

2002 Ernennung zum Oberarzt

2003 Ernennung zum Zentrumsoberarzt, Wahl zum Personaloberarzt des Zentrums Innere
    Medizin

2004 Facharzt für Kardiologie

2006 Ernennung zum außerplanmäßigen Professor

2006 W2-Professur für Innere Medizin mit Schwerpunkt Grundlagen und Klinische An-
    wendung der kardialen Stammzelltherapie, MHH[2]

2013 W3-Professur für Molekulare und Translationale Kardiologie Hans Borst Center for
    Heart and Stem Cell Research[3]

Forschungsschwerpunkte

Herzinsuffizienz, kardiovaskulare Biomarker, Mechanismen der Heilungsprozesse nach Herzinfarkt, neue Verfahren zur Zell- und Proteintherapie nach Infarkt, neue Biomarker nach
Infarkt

Ehrungen (u.a.)

1996 Young Investigators Award

2004 Karl Ludwig-Neuhaus Forschungspreis

2006 Ernst Fraenkel-Forschungspreis

---

1   http://www.mh-hannover.de/46.html?&no_cache=1&tx_ttnews%5Btt_news%5D=657&cHash=b5224a27f
     6282e07cd62392bc49f6f55 (05. Feb. 2013).

2   ArchMHH ZA, P 5. 3, C. I. 5. 6. unpag.

3   https://www.mh-hannover.de/wollert-lab2.html (05. Feb. 2013).

2006 Innovationspreis der Deutschen Hochchulmedizin
2007 Arthur Weber-Preis
2009 Council for Basic Cardiovascular Science Outstanding Achievement; Award, European Heart Association[4]

Publikationen (Auswahl)

Kai Wollert et al. (1991): Characterization of fusion from without induced by herpes simplex virus, Arch. Virol., 117, S. 29–44; Wollert et al. (2013): Image-guided therapies for myocardial repair: concepts and practical implementation, Eur. Heart J. Cardiovasc. Imaging., 29.

---

4   http://www.mh-hannover.de/wollert-lab2.html (05.02.2013) und entnommener Lebenslauf aus der schriftlichen Mitteilung von Prof. Dr. Kai Christoph Wollert vom 27.02.2013.

2008

Prof. Faikah Güler

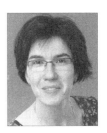

Prof. Güler »erhält den Preis für ihre ausgezeichnete Arbeit zur molekularen Wirkung von Statinen. Statine sind Cholesterinsenker, die von einer Vielzahl von Patienten eingenommen werden«[1]

* 8. April 1966 in Erlangen
1985–1991 Studium der Humanmedizin, Freie Universität Berlin
1990–1991 PJ: State University of New York, Thomas Jefferson University, University of Illinois
1991–1992 ÄiP, Praxis für Urologie und Chirurgie, Berlin
1993 Approbation
1993–1996 Assistenzärztin, Innere Medizin und Nephrologie, Klinikum Benjamin Franklin, Berlin
1995 Promotion
1996–1999 Postdoctoral Fellowship, Max Delbrück-Zentrum für Molekulare Medizin, Berlin
1999–2006 Assistenzärztin und wissenschaftliche Mitarbeiterin, Klinik für Nieren- und Hochdruckerkrankungen, MHH
Seit 2001 Aufbau und Leitung des Bereichs präklinische Studien Ischämie-Reperfusion und Transplantation der Phenos GmbH, Hannover
2003 Fachärztin für Innere Medizin
2003 Berufung zur Juniorprofessorin für Molekulare Mechanismen der Transplantat-Dysfunktion, MHH
2006 Fachärztin für Nephrologie
2009 Berufung auf W2-Professur: Ischämie-Reperfusionsschaden und Transplantation
2012 Gastprofessur des Instituts für Biochemie, Karachi Universität

Forschungsschwerpunkte
Klinische Studien zum akuten Nierenversagen bei Herzoperationen und im Rahmen von Organtransplantationen[2], Molekulare Mechanismen der Abstoßung von Nierentransplantationen[3]

Ehrungen (u.a.)
2001 Ludolph Brauer-Preis
2012 Posterpreis beim Astellas Transplantationssymposium[4]

---

1   http://www.mh-hannover.de/46.html?&no_cache=1&L=1&tx_ttnews%5Btt_news%5D=949&cHash=df63 29ef215e7e8c392448ffba7672a2 (02.02.2013).

2   http://www99.mh-hannover.de/kliniken/nephrologie/mitarbeiter/CV/mitarbeiter_CV_gueler.html (02.02.2013).

3   https://www.mh-hannover.de/fileadmin/mhh/download/ueberblick_service/Info_03.04/36-43_Namen.pdf (02.02.2013).

4   Entnommener Lebenslauf aus der schriftlichen Mitteilung von Prof. Dr. Faikah Güler vom 26.02.2013.

Publikationen (Auswahl)

Faikah Gueler et al. (2002): Postischemic acute renal failure is reduced by short-term statin treatment in a rat model, J. Am. Soc. Nephrol., 13, S. 2288–2298; Gueler et al. (2012): A knotless technique for kidney transplantation in the mouse, J. Transplant., 17.

2009

Dr. Robert Faulhaber-Walter

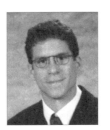

*Dr. Faulhaber-Walter »erhielt den Preis für den Vergleich einer Stan-
darddialysebehandlung mit einer intensivierten Dialysebehandlung
bei Patienten mit akutem Nierenversagen auf der Intensivstation«[1]*

* 25. Mai 1970 in Bremen

1985–1997 Pflegehelfer

1991–1998 Studium der Humanmedizin in Göttingen, Auslandsfamulaturen in England,
USA und Südafrika

1997 US-amerikanische Staatsexamina

1997–2000 Ärztliche Fortbildung in Bremen, Südafrika und Kassel

2000 Promotion zum Dr. med. an der Abteilung für Virologie der Abteilung Med. Mikrobiologie, Universität Göttingen

2000–2004 Weiterbildungsassistent, Abteilung Nephrologie, MHH

2004–2006 Postdoctoral Fellowship, National Institutes of Health, National Institutes for
Diabetes, Digestive and Kidney Disease

2007 Arzt und wissenschaftlicher Assistent, Zentrum Innere Medizin Klinik für Nieren-
und Hochdruckerkrankungen, MHH[2]

2009 Facharzt für Innere Medizin und Nephrologie

2010 Facharzt am St. Bernward-Krankenhaus, Hildesheim[3]

2011 Hypertensiologe DHL und ärztliche Tätigkeit in Rinteln

Seit 2012 Dialysepraxis in Emden/Norden

Forschungsschwerpunkte

Rolle des A1-Adenosin-Rezeptors für die Glukosetoleranz, Risikofaktoren und Überleben bei
kritisch Kranken mit akut auf chronischem Nierenversagen, Morbidität und Nierenfunktion
im Langzeitverlauf nach akutem Nierenversagen, Internationale IMPROVE-AKI-Kollabora-
tion, Rolle des Podozyten bei fortgeschrittener diabet. Nephropathie im Mausmodell

Ehrungen (u.a.)

2007 Best Abstract Award, Spanien

2009 Posterpreis, DGIIN, Hamburg

2011 Best Abstract Award, China[4]

---

1 http://www.mh-hannover.de/46.98.html?&no_cache=1&no_cache=1&tx_ttnews%5Btt_news%5D=1347
(05. März 2013).

2 http://www.mh-hannover.de/19040.html (05. März 2013).

3 http://www.arzt-auskunft.de/arzt/Hildesheim/Innere-Medizin/Faulhaber-Walter/3566693 (02. März 2013).

4 Entnommener Lebenslauf aus der schriftlichen Mitteilung von Dr. Robert Faulhaber-Walter vom 17.03.2013.

Publikationen (Auswahl)

Robert Faulhaber-Walter et al. (2007): Regulation of renin in mice with Cre recombinase-mediated deletion of G protein Gsalpha in juxtaglomerular cells, Am. J. Physiol. Renal Physiol., 292, S. 27–37; Faulhaber-Walter et al. (2013): Effects of chronic SDMA infusion on glomerular filtration rate, blood pressure, myocardial function and renal histology in C57BL6/J mice, Nephrol. Dail. Transplant., 4.

2010

Prof. Anette Melk

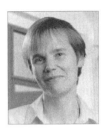

»Basierend auf der Beobachtung, dass Nieren älterer Patienten sich nach akutem Nierenversagen schlechter erholen als Nieren junger Menschen, ging Professorin Melk der Vermutung nach, dass diese eingeschränkte Regenerationsfähigkeit durch zelluläre Seneszenzmechanismen erklärt werden könnte«[1]

* 13. September 1967 in Darmstadt

1988–1995 Studium der Humanmedizin, Justus-Liebig-Universität Gießen

1992–1995 Dissertationszeit, Institut für Transfusionsmedizin und Immunologie, Gießen

1995–1997 ÄiP Zentrum für Kinder- und Jugendmedizin, Universität Heidelberg

1996 Promotion zum Dr. med., Universität Gießen

1997–1999 Wissenschaftliche Mitarbeiterin, Abteilung Transplantationsimmunologie, Heidelberg

1999–2000 Assistenzärztin, Klinik für pädiatrische Nieren-, Leber- und Stoffwechselerkrankungen, MHH

2000–2003 Graduate Studies zur Erlangung des PhD-Grades, Dept. of Medicine, University of Alberta, Canada

2003 Habilitation, PhD in Experimenteller Nephrologie, Canada

2004–2008 Arbeitsgruppenleiterin, Abteilung Kinderheilkunde I Allgemeine Pädiatrie, Stoffwechsel, Gastroenterologie und Nephrologie, Heidelberg

2004–2008 Assistenzärztin und Weiterbildungsassistentin im Bereich Kindernephrologie, Heidelberg

2006 Habilitation, Karl-Ruprechts-Universität Heidelberg

2008 Fachärztin für Kinder- und Jugendmedizin, Kindernephrologin

Seit 2008 Berufung auf die W2-Stiftungsprofessur für Interdisziplinäre Experimentelle Transplantationsmedizin, Oberärztin, Klinik für Pädiatrische Nieren-, Leber- und Stoffwechselerkrankungen, MHH

2009 Hypertensiologin DHL und Studienleiterin der 4C-T Studie zur Inzidenz und Bedeutung von kardiovaskulärer Komorbidität bei Kinden mit chronischer Niereninsuffizienz vor und nach Transplantation

Forschungsschwerpunkte

Regeneration alter Nieren nach akuter Schädigung, Nierentransplantation im Kindesalter, renale Seneszenz, Einflussfaktoren und den Verlauf von kardiovaskuläen Erkrankungen nach erfolgreicher Nierentransplantation[2]

---

1   http://www.mh-hannover.de/46.html?&no_cache=1&tx_ttnews%5Btt_news%5D=1770&cHash=24515b3 927cd55d2e5648a53cdabb2c9 (09. März 2013).

2   Entnommener Lebenslauf aus der schriftlichen Mitteilung von Prof. Dr. Dr. Anette Melk vom 28.03.2013.

Ehrungen (u.a.)

1997 Promotionspreis, Werner G. Gehring-Stiftung und Forschungsstipendium »Transplantation Immunology«, Hoffmann-La Roche AG

2000 International Young Investigator Award, Chicago

2001 Paul Man Award for Excellence in Translation Research, Alberta

2002 Thelma R. Scrambler Scholarship, Alberta

2002 Frank Boross Award, Alberta

2004 Else Kröner-Fresenius-Preis, Mainz

2005 International Young Investigator Award, Seattle und ESOT-Astellas Study and Research Grant, Geneva

2006 Rudolf Pichlmayr-Preis, München

2007 Else Kröner-Fresenius-Preis, Stuttgart[3]

2009 Junior Excellence Research Group, Dr. Werner Jackstädt-Foundation

Publikationen (Auswahl)

Anette Melk et al. (1994): Immunogenetic and serological investigations in nonpregnant and in pregnant women with a history of recurrent spontaneous abortions, J. Reprod. Immunol., 27, S. 95–109; Melk et al. (2013): Genetic screening in adolescents with steroid-resistant nephrotic syndrome, Kidney Int., 20.

---

3 ArchMHH ZA, P 5. 3, C. I. 5. 6. unpag.

2011

Prof. Mario Schiffer

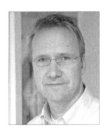

Prof. Schiffer zeigte »dass das Protein Cofilin-1 für die mechanische Stabilität und somit für die Funktion von Podozyten, das sind wichtige Zellen der Blut-Urin-Schranke, unentbehrlich ist«[1]

* 20. November 1970 in Immerath, Nordrhein-Westfalen

1992–1999 Studium der Humanmedizin, FU Berlin und King's College London

1996 Molekularbiologisches Training, Washington University School of Medicine, Edward Mallinckrodt Dept. of Pediatrics, Div. of Rheumatology/Immunology, St. Louis

1998 Austauschstudent für ein akademisches Jahr, Biomedical Sciences Exchange Program, Albert Einstein College of Medicine of Yeshiva University, Dept. of Medicine, Div. of Nephrology, New York

1999 Promotion, FU Berlin

1999–2000 Facharztausbildung Innere Medizin, Schwerpunkt Nephrologie und Hypertensiologie, Friedrich-Alexander-Universität Erlangen-Nürnberg

2000–2004 Research Fellow, Dept. of Nephrology, Albert Einstein College of Medicine, NY

2004 Emmy-Noether-Nachwuchsgruppenleiter der DFG, MHH

2004–2008 Assistenzarzt, Klinik für Nieren- und Hochdruckkrankheiten, MHH

2007 Habilitation im Fach Innere Medizin

2008 Facharzt Innere Medizin, Oberarzt, Projektleiter, MHH[2]

Seit 2011 Berufung zur W3-Heisenberg-Professur für Transplantationsnephrologie, MHH

Forschungsschwerpunkte

Entstehungsmechanismen der Proteinurie und Identifizierung neuer zellspezifischer Therapieansätze in Podozyten, Entwicklung eines »High throughput screening Systems« für glomeruläre Erkrankungen im Zebrafisch, die Rolle von B-Zellen bei der zellulären Transplantatabstoßung von Nierentransplantaten, renale Co-Morbidität nach Transplantation solider Organe (RECAST), glomeruläre Epithelzellen im Urin als Marker der Erkrankungsaktivität

Ehrungen (u.a.)

Preise der Deutschen Gesellschaft für Nephrologie[3]

Publikationen (Auswahl)

Mario Schiffer et al. (1988):Transforming growth factor beta signal transduction in the kidney, Kidney Blood Press Res., 21, S. 259–261; Schiffer et al. (2012): Urinary NGAL Ratio Is Not a Sensitive Biomarker for Monitoring Acute Tubular Injury in Kidney Transplant Patients: NGAL and ATI in Renal Transplant Patients, J. Transplant. 2012.

---

1   http://www.mh-hannover.de/46.html?&no_cache=1&tx_ttnews%5Btt_news%5D=2203&cHash=032f498 50ae6128d5e19738e2540d1a7 (10.03.2013).

2   http://www.mh-hannover.de/18678.html (21.03.2013).

3   Entnommener Lebenslauf aus der schriftlichen Mitteilung von Prof. Dr. Mario Schiffer vom 29.03.2013.

2012

Dr. Katja Hüper

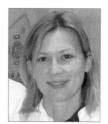

Dr. Hüper »konnte nachweisen, dass das schonende MRT das Potential hat, bisherige invasive Verfahren in der Diagnostik und der Therapieüberwachung bei Nierenerkrankungen und bei transplantierten Nieren abzulösen«[1]

* 19. November 1982 in Hannover
2002–2009 Studium der Humanmedizin in Hannover und London
2009 Promotion zum Dr. med.
Seit 2009 Assistenzärztin, Institut für Diagnostische und Interventionelle Radiologie
2011 Research Fellowship, Johns Hopkins University, Baltimore, USA

Forschungsschwerpunkte

Funktionelle Magnetresonanztomographie der Niere in verschiedenen Tiermodellen, Funktionelle MRT der Niere und der Transplantatniere (klinische Studien), Funktionelle MRT der Lunge

Ehrungen (u.a.)

Seit 2010 Mitglied des Förderungsprogramms »Forscher für die Zukunft« der Deutschen Röntgengesellschaft
2012 Posterpreis beim 4. Transplantationssymposium München
2012 Invest in the Youth Stipendium, Europäische Gesellschaft für Radiologie
2012 ISMRM (International Society of Magnetic Resonance in Medicine) Magna cum Laude Award
2012 Training Stipendium, International Society of Magnetic Resonance in Medicine
2012 Young Investigator Award, Deutsche Röntgengesellschaft[2]

Publikationen (Auswahl)

Katja Hueper et al. (2011): Diffusion tensor imaging and tractography for assessment of renal allografts Dysfunction-initial results, Eur. Radiol., 21, S. 2427–2433; Hueper et al. (2013): Quantitative and semiquantitative measures of regional pulmonary microvascular perfusion by magnetic resonance imaging and their relationships to global lung perfusion and lung diffusing capacity: the multiethnic study of atherosclerosis chronic obstructive pulmonary disease study, Invest. Radiol., 48, S. 223–230.

---

1 http://www.abbott.de/content/unternehmen/corporate_citizenship/auszeichnungen/index_de.html (26.01.2013).
2 ArchMHH ZA, P 5. 3, C. I. 5. 6. unpag.

2013

PD Dr. Jan Menne

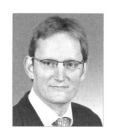

Für »seine Forschungsarbeit über das Hämolytisch Urämische Syndrom (HUS)«[1]

* 2. Juni 1967 in Bad Kreuznach
1986–1993 Studium der Humanmedizin an der FU Berlin[2]
1988–1991 Promotion und wissenschaftliche Hilfskraft am Institut für Biochemie und Molekulare Biologie, FU Berlin
1991–1992 DAAD-Stipendium an der Tufts University, Boston, USA
1994–1996 Ärztliche Fortbildung am Princess Margaret Hospital, Swindon, England, Abteilung für Innere Medizin und an der Universitätsklinik Benjamin Franklin, Berlin und am St. James's University Hospital, Leeds, England
1996–2002 Assistenzarzt an der Abteilung für Nephrologie der MHH
2002 Gründungsmitglied und Geschäftsführer der Phenos GmbH (Biotechnologie)
2007 Facharzt für Innere Medizin, Schwerpunkt Nephrologie
Seit 2008 Oberarzt an der MHH, Klinik für Nieren- und Hochdruckerkrankungen
2009 Projektleiter des EU-Forschungsprogramms »Ingenious Hypercare« und »EU-Mascara«
2010 Habilitation zum Thema diabetische Nephropathie
2011 Aufbau und Leitung des EHEC-HUS Konsortiums

Forschungsschwerpunkte
Erforschung neuer Methoden zur Behandlung bei Hypertonie und zum atypical hemolytic uremic syndrom (aHUS)

Ehrungen (u.a.)
Mitglied der »European Diabetic Nephropathy Study Group« (EDNSG)
Mitglied des Expertenkreises »Nationale Versorgungsleitlinie Diabetische Nephropathie«

Publikationen (Auswahl)
Jan Menne et al. (1989): Helper activity for gene expression, a novel function of the SV40 enhancer. Nucleic Acids Res. 17, S. 6603–6612; Menne et al. (2013): Serum neutrophil gelatinase-associated lipocalin (NGAL) in patients with Shiga toxin mediated haemolytic uraemic syndrome (STEC-HUS). Thromb Haemost. 111.

---

1   http://www.abbott.de/content/unternehmen/corporate_citizenship/auszeichnungen/index_de.html (21.01.2014)
2   Entnommener Lebenslauf aus der schriftlichen Mitteilung von PD Dr. Jan Menne vom 23.11.2013.

Sir Hans Adolf Krebs-Preis

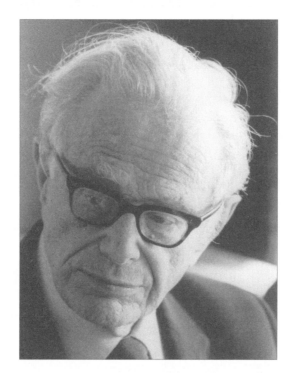

Sir Hans Adolf Krebs

Sir Hans Adolf Krebs-Preis

Der Namensgeber Sir Hans Adolf Krebs (1900–1981)[1]

Am 1. Juli 1993 wurde dem Rektor der MHH Prof. Reinhold Pabst von dem Vorsitzenden des Vorstandes der Versicherungsgesellschaft der Hannoverschen Lebensversicherung Dr. Wilhelm Henning mitgeteilt, dass ein Wissenschaftspreis an die MHH gestiftet werden soll. Am 10. September 1993 wurde festgelegt, dass der Preis für die medizinische Grundlagenforschung vergeben werden und mit dem Namen von Sir Hans Adolf Krebs verbunden sein sollte.[2]

Hans Adolf Krebs wurde am 25. August 1900 als zweites Kind des in Hildesheim praktizierenden deutsch-jüdischen Hals-Nasen-Ohrenarztes Dr. Georg Krebs und seiner Frau Alma Davidson geboren. Das humanistische Gymnasium Andreanum in Hildesheim besuchte Hans A. Krebs nur acht Jahre von 1910–1918,

und beendete seine Schulzeit während des I. Weltkriegs mit einem »Notabitur«[3]. Zum Wintersemester begann er, nachdem er noch zwei Monate zum Kriegsdienst eingezogen worden war, in Göttingen das Medizinstudium, welches er 1923 mit dem Staatsexamen und 1924 mit einer Promotion bei Prof. Wilhelm von Möllendorff, Ordinarius für Anatomie an der Universität Hamburg, abschloss. Anschließend wechselte er nach Berlin an die Chemische Abteilung der Charité zu Prof. Peter Rona[4], der – wie auch Krebs' Doktorvater Wilhelm von Möllendorff – 1933 unmittelbar nach der Machtübernahme der Nationalsozialisten als jüdischer Wissenschaftler zwangsentlassen[5] wurde. Von 1926 an wurde Krebs Assistent bei Prof. Otto Warburg[6] am Kaiser-Wilhelm-Institut für Biologie. Seine in-

---

1 Mit dem Namen des Nobelpreisträgers war die MHH aufgrund seiner Ernennung zum Ehrendoktor der Medizinischen Hochschule Hannover schon seit April 1974 verbunden. Ebenfalls wurde auch eine Vorlesungsreihe unter dem Namen »Sir Hans Krebs-Vorlesung« initiiert. (Vgl. Einladung der MHH zum 12. Dezember 1979, auf der Prof Dr. Walther Killy sprach. [ArchMHH ZA, P 5. 1, C. I. 5. 7, unpag.]).

2 Vgl. Briefwechsel Juli bis Dezember 1993 [ArchMHH ZA, P 5. 1, C. I. 5. 7, unpag.]. Die Schwester von Sir Hans A. Krebs, Frau Prof. Gisela Krebs (geb. 1932), em. Professorin an der Fakultät für Wirtschaft und Rechtswissenschaft in Köln, hatte trotz der Vergabe eines Hans Krebs-Preises für Lebensmittelforschung der Namensgebung des Preises zugestimmt. Sie wurde stets – wie auch Sir Hans A. Krebs' Sohn Sir John Krebs – zur Preisverleihung eingeladen. [ArchMHH ZA, P 5. 1, C. I. 5. 7, unpag.; mündliche Mitteilung Prof. Pabst 09.05.2013].

3 Hans Krebs: Reminiscences and Reflections, Oxford 1981, S. 15.

4 Zu Peter Rona (1871–1945) vgl. Michael Engel: Rona, Peter. In: Neue Deutsche Biographie. Bd. 22, Berlin 2005, S. 26–27.

5 Prof. Möllendorff (1887–1944) war am 15. April 1933 zum Rektor der Freiburger Universität gewählt worden, trat jedoch aufgrund des Gesetzes zur Wiederherstellung des Berufsbeamtentums am 20. April 1933 wieder zurück. Martin Heidegger wurde neuer Rektor. Vgl. Rektoratsreden im 19. und 20. Jahrhundert – Online-Bibliographie: http://www.historische-kommission-muenchen-editionen.de/rektoratsreden/sonstiges/copyright.php (09.08.2013).

6 Otto Warburg wurde 1931 mit dem Nobelpreis »for his discovery of the nature and mode of action of the respiratory enzyme« ausgezeichnet. http://www.nobel-prize.org/nobel_prizes/medicine/laureates/1931. Zu Otto Warburg vgl. Petra Werner: Ein Genie irrt seltener … Otto Heinrich Warburg. Ein Lebensbild in Dokumenten (unter Mitarbeit von Reinhard Renneberg) Berlin, 1991.

ternistische Facharztausbildung setzte Hans Krebs ab 1930 am Altonaer Städtischen Krankenhaus und 1931–1933 an der Freiburger Universitätsklinik fort. 1932 habilitierte er sich für das Fach Innere Medizin und im selben Jahr beschrieb er zusammen mit Kurt Henseleit[7] den Harnstoffzyklus (Krebs-Henseleit-Zyklus).

»Zwecks Aufrechterhaltung der Sicherheit und Ordnung«[8] wurde Hans Krebs am 6. April 1933 von seinem Dienst beurlaubt, um dann in einem Schreiben des Freiburger Rektors Martin Heidegger offiziell am 15. Juli 1933 auf der Grundlage des Gesetzes zur Wiederherstellung des Berufsbeamtentums entlassen zu werden.

Aufgrund seiner Forschungen über Aminosäure-Stoffwechsel, die zur Entdeckung des Harnstoffzyklus (Ornithinzyklus) führten, war Krebs international bekannt geworden, so dass der Freiburger Internist Dr. Walter Herkel (1906–1998)[9,] unterstützt von Albert Szent-Györgi Nagyrápolt[10], ihm

dringend rieten, sich an Sir Hans Gowland Hopkins, den Nobelpreisträger von 1929 zu wenden, um in England weiter forschen zu können. Hopkins lud ihn auch sogleich nach Cambridge ein. Krebs verließ bereits am 19. Juni 1933 Deutschland[11], um für zwei Jahre am Biochemischen Institut der Universität Cambridge zu arbeiten. 1935–1954 lehrte und forschte er am Pharmakologischen Institut der Universität Sheffield, an der er ab 1945 Professor für Biochemie war. 1938 heiratete Hans Adolf Krebs Magarete Cicely Fieldhouse. Das Paar hatte zwei Söhne und eine Tochter.[12] Bereits 1937 hatte er den Zitronensäure- oder Tricarbonsäurezyklus (Krebs-Zyklus) entdeckt; eine Publikation dieser Ergebnisse wurde von der Zeitschrift »Nature« allerdings abgelehnt.[13] Den ihm verleihenden Nobelpreis für Physiologie oder Medizin 1953 für seine Arbeiten über den Zitronensäurezyklus[14] teilte er mit Fritz A. Lipmann für dessen Forschungen zum intermediären Stoffwech-

---

7   Kurt Henseleit (1907–1973) wurde allein aufgrund seiner Zusammenarbeit mit Krebs und weil er nicht mit den Nationalsozialisten konform ging, aus seiner universitären Stelle gedrängt und lebte als niedergelassener Arzt in Friedrichshafen/Bodensee. Vgl. Currents comments: To remember Sir Hans Krebs, Novelist, Friend and Adviser. Essays of an information Scientist, 5 (1981): S. 627–633, hier S. 628.

8   Zit. nach: Hans Adolf Krebs: Wie ich aus Deutschland vertrieben wurde. Dokumente mit Kommentaren. Med. Hist. Journal 15, 1980, S. 357–377, hier S. 366; siehe auch: Ders.: Meine Liebe zu Hildesheim hat nie aufgehört. Jahresgabe des Museumvereins Hildesheim 1990, S. 33. Am 6. Juni 1966 wurde er zum Ehrenbürger der Stadt Hildesheim ernannt. Auf eigenen Wunsch hat Hans Krebs bereits im Oktober 1958 beantragt, neben seiner britischen Staatszugehörigkeit wieder die deutsche zu erlangen, die ihm dann auch zuerkannt wurde. (Jahresgabe 1990, S. 38).

9   Vgl. Krebs, Deutschland 1980 S. 367.

10 Albert Szent-Györgi Nagyrápolt (1893–1986) erhielt den Nobelpreis 1937 für seine Entdeckungen auf dem Gebiet der biologischen Verbrennungsprozesse, besonders in Beziehung auf das Vitamin C und die Katalyse der Fumarsäure. http://www.nobelprize.org/nobel_prizes/medicine/laureates/1937.

11 Das Angebot von Otto Warburg am KWI für Biologie zu arbeiten, lehnte er ab. Vgl.: Jahresgabe 1990, S. 33.

12 Ihr 1945 geborener Sohn John Richard Krebs, Professor für Zoologie, wurde 1999 zum Baron Krebs of Wytham geadelt.

13 Brendan Borrell: Nature rejects Krebs's paper, 1937. Science Magazin, March 1, 2010, http://www.the-scientist.com/?articles.view/articleNo/28819/title/Nature-rejects-Krebs-s-paper--1937. Vgl. auch D. Nachmansohn; R. Schmidt: Die große Ära der Wissenschaft in Deutschland 1900–1930. Jüdische und nicht jüdische Pioniere der Atomphysik, Chemie und Biochemie Springer 1988, S. 319–326.

14 Welche Bedeutung die Biochemie am Kaiser-Wilhelm-Institut für sein wissenschaftliches Leben gespielt hat, hob Krebs anlässlich seiner Nobelpreisträger-Rede am 11. Dezember 1953 hervor: »The success was mainly due to the joint efforts of the schools of Meyerhof, Embden, Parnas, von Euler, Warburg and the Coris, who built on the pioneer work of Harden and of Neuberg.« The citric acid cycle Nobel Lecture, December 11, 1953. http://www.nobelprize.org/nobel_prizes/medicine/laureates/1953/krebs-bio.html, Zur Beziehung Krebs zu Neuberg vgl. Krebs: Deutschland, 1980; S. 365–366. Zur Bedeutung Carl Neubergs für die Geschichte der Biochemie im 20. Jahrhundert, vgl. B. Lohff; H. Conrads: From Berlin to New York. Life and work of the almost forgotten German-Jewish biochemist Carl Neuberg (1877–1956). Stuttgart 2007.

sels und der Bedeutung des Co-Enzyms A.[15] 1954 wechselte Hans Krebs bis zu seiner Emeritierung im Jahr 1967 als Professor für Biochemie an die Universität Oxford. Auch nach seiner Emeritierung forschte Sir Hans Krebs weiter über biochemische Fragen und publizierte zu wissenschafts- und gesellschaftspolitischen Themen.[16]

1958 wurde Hans Adolf Krebs von Königin Elisabeth II. zum Ritter geadelt (Knight Bachelor). 1969 erhielt er die Otto-Warburg-Medaille; über dessen Leben und Werk seines wissenschaftlichen Lehrers Krebs 1970 eine fundierte Biographie verfasst hat.[17] Die Medizinische Hochschule verliehen ihm am 27. April 1974[18] die Ehrendoktorwürde. Am 22. November 1981 verstarb Sir Hans Adolf Krebs in Oxford.

Der Sir Hans Adolf Krebs-Preis (1993–2013)

Der dritte Forschungspreis, den die Gesellschaft der Freunde der MHH verlieh, wurde 1993 von der Hannoverschen Lebensversicherung[19] anlässlich der Einweihung ihres neuen Hauptverwaltungsgebäudes an der Karl Wiechert-Allee gestiftet. Damit sollte ein weiterer Wissenschaftspreis neben dem Rudolf Schoen-Preis seitens einer Hannoveraner Versicherungsgesellschaft zur Förderung der medizinischen Forschung an der MHH vergeben werden. In der Stiftungsurkunde vom 9. September 1993 wurde ein Preisgeld in der Höhe von 20.000 DM bereitgestellt.[20] Mit diesem Preis sollten junge Forscher für herausragende Leistung aus der »medizinischen Grundlagenforschung« ausgezeichnet werden, deren Arbeit in »einer wissenschaftlichen Zeitschrift veröffentlicht« wurde.[21] Dem neuen Kuratorium des Sir Hans Adolf Krebs-Preises gehörten neben dem Vorsitzenden der Gesellschaft der Freunde, Werner Symannek, der Rektor Prof. Pabst, der Prodekan für Forschung Prof. von der Hardt und die Lehrstuhlvertreter der Physiologie (Gros), Biophysikalische Chemie (Maaß)[22], Molekularbiologie (Nordheim) und Gastroenterologie und Hepatologie

---

15 Fritz Adalbert Lipmann (1899–1986) erhielt den Nobelpreis »for his discovery of co-enzyme A and its importance for intermediary metabolism«. http://www.nobel-prize.org/nobel_prizes/medicine/laureates/1953 Fritz Adalbert Lipmann promovierte nach seiner medizinischen Promotion 1924 in Chemie 1928 bei Otto Meyerhof und Carl Neuberg an der Berliner Universität.

16 Vgl. Currents comments: To remember Sir Hans Krebs, S. 627–633.

17 1973 wurde Krebs u.a. zum ausländischen Mitglied des Ordens Pour le mérite für Wissenschaften und Künste ernannt. Ihm wurde zwischen 1954 und 1980 von zahlreichen Universitäten die Ehrendoktorwürde verliehen (u. a. Chicago, Freiburg i. Br., Paris, Glasgow, Sheffield, London, Jerusalem, Berlin, Göttingen). Bereits 1947 wurde er zum Fellow of the Royal Society ernannt.

18 Ein Antrag auf die Verleihung eines Doctorat honoris causa wurde bereits am 27. Juli 1972 von Prof. Jan Brod gestellt [ArchMHH ZA, P 5. 1, C. I. 5. 7, unpag.].

19 Die Versicherung Hannoversche Leben ist 1875 als Preußischer Beamtenverein gegründet worden, vgl. Broschüre Hannoversche Lebensbilder 125. Jahre Hannoversche Leben https://www.hannoversche.de/files/hl_broschueren/hannoversche_lebensbilder_125_jahre.pdf. Seitdem die Hannoversche Lebensversicherung vollständig in der VHV Holding aufgegangen ist, ging die Organisation und Verwaltung des Preises wieder vollständig an die Gesellschaft der Freunde der MHH zurück.

20 Vgl. Stiftungsurkunde [ArchMHH ZA, P 5. 1, C. I. 5. 7, unpag.] und Jahrbuch der Gesellschaft der Freunde, Jg. 1993, S. 21.

21 Vgl. Ausschreibung des Sir Hans Adolf Krebs-Preises vom 18. April 1995, [ArchMHH ZA, P 5. 1, C. I. 5. 7, unpag.].

22 1996 wurde für Prof. Maass Prof. Resch (molekulare Pharmakologie) und 1997 Prof. Niemann (physiologische Chemie) in das Kuratorium gewählt. 1998 wurden für nächsten fünf Jahre wurden die Professoren Brenner; Rüther und Tümmler als Mitglieder des Kuratoriums benannt. [ArchMHH ZA, P 5. 1, C. I. 5. 7, unpag.].

(Manns), sowie auch ein Vertreter des Niedersächsischen Ministeriums für Wissenschaft und Kultur (Dr. Christian Hodler) und der Vorsitzende der Hannoversche Lebensversicherung (Dr. Eckart Freiherr von Uckermann)[23] an.

Das erste Mal wurde der Sir Hans Adolf Krebs-Preis am 9. Dezember 1994 für die Arbeit »Diffusivity od myoglobin in intact skeletal muscle cells«[24] an die Autoren Drs. Jürgens, Peters und Gros des Physiologischen Instituts der MHH vergeben.

Die anfängliche Beschränkung des Preises auf wissenschaftliche Arbeiten aus der MHH wurde nach dreijähriger Erprobungsphase im Laufe des Jahres 1997 aufgegeben und der Preis deutschlandweit ausgeschrieben.[25] Aus diesem Grund wurde das Kuratorium um externe Gutachter erweitert, so dass ab Mai 1998 elf Mitglieder dem Kuratorium des Sir Hans Adolf Krebs-Preises angehörten.[26] Außerdem wurden der Rudolf Schoen-Preis und der Sir Hans Adolf-Krebspreis ab 1998 zeitgleich ausgeschrieben und verliehen.

Der Sir Hans Adolf Krebs-Preis ist vom 1994 bis 2013 35 Mal vergeben worden und er ist der Preis, der den erstaunlichsten Anteil an ausgezeichneten Wissenschaftlerinnen aufweist: 25 männliche zu 10 weiblichen Preisträger.[27] Dieses ist damit u.a. zu erklären, dass der Anteil der exzellenten Wissenschaftlerinnen vor allem in den theoretischen Fächern größere und auch zeitlich frühere Aufstiegschancen ermöglicht wurden als in den klinischen Fächern.

---

23 Diese Aufgabe übernahm vornehmlich der Vorsitzende des Vorstandes Dr. Henning.
24 Erschienen ist die Arbeit in den Proc. Natl. Acad. Sci. 91, 1994: S. 3829–3833.
25 Vorstandsitzung der GDF am 13. März 1997 [ArchMHH ZA, P 5. 1, C. I. 5. 7, unpag.].
26 Vgl. 321 Protokoll des Senates vom 19. Mai 1998.
27 Das entspricht einem Frauenanteil von 29%. Bei den anderen Preisen liegt der Frauenanteil zwischen 7% (Zimmermann-Preis), 15% (Schoen-Preis) und 16% (Brod-Preis).

Die Preisträger des

Sir Hans Adolf Krebs-Preises

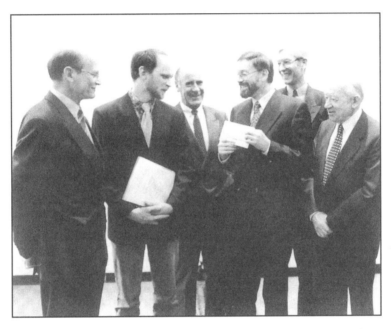

Die erste Verleihung des Sir Hans Adolf Krebs-Preises am 9. Dezember 1994:
Prof. Reinhard Pabst, Dr. Thomas Peters, Dr. Wilhelm Henning, PD Klaus D. Jürgens,
Dr. Eckart Freiherr von Uckermann, Dipl.-Kfm. Werner Symannek (v.l.n.r.)
(Jahrbuch der Gesellschaft der Freunde, Jg. 1994, S. 22)

1994

Prof. Klaus Dieter Jürgens

Forschungsthema: »Diffusivity of myoglobin in intact skeletal muscle cells«[1]

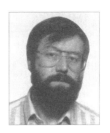

* 19. August 1947 in Varel, Kreis Friesland
1966–1972 Studium der Elektrotechnik, TU Braunschweig
1972–1973 Wiss. Mitarbeiter, Institut für Hochfrequenztechnik, TU Braunschweig
1973 Aushilfsangestellter, Abteilung Biomedizinische Technik, MHH
1973–1975 Aufbaustudium Biomedizinische Technik, Hannover
1975 Wissenschaftlicher Mitarbeiter, Abteilung Vegetative Physiologie, MHH
1975–1976 Verwalter der Stelle eines wiss. Assistenten, Abt. Vegetative Physiologie, MHH
1976–1985 Wissenschaftlicher Assistent, Abteilung Vegetative Physiologie, MHH
1981 Promotion zum Dr.-Ing., TU Braunschweig
1982 Facherkennung für Medizinische Physik
1984 Gastwissenschaftler in Seattle, USA
1985–1987 Akademischer Rat, Abteilung Vegetative Physiologie, MHH
1987 Akademischer Oberrat, MHH
1988 Habilitation zum Dr. rer. biol. hum. habil., Venia legendi für Physiologie, MHH
    Gastwissenschaftler in Banyuls-sur-Mer/Frankreich
1995 Professor für Physiologie, MHH
1998 Akademischer Direktor des Instituts für Molekular- und Zellphysiologie
Seit September 2012 im Ruhestand[2]

Forschungsschwerpunkte

Physiologie des O_2- und CO_2-Transportes, Vergleichende Physiologie körpergrößenabhängiger Bau- und Funktionsprinzipien (Allometrie)

Ehrungen (u.a.)

1995 Große Medaille Banyuls-sur-Mer[3]

Publikationen (Auswahl)

Klaus Dieter Jürgen et al. (1978): Respiratory function of blood and relative weight of certain organs in two species of shrew: Crocidura russula and Suncus etruscus, C. R. Acad. Sci. Hebd. Seances Acad. Sci. D., 86, S. 195–198; Jürgens et al. (2010): Significance of myoblobin as an oxygen strore and oxygen transporter in the intermittently perfused human heart: a model study, Cardiovasc. Res., 87, S. 22–29.

---

1 Jahrbuch der Gesellschaft der Freunde, Jg. 1994, S. 22.
2 http://www.mh-hannover.de/25911.html (21.05.2013).
3 http://www.buchhandel.de/detailansicht.aspx?isbn=9783437267918. (21.05.2013).

1994

Dr. Thomas Peters

Forschungsthema: »Diffusivity of myoglobin in intact skeletal muscle cells«[1]

* 21. August 1960 in Bensberg, Rheinisch Bergischer Kreis

1980–1981 Sanitätsausbildung, Johanniter Unfallhilfe und Rettungsdienst, Stadt Herzogenrath

1981–1987 Studium der Tiermedizin, Tierärztliche Hochschule Hannover

1987–1989 Tierärztlicher Mitarbeiter der Praxis des Herrn Dr. med. vet. Ludwig Meyer in Hilpoltstein, Mittelfranken

1989–2001 Wissenschaftlicher Mitarbeiter, Abteilung Vegetative Physiologie, MHH Forschungsaufenthalt, Laboratoire Arago, Universite Pierre et Marie Curie, Banyulus sur Mer

1993 Promotion zum Dr. med. vet., Tierärztliche Hochschule Hannover[2] Aufenthalt bei der Organisation »Tierärzte ohne Grenzen« in Kenia, Afrika

2002 Tierärztlicher Redakteur des Fachmagazins »Top agrar«, Münster

2002 Beschäftigungsverhältnis mit der Milchtierherden-Betreuungs- und Forschungsgesellschaft mbH

Seit 2009 hälftiger Eigentümer/Geschäftsführer der Milchtierherden-Betreuungs- und Forschungsgesellschaft mbH (MBFG), Wunstorf[3]

Forschungsschwerpunkte

Antibiotikaresistenzen von bakteriellen Mastitis-Erregern[4]

Publikationen (Auswahl)

Thomas Peters et al. (1990): A method to meassure the diffusion coefficient of myoglobin in intact skeletal muscle cells, Adv. Exp. Med. Biol., 277, S. 137–143; Peters et al. (1996): Heart respiratory rates and their significance for convective oxygen transport rates in the smallest mammal, the Etruscan shrew Suncus etruscus, J. Exp. Biol., 199, S. 2579–2584.

---

1   Jahrbuch der Gesellschaft der Freunde, Jg. 1994, S. 44.
2   ArchMHH ZA, P 5. 1, C. I. 5. 7, unpag.
3   http://www.mbfg-wunstorf.de/2.html (03.04.2013).
4   Entnommener Lebenslauf aus der schriftlichen Mitteilung von Dr. Thomas Peters vom 22.04.2013.

1995

PD Dr. Matthias Eckhardt

»Den Grundlagen der Metastasenbildung galt die Forschung der diesjährigen Preisträger«

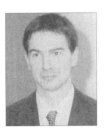

* 23. Mai 1965 in Hildesheim

1985–1990 Studium der Biologie, Universität Hannover

1990 Diplom am Zentrum Biochemie, Abteilung Physiologie Chemie, MHH

1991 Wissenschaftlicher Mitarbeiter, Institut für Medizinische Mikrobiologie, MHH

1995 Promotion zum Dr. rer. nat.

1995–1997 Wiss. Mitarbeiter, Institut für Medizinische Mikrobiologie, MHH

1997–1998 Forschungsaufenthalt am Institut de Biologie du Développement de Marseille, CNRS-INSERM-Université de la Méditerranée

1999 Wissenschaftlicher Mitarbeiter, Institut für Pharmakologie und Toxikologie, Universität Freiburg

2000 Wiss. Mitarbeiter, Institut für Physiologische Chemie, Universität Bonn

2004 Habilitation und Venia legendi für das Lehrgebiet »Biochemie und Molekularbiologie«, Medizinische Fakultät Bonn

2004 Wissenschaftlicher Mitarbeiter und Ernennung zum Oberassistenten, Institut für Biochemie und Molekularbiologie, Universität Bonn

Forschungsschwerpunkte

Biosynthese und Funktion der Sphingolipide myelinisierender Zellen und ihre pathologische Rolle in humanen Leukodystrophien, molekulare Pathologie von Leukodystrophien, Sphingolipidstoffwechsel im Nervensystem, inbesondere in den Myelin-bildenden Gliazellen (Oligodendrozyten und Schwannzellen), Synthese und Funktion hydroxylierter Spingolipide im Nervensystem und in der Haut, Stoffwechsel und Funktion des Neuropeptids N-Acetylaspartylglutamat und verwandter Verbindungen

Publikationen (Auswahl)

Matthias Eckhardt et al. (1994): Topography of NCAM antigenic epitopes recognized by SCLC-cluster-1 antibodies, Int. J. Cancer Suppl., 8, S. 27–29; Eckhardt et al. (2012): Ablation of neuronal ceramide synthase 1 in mice decreases gangliosidelevels and expression of myelin-associated glycoprotein in oligodendrocytes, J. Biol. Chem., 287, S. 41888–41902.

1   Jahrbuch der Gesellschaft der Freunde, Jg. 1995, S. 44.

2   ArchMHH ZA, P 5. 1, C. I. 5. 7, unpag.

3   http://www.ibmb.uni-bonn.de/forschung/ak-gieselmann/ag-eckhardt (20.03.2013).

4   Entnommener Lebenslauf aus der schriftlichen Mitteilung von PD Dr. Matthias Eckhardt vom 27.03.2013.

1995

Prof. Gerardy-Schahn

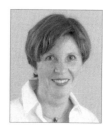

»Den Grundlagen der Metastasenbildung galt die Forschung der diesjährigen Preisträger«[1]

* 9. März 1953 in Perl-Hellendorf, Saarland

Ausbildung zur Chemisch-Technischen-Assistentin und selbige Tätigkeit für fünf Jahre an der Universität des Saarlandes

1977–1981 Studium der Biochemie an den Universitäten Hannover, Tübingen und München

1985 Diplom in Biochemie, Institut für Medizinische Mikrobiologie, Universität Mainz

1988–1989 Wissenschaftliche Mitarbeiterin an der Abteilung Immunologie, Medizinische Klinik, Pathophysiologie, Universität Mainz

1989 Promotion zum Dr. rer. nat.
    Wissenschaftliche Mitarbeiterin, Medizinische Klinik in Mainz

1990–1999 Wissenschaftliche Mitarbeiterin am Institut für Medizinische Mikrobiologie der MHH

1997 Habilitation und Venia legendi für Biochemie und Molekularbiologie[2]

2000–2004 C3-Professorin und Institutsleiterin der Zellulären Chemie, MHH[3]

2005 Ernennung zur C4-Professorin[4]

Forschungsschwerpunkte

Glycobiochemie, Transport über Biomembranen, Glycotope-regulierte Zellkommunikation, Protein-glycan- und glycan-glycan-Interaktionen, Enzymologie, Scaffold-Entstehung

Ehrungen (u.a.)

1999 SmithKline Beecham Award

Publikationen (Auswahl)

Rita Gerardy-Schahn et al. (1983): Structural homology between different archaebacterial DNA-dependent RNA polymerases analyzed by immunological comparison of their components, EMBO J., 2, S. 751–755; Gerardy-Schahn et al. (2013) Biochemical and biophysical characterization of the sialyl/hexosyl-transferase synthesizing the meningococcal serogroup W135 heteropolysaccharide capsule, J. Biol. Chem., 25.

---

1   Jahrbuch der Gesellschaft der Freunde, Jg. 1995, S. 44.
2   ArchMHH ZA, P 5. 1, C. I. 5. 7, unpag.
3   http://www.mh-hannover.de/index.php?id=1723&MP=175-8345 (17.03.2013).
4   Entnommener Lebenslauf aus der schriftlichen Mitteilung von Prof. Dr. Rita Gerardy-Schahn vom 15.03.2013.

1996

Prof. Bernhard Lüscher

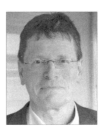

Forschungsthema: »Genregulation durch das Protoonkoprotein c-Myb«[1]

* 1. September 1956 in Langenthal, Schweiz

1976–1981 Studium der Naturwissenschaften, ETH Zürich, Schweiz

1981 Diplom, Institut für Biochemie, ETH Zürich

1982–1985 Promotion, Institut für Biochemie, Universität Lausanne, Schweiz

1985–1987 Forschungsaufenthalt, Basic Science Division, Fred Hutchinson Cancer Research Center, Seattle, USA

1988–1991 Wissenschaftlicher Mitarbeiter, Basic Science Division, Fred Hutchinson Cancer Research Center, Seattle, USA

1991–1994 Wissenschaftlicher Mitarbeiter am Institut für Molekularbiologie, MHH

1994 Habilitation im Fach Molekularbiologie und wissenschaftlicher Mitarbeiter am Institut für Molekularbiologie, MHH

2001–2007 Professor für Biochemie und Molekularbiologie, Universität Aachen

2004–2007 Außerplanmäßiger Professor, Abteilung Biologie, Universität Aachen

Seit 2004 Leiter des Programms für die Entwicklung von molekularen Tumormarkern und molekularem Imaging, Universität Aachen

Seit 2007 Direktor, Institut für Biochemie und Molekulare Biologie, Universität Aachen[2]

Forschungsschwerpunkte

Gehirn-Substrats-Regulierung bei depressionsbedingten Zuständen des Gehirns und antidepressiver Wirkung von Medikamenten, Struktur, Funktion und postsynaptisches Targeting von GABAA-Rezeptoren[3]

Ehrungen (u.a.)

1985 Promotionspreis der Universität Lausanne[4]

Publikationen (Auswahl)

Bernhard Lüscher et al. (1986): Proteins encoded by the c-myc oncogene: analysis of c-mic protein degradation, Princess Takamatsu Symp., 17, S. 291–301; Lüscher et al. (2013): Regulation of NF-kB signalling by the mono-ADP-ribosyltransferase ARTD10, Nat. Commun., 4, S. 1683.

---

1   Jahrbuch der Gesellschaft der Freunde, Jg. 1996, S. 44.

2   http://www.ukaachen.de/go/show?ID=1037382&NAVDV=0&DV=0&NAVID=1406150&COMP=person (26.02.2013).

3   http://bmb.psu.edu/directory/bxl25 (26.02.2013).

4   Entnommener Lebenslauf aus der schriftlichen Mitteilung von Prof. Dr. Bernhard Lüscher vom 13.03.2013.

1996

Dr. Michael Oelgeschläger

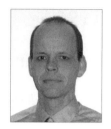

Forschungsthema: »Genregulation durch das Protoonkoprotein c-Myb«[1]

* 6. September 1966 in Wuppertal

1986 Beginn des Studiums der Biologie, Universität Hannover

1989–1990 Studium an der Northwestern University, Boston, USA

1993 Diplomarbeit, Institut für Molekularbiologie, MHH

1996 Promotion, Institut für Molekularbiologie, MHH

1998–2002 Postdoc-Aufenthalt, Laboratory of Eddy De Robertis, UCLA[2]

2002–2008 Nachwuchsgruppenleiter am Max-Planck-Institut für Immunbiologie, Identifizierung BMP-regulierter Gene durch Microarray-Analysen und deren embryologische, zellbiologische und biochemische Charakterisierung, Freiburg

2008 Habilitation an der Fakultät für Biologie für das Fach »Entwicklungsbiologie der Tiere«, Universität Freiburg

Seit 2008 wissenschaftlicher Mitarbeiter beim Bundesinstitut für Risikobewertung, ZEBET Alternativmethoden zu Tierversuchen[3]

Forschungsschwerpunkte

Alternativmethoden zu Tierversuchen

Publikationen (Auswahl)

Michael Oelgeschläger et al. (1994): Regulation of transcription factors c-Myc, Max, and c-Myb by casein kinase II, Cell. Mol. Biol. Res., 40, S. 501–511; Oelgeschläger et al. (2013): Expression of the tetraspanin family members Tspan3, Tspan4, Tspan5 and Tspan7 during Xenopus laevis embryonic development, Gene Expr. Patterns., 13, S. 1–11.

---

1   Jahrbuch der Gesellschaft der Freunde, Jg. 1996, S. 44.

2   http://www.nature.com/nrg/journal/v1/n3/authors/nrg1200_171a.html (01.03.2013).

3   Entnommener Lebenslauf aus der schriftlichen Mitteilung von Dr. Michael Oelgeschläger vom 13.03.2013.

1997

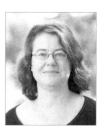

PD Dr. Ute Römling

Dr. Römlich beschreibt »erstmals die Strategien, mit denen sich der Krankheitserreger Pseudomonas aeruginosa verschiedenen Lebensbedingungen anpassen kann«[1]

* 11. April 1964 in Bamberg

1983–1989 Studium der Biochemie, Hannover

1993 Promotion, Institut für Biophysikalische Chemie, MHH

1993–1995 Wissenschaftliche Mitarbeiterin der klinischen Forschergruppe »Molekulare Pathologie der Mukoviszidose«

1995–1998 Postdoc-Aufenthalt am Karolinska Institut, Stockholm

1998–2001 Nachwuchsgruppenleiterin, Gesellschaft für Biotechnologische Forschung

2002 Arbeitsgruppenleiterin, Microbiology and Tumorbiology Center, Karolinska Institut

2002 Habilitation[2]

2002 Dozentin in Molekularer Mikrobiologie, TU Braunschweig

2002–2012 Associate Professor, Arbeitsgruppenleiterin in Molekularer Mikrobiologie, Inst. für Mikrobiologie, Zell- und Tumorbiologie, Karolinska Institutet, Stockholm

2003–2008 Vizepräfekt am Mikrobiologie- und Tumorzentrum (MTC)

2005–2008 Gewählte Vizevorsitzende der ESCMID-Studiengruppe Biofilme

2005–2009 Koordinatorin, Marie-Curie-PhD-Ausbildungsprogramm EUs IMO Train

Seit 2012 Professorin und Institutsleiterin der Medizinischen, Mikrobiellen Physiologie, Karolinska Institutet

Forschungsschwerpunkte

Regulation von Biofilmbildung in medizinisch relevanten Mikroorganismen (u.a. durch zyklisches di-GMP und kleine RNAs), Bedeutung der Biofilmbildung und des zyklischen di-GMP Signalnetzwerkes für die Interaktion von Mikroorganismen mit abiotischen und biotischen Oberflächen und dem Wirtsorganismus, Salmonella typhimurium, Candida parapsilosis, Pseudomonas aeruginosa und Escherichia coli

Ehrungen (u.a.)

2000 Young Investigator Award for Research in Clinical Microbiology and Infectious Diseases der ESCMID (European Society of Clinical Microbiology and Infectious Diseases)[3]

Publikationen (Auswahl)

Ute Römling et al. (1989): A physical genome map of Pseudomonas aeruginosa PAO, EMBO J., 20, S. 4081–4089; Römling et al. (2013): Cyclic di-GMP: the first 25 years of a universal bacterial second messenger, Microbiol. Mol. Biol. Rev., 77, S. 1–52.

---

1   Jahrbuch der Gesellschaft der Freunde, Jg. 1997, S. 42.
2   http://www.biospektrum.de/blatt/d_bs_pdf&_id=932833, http://www.mh-hannover.de/4786.htm (24.04.2013).
3   Entnommener Lebenslauf aus der schriftlichen Mitteilung von PD Dr. Ute Römling vom 17.03.2013.

1998

Prof. Hans-Jürgen Mägert

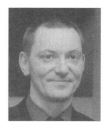

Forschungsthema: »HCC-2, a human chemokine: Gene structure, expression pattern, and biological activity«[1]

* 22. September 1958 in Rüsselsheim, Hessen

1977–1983 Studium der Biologie, Technische Hochschule Darmstadt

1983–1984 Diplomarbeit am Institut für Biochemie, Darmstadt

1988 Promotion am Institut für Biochemie, Darmstadt bei Prof. H. G. Gassen

1988 Betreuung eines Biotechnologie-Kurses, Menoufia Universität, Shebin El Comm, Kairo

1988–1989 Wissenschaftlicher Mitarbeiter, Institut für Anatomie und Zellbiologie, Heidelberg

1989 Leiter der Abteilung IV, Zell- und Molekularbiologie des Niedersächsischen Instituts für Peptidforschung GmbH

1999 Habilitation und Venia legendi für das Fach Molekularbiologie an der MHH

2003 Berufung zum C3-Professor für Molekulare Biotechnologie, HS Anhalt Standort Köthen

Seit 2010 Gastdozentur an der University of Indonesia, Jakarta[2]

2011 Ernennung zum »Adjunct Professor« der University of Indonesia, Jakarta

Forschungsschwerpunkte

Der Multidomänen-Serinproteinase-Inhibitor LEKTI und seine Relevanz für Hauterkrankungen und Allergien, Chemokin-modifizierende Enzyme als neue Drug-Targets

Ehrungen (u.a.)

1994 Jan Brod-Preis

Publikationen (Auswahl)

Hans-Jürgen Mägert et al. (1993): Nucleotide sequence of the rabbit gamma-preprotachykinin I cDNA, Biochem. Biophys. Res. Comm. 195, S. 128–131; Mägert et al. (2003): Expression of guanylyl cyclise B in the human corpus cavernosum Penis and the possible involvement of its ligand C-type natriuretic Polypeptide in the induction of penile erection, J. Urol. 169, S. 1918–1922.

---

1   Jahrbuch der Gesellschaft der Freunde, Jg. 1998, S. 36.

2   http://www.mz-web.de/servlet/ContentServer?pagename=ksta/page&atype=ksArtikel&aid=1334258326275 (20.02.2013) und entnommener Lebenslauf aus der schriftlichen Mitteilung von Prof. Dr. Hans-Jürgen Mägert vom 28.02.2013.

1998

Dr. Andreas Pardigol

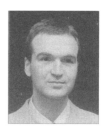

Forschungsthema: »HCC-2, a human chemokine: Gene structure, expression pattern, and biological activity«[1]

* 14. Oktober 1966 in Goslar

1988–1993 Studium der Biologie an der Universität Hannover, Universität Paul Sabatier, Toulouse, Frankreich

1993–1994 Diplom in Biologie und Forschungen am Niedersächsischen Institut für Peptid-Forschung

1996 Promotion zum Dr. rer. nat., Fachbereich Chemie, Universität Hannover[2]

1997 Wissenschaftlicher Mitarbeiter am humanen Genomforschungsprogramm, Institut für Humangenetik, Universität Heidelberg

1997 Wissenschaftlicher Mitarbeiter bei BiotecmbH Potsdam[3]

Manager des Pharmazeutischen Technologie-Instituts R+D, Nantes

Publikationen (Auswahl)

Andreas Pardigol et al. (1996): HCC-1, a novel chemokine from human plasma, J. Exp. Med., 183, S. 295–299; Pardigol et al. (1998): HCC-2, a human chemokine: gene structure, expression pattern, and biological activity, Proc. Natl. Acad. Sci. USA., 95, S. 6308–6313.

---

1   Jahrbuch der Gesellschaft der Freunde, Jg. 1998, S. 36.

2   Pardigol, Andreas (1996): Molekularbiologische Analyse des Gens für das neue humane CC-Chemokine HCC-1. Diss. rer. nat. Hannover.

3   ArchMHH ZA, P 5. 1, C. I. 5. 7, unpag.

1999

Prof. Christian Kurts

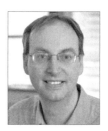

Prof. Kurts »entdeckte einen der Mechanismen, über die sich die Fehlreaktion des Immunsystems und damit die Entstehung einer Autoimmunerkrankung erklären lassen«[1]

* 27. November 1964 in Helmstedt, Niedersachsen

1985–1991 Studium der Physik und Humanmedizin, Universität Göttingen

1991 Promotion zum Dr. med., Göttingen

1991–1995 Assistenzarzt und wissenschaftlicher Mitarbeiter, Abt. Nephrologie, MHH

1995–1997 Postdoc-Forschungsaufenthalt, Thymus Biology Unit, The Walter and Eliza Hall Institute for Medical Research, Melbourne, Australien

1998–2000 Assistenzarzt und wissenschaftlicher Mitarbeiter, Abteilung Nephrologie, MHH; Facharzt für Innere Medizin; Habilitation für experimentelle Nephrologie

2000–2003 Forschungsgruppenleiter, Abteilung Nephrologie und Klinische Immunologie, Universität Aachen

2002 Gastwissenschaftler, Steven Schoenberger Group, La Jolla Institute for Allergy and Immunology, San Diego, USA

2003 Professor für Molekulare Immunologie, Institut für Molekulare Medizin und Experimentelle Immunologie, Universität Bonn

2005 Zusatzbezeichnung Nephrologie

2009 Direktor des Institutes für Experimentelle Immunologie, Universität Bonn

Forschungsschwerpunkte

Die Rolle der Chemokine in Cross-Präsentationen, Zell-Biologie von Cross-Präsentationen, periphere B-Zell-Toleranz, Immunreaktionen bei Harnwegsinfektionen, Rolle der dendritischen Zellen in der Immunregulation in nicht-lymphatischen Geweben

Ehrungen (u.a.)

1992 Promotionspreis der Deutschen Gesellschaft für Nephrologie

2010 Hans U. Zollinger-Preis, Deutsche Gesellschaft für Nephrologie

2012 Gottfried Wilhelm Leibniz-Preis, DFG[2]

Publikationen (Auswahl)

Christian Kurts et al. (1990): Quantitation of components of the alternative pathway of complement (APC) by enzyme-linked immunosorbent assays, J. Immunol. Methods., 133, S. 181–190; Kurts et al. (2013): Intrahepatic myeloid-cel aggregates enable local proliferation of CD8+ T cells and successful immunotherapy against chronic viral liver infection, Nat. Immunol., 14.

---

1   Jahrbuch der Gesellschaft der Freunde, Jg. 1999, S. 48.

2   http://www.immei.de/institute-of-experimental-immunology.php#3 (28.04.2013), entnommener Lebenslauf aus der schriftlichen Mitteilung von Prof. Dr. Christian Kurts vom 14.03.2013.

2000

Prof. Hans Jürgen Schlitt

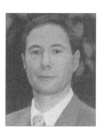

Forschungsthema: »The functional relevance of passenger leukocytes and microchimerism for heart allograft acceptance in the rat«[1]

* 26. Mai 1961 in Fulda, Hessen

1980–1986 Studium der Medizin, Julius-Maximilians-Universität Würzburg

1986 Promotion, Würzburg

1994 Habilitation im Fach Chirurgie, MHH

1986, 1988–1994 Facharztweiterbildung, Zentrum Chirurgie, MHH

1994 Facharzt Chirurgie

1994–2002 Oberarzt, Klinik für Viszeral- und Transplantationschirurgie, MHH

1999 Außerplanmäßiger Professor, MHH

2001 Fellow, Royal College of Surgeons England (FRCS), American College of Surgeons (FACS)

2002 Fellow, Royal Australasian College of Surgeons (FRACS), Medical Hospital Manager

2002–2003 Chairman und Direktor, Upper Gastrointestinal and Transplantation Surgery, University of Sydney, Australien

Seit 2003 Lehrstuhl für Chirurgie und Direktor der Klinik und Poliklinik für Chirurgie, Klinikum der Universität Regensburg

2010 Honorary European Diploma in Transplantation Surgery, European Board of Surgery

Forschungsschwerpunkte

Transplantationsimmunologie, Onkologie, Klinische Studien

Ehrungen (u.a.)

1988 Josef Schneider-Preis, Würzburg

1994 Young Investigator Award, Transplantation Society, Forschungspreis, Deutsche Transplantationsgesellschaft

1999 Rudolf Schoen-Preis

2000 Prof. h. c., Staatl. Med. Akademie Kirow, Russland

2000 Von Langenbeck-Preis, DGC

2002 Forschungspreis der Deutschen Arbeitsgemeinschaft zum Studium der Leber (GASL)

2007 Honorary Member, Jordanian Surgical Society

2011 Mitglied, Deutsche Akademie der Naturforscher Leopoldina[2]

---

1   http://www.ncbi.nlm.nih.gov/pubmed?term=Schlitt%20HJ%5BAuthor%5D&cauthor=true&cauthor_uid=10545996 (21.02.2013), http://www.aerzteblatt.de/pdf/98/8/a487.pdf (21.02.2013).

2   http://www.uniklinikum-regensburg.de/kliniken-institute/Chirurgie/Klinikteam___Mitarbeiter/__rztlicher_Dienst/Hans_J__Schlitt/index.php (23.02.2013).

Publikationen (Auswahl)

Hans Jürgen Schlitt et al. (1987): Immunosuppressive activity of cyclosporine metabolites in vitro, Transplant. Proc., 19, S. 4248–4251; Schlitt et al. (2013): The effects of the semi-recumbent position on hemodynamic status in patients on invasive mechanical ventilation-prospective randomized multivariable analysis, Crit. Care, 17, S. 80.

2001

Prof. Philipp Beckhove

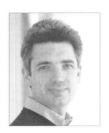

»Die drei Heidelberger Wissenschaftler hatten das Immunsystem bei 84 Patientinnen mit Brustkrebs untersucht. Bei der Mehrheit entdeckten sie so genannte Gedächtnis-T-Zellen im Knochenmark, die gegen Tumorantigene – spezielle Eiweißmoleküle auf der Oberfläche von Krebszellen – gerichtet sind«[1]

* 14. Januar 1969 in Freiburg/Breisgau

1988–1995 Studium der Humanmedizin, Universitäten Hamburg und Heidelberg

1995–2005 Ärztliche Tätigkeit an der Abteilung für Hämatologie und Onkologie

1997 Approbation

1997–1998 Wissenschaftliche Tätigkeit an der Abteilung Endokrinologie, Heidelberg

1999 Promotion zum Dr. med., Heidelberg

1999–2001 Wissenschaftlicher Angestellter, Abteilung Zelluläre Immunologie, Deutsches Krebsforschungszentrum

2001–2006 Leitung der Arbeitsgruppe »Zelluläre Immuntherapie«, Abteilung Zelluläre Immunologie, DKFZ

2002–2009 Ärztliche Fortbildung zum Facharzt für Innere Medizin an der Abteilung für Gastroenterologie und Infektionskrankheiten und am Nationalen Zentrum für Tumorerkrankungen (NCT), Heidelberg

2003 Leitung der interdisziplinären Forschergruppe »prognostische Bedeutung tumorspezifischer Immunantworten«, DKFG

2005 Habilitation im Fach Zellbiologie an der Fakultät für Biowissenschaften, Universität Heidelberg

2006–2009 Leiter der unabhängigen Nachwuchsgruppe »T cell Tumor Immunity«

2008 Ruf auf eine Associate Professur für Immuntherapie am Comprehensive Cancer Center der Northwestern University, Chicago

2009 Adjunct Associate Professor für Immuntherapie am Comprehensive Cancer Center der Northwestern University, Chicago

2010 Außerplanmäßiger Professor, Biowissenschaftliche Fakultät, Universität Heidelberg

2011 Berufung als kommissarischer Leiter der Abteilung »Translationale Immunologie«, DKFZ

Forschungsschwerpunkte
T-Zell-Tumorimmunität[2]

Ehrungen (u.a.)
2000 Forbeck Scholar Award
2002 Forbeck Focus on the Future Grant

---

1   http://www.dkfz.de/de/presse/pressemitteilungen/2002/dkfz_pm_02_01.php (11.04.2013).
2   http://www.dkfz.de/de/translationale-immunologie/beckhove/text_AG_Beckhove.html (13.04.2013).

2003 Walther und Christine Richtzenhain-Preis
2004 Clinical Science Award, Deutsche Gesellschaft für Immuntherapie[3]

Publikationen (Auswahl)

Philipp Beckhove et al. (1994): Persistance of dormant tumor cells in the bone marrow of tumor cell-vaccinated mice correlates with long-term immunological protection, Proc. Natl. Acad. Sci. USA, 91, S. 7430–7434; Beckhove et al.(2013): Long-term survival after adoptive bone marrow T cell therapy of advanced metastasized breast cancer: follow-up analysis of a clinical pilot trial, Cancer Immunol. Immunother., 18.

---

3   http://www.dkfz.de/de/translationale-immunologie/beckhove/Beckhove_Detail.html, (11.04.2013), entnommener Lebenslauf aus der schriftlichen Mitteilung von Prof. Dr. Philipp Beckhove vom 14.03.2013 .

2001

Dr. Markus Feuerer

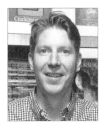

»*Die drei Heidelberger Wissenschaftler hatten das Immunsystem bei 84 Patientinnen mit Brustkrebs untersucht. Bei der Mehrheit entdeckten sie so genannte Gedächtnis-T-Zellen im Knochenmark, die gegen Tumorantigene – spezielle Eiweißmoleküle auf der Oberfläche von Krebszellen – gerichtet sind*«[1]

* 20. Oktober 1973 in Trier, Saarland
1994–2001 Studium der Humanmedizin in Mainz und Heidelberg
1998–2002 Arbeiten an der Promotion an der Abteilung Zelluläre Immunologie, DKFZ
2003 Promotion zum Dr. med.
2003–2004 Wissenschaftlicher Mitarbeiter am Institut für Experimentelle Rheumatologie, Universitätsmedizin Charité und am DRFZ (Deutsches Rheuma Forschungszentrum), Berlin
2004–2009 Postdoc-Forschungsaufenthalt, Section of Immunology and Immunogenetics, Joslin Diabetes Center and Department of Pathology, Harvard Medical School, Boston
2009 Senior Postdoctoral Research Fellow, Abt. Pathologie, Harvard Medical School
2009 Leiter der Helmholtz Young Investigator Research Group »Immuntoleranz«[2]

Forschungsschwerpunkte
T-Zell-Toleranz[3]

Ehrungen (u.a.)
1992 Jugend forscht
2004 Dissertationspreise: Dr. Feldbausch Award, Otto Westphal Award, Richtzenhain Award
2009–2014 Helmholtz Young Investigator Award[4]

Publikationen (Auswahl)
Markus Feuerer et al. (2001): Enrichment of memory T cells and other profound immunological changes in the bone marrow from untreated breast cancer patients, Int. J. Cancer, 92, S. 96–105; Feuerer et al. (2012): Monocytes and Macrophages in Cancer: Development and Functions, Cancer Microenviron, 24.

---

1   http://www.dkfz.de/de/presse/pressemitteilungen/2002/dkfz_pm_02_01.php (21.02.2013).
2   http://www.dkfz.de/en/immuntoleranz/Feuerer.html (22.02.2013).
3   http://www.dkfz.de/en/immuntoleranz/Projects.html (08.04.2013).
4   Entnommener Lebenslauf aus der schriftlichen Mitteilung von Dr. Markus Feuerer vom 10.04.2013.

2001

Prof. Viktor Umansky

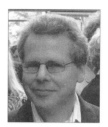

»Die drei Heidelberger Wissenschaftler hatten das Immunsystem bei 84 Patientinnen mit Brustkrebs untersucht. Bei der Mehrheit entdeckten sie so genannte Gedächtnis-T-Zellen im Knochenmark, die gegen Tumorantigene – spezielle Eiweißmoleküle auf der Oberfläche von Krebszellen – gerichtet sind«[1]

* 23. Dezember 1955 in Kiew, Ukraine

1972–1978 Studium der Humanmedizin, Medizinische Hochschule Kiew

1978–1982 Promotion der Naturwissenschaften, Institut für Onkologie der Akademie der Wissenschaften in Kiew

1979–1982 Forschungsaufenthalt, Institut für Biochemie, Abteilung Molekulare Immunologie, Akademie der Wissenschaften, Kiew

1982 Promotion zum Dr. rer. nat.

1983–1985 Mitarbeit am Projekt »Adenosinmetabolismus in Lymphozyten während der Metastasierung von malignen Tumoren«, Institut für Onkologie, Kiew

1985–1986 Forschungsaufenthalt, Abteilung Antitumor Immunität, Russisches Krebsforschungszentrum, Moskau

1986–1991 Mitarbeit an Projekten, Institut für Onkologie, Kiew

1991 Habilitation in Experimenteller Onkologie und Immunologie, Kiew

1991–1992 Forschungsaufenthalt, Labor für Immunologie, Dijon, Frankreich und an der Abteilung Zelluläre Immunologie, DKFZ, Heidelberg

1998 Gruppeneiter der AG »Tumorimmuntherapie«

Seit 2002 Forschungsgruppenleiter »Mouse Models of Spontaneous Melanoma for Immunotherapy«, Skin Cancer Uni, DKFZ und Universitätsklinikum Mannheim

2008 Habilitation, Fakultät für Bioscience, Universität Heidelberg

Professor und Arbeitsgruppenleiter am DKFZ, Heidelberg

Forschungsschwerpunkte

Biomarkers in melanoma, Immunosuppression in melanoma[2]

Ehrungen (u.a.)

1986 Beste experimentelle Arbeit junger Wissenschaftler in Biologie und experimenteller Medizin, Akademie der Wissenschaften der Ukraine

2005–2008 Dr. Mildred Scheel Foundation for Cancer Research

2005–2011 DKFZ/Israel Cooperation Program in Cancer Research

2008–2012 Helmholtz Alliance Immunotherapy for Cancer

---

1   http://www.dkfz.de/de/presse/pressemitteilungen/2002/dkfz_pm_02_01.php (27.02.2013).

2   http://www.dkfz.de/de/dermato_onko/Research.html (27.02.2013).

3   Entnommener Lebenslauf aus der schriftlichen Mitteilung von Prof. Dr. Viktor Umansky vom 14.03.2013.

2009–2012 Dr. Mildred Scheel Foundation for Cancer Research
2012–2014 German-Israeli Foundation for Scientific Research and Development[3]

Publikationen (Auswahl)

Viktor Umansky et al. (1994): Adoptive transfer of protective immunity against a high metastatic tumor-cell variant by small numbers of tumor-specific in-situ activated peritoneal effector T-cell, Int. J. Oncol., 5, S. 141–151; Umansky et al. (2013): Ret transgenic mouse model of spontaneous skin melanoma: focus on regulatory T cells, Pigment Cell Melanoma Res., 8.

2002

Prof. Dirk Busch

Forschungsthema: »*Reversible MHC-Multimer-Färbung für die Isolierung antigenspezifischer T-Zellen*«[1]

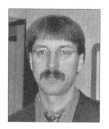

* 11. Juni 1966 in Siegen
1987–1993 Studium der Humanmedizin in Mainz und Freiburg
1993 Promotion zum Dr. med., Mainz
1994–1996 AiP und Assistenzarzt in der Kinderklinik der Universität Würzburg
1996 Gastarzt, Rheumatologie und Klinische Immunologie, Charité
1996–1998 Section of Infectious Diseases and Immunobiology, Dept. of Internal Medicine, Yale University, New Haven
1999 Beginn der Facharztausbildung Mikrobiologie und Immunologie
2003 Habilitation
2005 Facharzt für Medizinische Mikrobiologie und Infektionsbiologie, TU München
Leiter der Klinischen Kooperationsgruppe »Antigenspezifische Immuntherapie«, Helmholtz-Zentrum München und Leiter der IAS-Fokusgruppe »Clinical Cell Processing und Purification«
Seit 2009 Direktor des Instituts für Medizinische Mikrobiologie, Immunologie und Hygiene, TU München

Forschungsschwerpunkte
Infektionsimmunologie, Antigen-spezifische T-Zellen, Entwicklung neuer Technologien, um Immunzellen für Diagnostische und zelltherapeutische Anwendungen einsetzbar zu machen

Ehrungen (u.a.)
1999 Howard Hughes Medical Institute Postdoc Fellowship
2000 Gerhard Hess-Forschungspreis der DFG
2002 Robert Koch-Postdoktoranden-Preis
2003 Wilhelm Vaillant-Preis[2]

Publikationen (Auswahl)
Dirk Busch et al. (1996): Lymphoproliferative response to Borrelia burgdorferi in the diagnosi of Lyme arthritis in children and adolescents, Eur. J. Pediatr., 155, S. 297–302; Busch et al. (2013): Disparate Individual Fates Compose Robust CD8+ T Cell Immunity, Science 14.

---

1   http://idw-online.de/pages/de/news?id=57189 (14.02.2013).
2   http://www.professoren.tum.de/busch-dirk/, (03.06.2013), ArchMHH ZA, P 5. 1, C. I. 5. 7, unpag.

2003

Dr. Inge Sillaber

Dr. Schiller zeigte, »dass ein bestimmtes Hormonsystem, das Corticotropin-Releasing-Hormon-System (CRH) wichtig ist, um den Alkoholkonsum nach Stress über längere Zeit zu kontrollieren«[1]

* 6. November 1965 in Übersee (Chiemgau)

1989–1994 Studium der Biologie, LMU München

1995 Diplom in Biologie

1995–2000 Wissenschaftliche Mitarbeiterin am Max-Planck-Institut für Psychiatrie, München

1996–1999 Promotion zum Dr. rer. nat., München

1999–2000 Forschungsaufenthalt, INSERM, Bordeux

2000–2002 Wissenschaftliche Mitarbeiterin der AG Neuronale Plastizität, MPI Psychiatrie München

2002–2010 Leitung der AG Verhaltenspharmakologie, MPI Psychiatrie, München[2]

Seit 2011 Mitgründerin und Vorstandsmitglied der Phenoquest AG[3] in München

Forschungsschwerpunkte

Entwicklung von Antikörpertherapien für die Behandlung von Depressionen

Publikationen (Auswahl)

Inge Sillaber et al. (1997): Infusions of tyrosine hydroxylase antisense oligodeoxynucleotide into substantia nigra of the rat: effects on tyrosine hydroxylase mRNA and protein content, striatal dopamine release and behaviour, Eur. J. Neurosci., 9, S. 210–220; Sillaber et al. (2013): Proteomic and metabolomic profiling reveals time-dependent changes in hippocampal metabolism upon paroxetine treatment and biomarker candidates, J. Psychiatr. Res., 47, S. 289–298.

---

1   http://www.mh-hannover.de/fileadmin/mhh/download/ueberblick_service/Info_03.12/22-27_Studium.pdf (12.03.013).

2   ArchMHH ZA, P 5. 1, C. I. 5. 7, unpag.

3   http://www.phenoquest.com/ (12.03.2013), entnommener Lebenslauf aus der schriftlichen Mitteilung von Dr. Inge Sillaber vom 14.05.2013.

2003

Prof. Rainer Spanagel

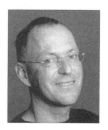

Prof. Spanagel zeigte, »dass ein bestimmtes Hormonsystem, das Corticotropin-Releasing-Hormon-System (CRH) wichtig ist, um den Alkoholkonsum nach Stress über ängere Zeit zu kontrollieren«[1]

* 24. Juni 1961 in Reutlingen, Baden-Württemberg

1982–1989 Studium der Biologie in Tübingen und München

1989 Diplom in Biologie

1991 Promotion zum Dr. rer. nat. am Max-Planck-Institut für Psychiatrie, Abt. Neuropharmakologie

1991–1995 Wiss. Angestellter, Max-Planck-Institut für Psychiatrie, München

1996–1999 Leiter der AG Suchtforschung, Max-Planck-Institut für Psychiatrie, München

1997 Habilitation im Fach Pharmakologie und Toxikologie, LMU München

1999 Ruf auf eine C3-Professur für Psychopharmakologie, Karl-Ruprechts-Universität Heidelberg

2005 W3-Professur am Zentralinstitut für Seelische Gesundheit

2011 Direktor des Instituts für Psychopharmakologie am Zentralinstitut für Seelische Gesundheit, Heidelberg

Forschungsschwerpunkte

Suchtforschung, Psychopharmakologie

Ehrungen (u.a.)

1998 Wilhelm Feuerlein-Forschungspreis

2005 Albrecht Ludwig Berblinger-Preis

2008 James B. Isaacson Award

2010 Reinhard Koselleck-Preis der DFG

2011 AGNP-Preis für Forschung in der Pharmakologie[2]

Publikationen (Auswahl)

Rainer Spanagel et al. (1990): The effects of opioid peptides on dopamine release in the nucleus accumbens: an in vivo microdialysis study, J. Neurosci., 55, S. 1734–1740; Spanagel et al. (2013): Rescue of infralimbic mGluR2 deficit restores control over drug-seeking behaviour in alcohol dependence, J. Neurosci., 33, S. 2794–2806.

---

1   http://www.mh-hannover.de/fileadmin/mhh/download/ueberblick_service/Info_03.12/22-27_Studium.pdf (15.02.2013).

2   Entnommener Lebenslauf aus der schriftlichen Mitteilung von Prof. Dr. Rainer Spanagel vom 01.03.2013.

2004

Prof. Georgios Tsiavaliaris

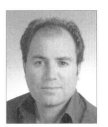

Prof. Tsiavaliaris »konnte nachweisen, mit welchen Mechanismen ein biologischer Motor seine Bewegungsrichtung steuert. Das Protein Myosin ist der Motor, der in unseren Muskelfasern für die Bewegung verantwortlich ist«[1]

* 20. Mai 1974 in Villingen-Schwenningen, Baden-Württemberg

1993–1996 Studium der Chemie, Universität Konstanz

1996–1999 Diplomarbeit, Ruprecht-Karls-Universität Heidelberg

1999–2002 Dissertation, Max-Planck-Institut für Medizinische Forschung, Abteilung Biophysik, Heidelberg

1999–2000 Wissenschaftlicher Mitarbeiter, Max-Planck-Institut für Medizinische Forschung

2002 Promotion zum Dr. rer. nat., Heidelberg

2003 Juniorprofessor für Mobility Research, MHH

2003 Postdoc-Forschungsaufenthalt, Department of Biosciences, University of Kent, Canterbury, UK

2009 Professor für Zelluläre Biophysik, MHH

Forschungsschwerpunkte

Aufklärung der molekularen Mechanismen und zellulären Funktionen von Myosinen

Ehrungen (u.a.)

Forschungsstipendium des Welcome Trust[2]

Publikationen (Auswahl)

Georgios Tsiavaliaris et al. (2002): Muatations in the relay loop region result in dominant-negative inhibition of myosin II function in Dictyostelium, EMBO Rep., 3, S. 1099–1105; Tsiavaliaris et al. (2011): Myosin-1C associates with microtubules and stabilizes the mitotic spindle during cell division, J. Cell Sci., 124, S. 2521–2528.

---

1   http://www4.mh-hannover.de/46.html?&no_cache=1&L=1_&tx_ttnews%5BpS%5D=1269552926&tx_ttnews%5Btt_news%5D=67&tx_ttnews%5BbackPid%5D=50&cHash=159b20fe89 (08.04.2013).

2   http://www.mh-hannover.de/bpc_cellular_biophysics.htm (09.04.2013), http://www.laborundmore.de/research/4732/Prof.-Dr.-Georgios-Tsiavaliaris.html (09.04.2013).

2005

Prof. Christopher Baum

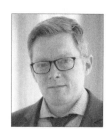

»Die Arbeit zeigt, dass die derzeit verwendete Technik der Genmarkierung deutliche Auswirkungen auf das Verhalten der Stammzellen hat, da es zur Änderung der Aktivität wichtiger Gene kommen kann«[1]

* 13. April 1962 in Marburg/Lahn
1982–1989 Studium der Humanmedizin und Philosophie in Essen, Freiburg, Hamburg
1991 Promotion, Hamburg
1993–1999 Wissenschaftlicher Mitarbeiter des Heinirich-Pette-Instituts für Experimentelle Virologie und Immunologie, Hamburg
1999 Habilitation in Molekular Medizin, Hamburg
2000 Wissenschaftlicher Mitarbeiter Knochenmarktransplantation, UKE Hamburg
2000–2006 C3-Stiftungsprofessur für Zellbiologie humaner Stammzellen, Abteilung Hämatologie, Hämostaseologie und Onkologiem, MHH
2002 Adjunct Professor, Cincinnati Children Hospital, Ohio
2006 W3-Professur Leiter der Abteilung Experimentelle Hämatologie, MHH
2007–2013 Forschungsdekan der MHH
Seit 1. April 2013 Präsident der MHH

Forschungsschwerpunkte
Experimentelle Hämatologie, Stammzelltherapie, Gentherapie

Ehrungen (u.a.)
1995 Farmitalia Carlo-Erba Award
1998 Joseph Kimming Graduate Student Research Award; Young Scientists Travel Award
2002 Georg Ernst Konjetzny-Preis
2005 Langener Wissenschaftspreis
2009 Ursula M. Händel-Tierschutzpreis

Publikationen (Auswahl)
Christopher Baum et al. (1966): Activity of Friend mink cell focus-forming retrovirus during myelo-erythroid hematopoiesis, Exp. Hematol., 24, S. 364–370; Baum et al. (2013): Evaluating a ligation-mediated PCR and pyrosequencing method for the detection of clonal contribution in polyclonal retrovirally transduced samples, Hum. Gene Ther. Methods., 24, S. 68–79.

---

1 http://www2.mh-hannover.de/46.html?&no_cache=1&tx_ttnews%5Btt_news%5D=200&cHash=a9f873b82e0540f1eb74d6e854151914 (07.05.2013).
2 http://www.mh-hannover.de/46.html?&no_cache=1&tx_ttnews%5Btt_news%5D=2828&cHash=021a12732917e38950654e0c3286b9a7 (07.05.2013).
3 http://www.cincinnatichildrens.org/svc/find-professional/b/chistopher-baum.htm, http://www.dfg.de/aktuelles_presse/ausstellungen_veranstaltungen/berichte/2007/download/karrierewege_hochschulmedizin_referentenbuch.pdf (08.05.2013).
4 http://idw-online.de/pages/de/news300952 (09.05.2013).

2005

Prof. Boris Fehse

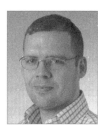

»Die Arbeit zeigt, dass die derzeit verwendete Technik der Genmarkierung deutliche Auswirkungen auf das Verhalten der Stammzellen hat, da es zur Änderung der Aktivität wichtiger Gene kommen kann«[1]

* 17. Januar 1966 in Eisleben, Sachsen-Anhalt

1986–1992 Studium der Medizin und Biochemie an der Staatlichen Medizinischen Universität, Moskau

1990–1992 Forschung zur Diplomarbeit am Shemyakin-Institut für Bioorganische Chemie, Russische Akademie der Wissenschaften

1992 Diplom in Medizin und Approbation als Arzt für theoretische Medizin

1992–1996 Wissenschaftlicher Mitarbeiter am Heinrich-Pette-Institut für Experimentelle Virologie und Immunologie, Universität Hamburg

1996 Promotion zum Dr. rer. nat., Universität Hamburg

1997–1999 Postdoc am Zentrum für Knochenmarktransplantation, UKE Hamburg

1997 Grant des German American Academic Council (GAAC) für einen Forschungsaufenthalt am National Institute of Health

1999–2007 Laborleiter im KMT-Zentrum, UKE Hamburg

2002 Habilitation und Venia legendi für das Fach Molekulare Medizin, Universität Hamburg

2006 Gastprofessor, Tongji Medical College, Huazhong University of Science and Technology, China

Seit 2007 Universitätsprofessor (W2/W3) für Experimentelle pädiatrische Onkologie und Hämatologie, Universität Frankfurt

Forschungsschwerpunkte

Entwicklung von GvHD-Prophylaxe und -Therapie mittels Anti-Thymozyten-Globulin in der Fremdspender-Transplantation, Therapieprotokoll: Kontrolle von schweren akuten Graft-versus-Host-Erkrankungen mittels Herpes simplex-Tyrosinkinase-transduzierten allogenen T- Lymphozyten, Hochdosis-Chemotherapie beim Mammakarzinom

Ehrungen (u.a.)

2001 Ludolph Brauer-Preis der Nordwestdeutschen Gesellschaft für Innere Medizin

2002 Georg Ernst Konjetzny-Preis der Hamburger Krebsgesellschaft

2005 Langener Wissenschaftspreis[2]

---

1   http://www2.mh-hannover.de/46.html?&no_cache=1&tx_ttnews%5Btt_news%5D=200&cHash=a9f873b82e0540f1eb74d6e854151914 (23.03.2013).

2   http://www.uct-frankfurt.de/content/forschung/klinische_forschung/research_profiles/index_ger.html (23.03.2013), ArchMHH ZA, P 5. 1, C. I. 5. 7, unpag.

Publikationen (Auswahl)

Boris Fehse et al. (1995): Excision of specific DNA-sequences from integrated retroviral vectorsvia site-specific recombination, Nucleic Acids Res., 23; Fehse et al. (2013): Influenza virus-specific TCR-transduced T cells as a model for adoptive immunotherapy, Hum. Vaccin. Immunother, 9.

2005

Dr. Olga Kustikova

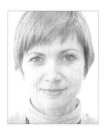

*»Die Arbeit zeigt, dass die derzeit verwendete Technik der Genmar-
kierung deutliche Auswirkungen auf das Verhalten der Stammzellen
hat, da es zur Änderung der Aktivität wichtiger Gene kommen kann«[1]*

* 18. Juni 1968 in Protvino, Moskau

1986–1992 Studium der Medizin und Biologie an der Staatlichen Medizinischen Universität, Moskau

1992 Master in Medizinischer Biochemie

1992–1996 PhD, Institut für Genbiologie, Akademie der Wissenschaften, Moskau

1995 Fellowship ITAS, Abteilung Molekulare Krebsbiologie, Dänische Krebs-Gesellschaft

1996 PhD Thesis in Molekularer Biologie

1996–1997 Fellowship INTAS, Dänische Krebs-Gesellschaft

1996–1999 Wissenschaftliche Mitarbeiterin, Labor für Molekulargenetik Krebs, Institut für
Genbiologie, Russische Akademie der Wissenschaften, Moskau

1999–2001 Postdoc-Forschungsaufenthalt, Internationales Zentrum für Gen-
Engineering und Biotechnologie, Trieste, Italien

2001–2005 Forschungsaufenthalt Knochenmarkstranplantations-Zentrum, UKE Hamburg

Seit 2005 Wissenschaftliche Mitabeiterin am Institut für Experimentelle Hämatologie,
MHH[2]

Forschungsschwerpunkte
Mechanismen von insertionaler Transformation[3]

Ehrungen (u.a.)
2005 Chugai Science Award
2012/2013 Diploma of Excellence des Leukemia Journal

Publikationen (Auswahl)
Olga Kustikova et al. (1993): Preliminary results in the use of the binemic structure of human
chromosomes, Dokl. Akad. Nauk., 328, S. 622–624; Kustikova et al. (2013): Evaluating a
ligation-mediated PCR and pyrosequencing method for the Detection of clonal contribution
in polyclonal retrovirally transduced Samples, Hum. Gene Ther. Methods, 24, S. 68–79.

---

1   http://www2.mh-hannover.de/46.html?&no_cache=1&tx_ttnews%5Btt_news%5D=200&cHash=a9f873b
82e0540f1eb74d6e854151914 (03.03.2013).

2   ArchMHH ZA, P 5. 1, C. I. 5. 7, unpag.

3   Entnommener Lebenslauf aus der schriftlichen Mitteilung von Dr. Olga Kustikova vom 13.03.2013.

2005

Prof. Ute Modlich

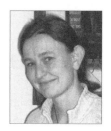

»Die Arbeit zeigt, dass die derzeit verwendete Technik der Genmarkierung deutliche Auswirkungen auf das Verhalten der Stammzellen hat, da es zur Änderung der Aktivität wichtiger Gene kommen kann«[1]

* 7. April 1969 in Berlin
1988–1994 Studium der Veterinärmedizin, Freie Universität Berlin
1994 Approbation zur Veterinärmedizinerin
1994–1997 Forschungen am Zellbiologisches Labor der Universitätsfrauenklinik Göttingen
1997 Promotion zum Dr. med. vet.
1997–2001 Forschungen zur Erlangung des PhD an der University of Oxford, UK
2001 PhD-Examen
2001–2002 Wissenschaftliche Mitarbeiterin, Abteilung Zell- und Virusgenetik, Heinrich-Pette-Institut für Experimentelle Virologie und Immunologie, Hamburg
2002–2006 Wissenschaftliche Mitarbeiterin, Abteilung für Hämatologie und Onkologie, Labor für Experimentelle Zelltherapie, MHH
Seit 2006 Wissenschaftliche Mitarbeiterin und Arbeitsgruppenleiterin, Experimentelle Hämatologie, MHH
2013 Habilitation, Venia legendi für Experimentelle Hämatologie
Seit 2013 W2-Professur für gezielte Genmodifikation in Stammzellen, LOEWE Zentrum für Zell- und Gentherapie, Universität Frankfurt a. M.[2]

Forschungsschwerpunkte
Biosafety in Gene Therapy

Ehrungen (u.a.)
1999 Posterpreis, University of Warwick
2009 Ursula M. Händel-Tierschutzpreis[3]

Publikationen (Auswahl)
Ute Modlich et al. (1995): Ovarian angiogenesis. Phenotypic characterization of endothelial cells in a physiological model of blood vessel growth and regression, Am. J. Pathol., 147, S. 339–351; Modlich et al. (2013): Evaluating a ligation-mediated PCR and pyrosequencing method for the detection of clonal contribution in polyclonal retrovirally transduced samples, Hum. Gene Ther. Methods, 24, S. 68–79.

---

1   http://www2.mh-hannover.de/46.html?&no_cache=1&tx_ttnews%5Btt_news%5D=200&cHash=a9f873b82e0540f1eb74d6e854151914 (18.02.2013).
2   http://www.mh-hannover.de/26690.html (25.06.2013).
3   http://idw-online.de/pages/de/news300952 (18.02.2013).

2005

PD Dr. Nils von Neuhoff

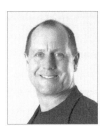

»Die Arbeit zeigt, dass die derzeit verwendete Technik der Genmarkierung deutliche Auswirkungen auf das Verhalten der Stammzellen hat, da es zur Änderung der Aktivität wichtiger Gene kommen kann«[1]

* 3. Mai 1962 in Wilhelmshaven, Niedersachsen

1982–1984 Ausbildung zum Marineoffizier

1984–1988 Einsatz als Wachoffizier auf U-Booten des 1. U-Boot-Geschwaders, Kiel

1988–1993 Studium der Biologie, CAU Kiel

1990 Ausbildung zum U-Boot-Kommandanten, Erwerb des Patentes zum Führen von U-Booten

1993–1994 Forschungen am Robert-Koch-Institut Berlin; Diplom in Biologie

1994–1999 Wissenschaftlicher Angestellter und Leitung der molekulargenetischen Arbeitsgruppe im Stammzelllabor der II. Medizinischen Klinik, CAU Kiel

1996–1998 Stipendiat der José Carreras Leukämie-Stiftung

1999 Promotion zum Dr. rer. nat.

1999–2001 Wissenschaftlicher Assistent am molekulargenetischen Labor der II. Medizinischen Klinik, CAU Kiel und am Institut für Zell- und Molekularpathologie, MHH[2]

2002 Kommandant im Rahmen der Erprobung des Triton Systems, Uflottille Eckernförde

2004 Kommandant U17, Ausbildungsfahrt für das AZU Eckernförde nach Oslo zur Ausbildung von Wachoffizieren und STOs

Seit 2006 Stellv. Direktor des Institutes für Zell- und Molekularpathologie, MHH und Leiter von klinischen Forschergruppen der DFG und der José Carreras-Leukämie-Stiftung

2010 Projektarbeit im Center of Excellence for confined and shallow water operations der NATO in Kiel

2012 Habilitation und Venia legendi für das Fach Molekulare Pathologie, MHH[3]

Forschungsschwerpunkte

AG Proteomix: Proteinanalysen im Rahmen pathologischer Prozesse Erforschung des Bronchiolitis obliterans Syndroms dar, das eine zentrale Rolle beim Transplantatversagen nach einer Lungentransplantation darstellt (KFO 123)[4]

Ehrungen (u.a.)

2012 Lehrpreis der MHH

---

1 http://www2.mh-hannover.de/46.html?&no_cache=1&tx_ttnews%5Btt_news%5D=200&cHash=a9f873b82e0540f1eb74d6e854151914 (05.03.2013).

2 ArchMHH ZA, P 5. 1, C. I. 5. 7, unpag.

3 Entnommener Lebenslauf aus der schriftlichen Mitteilung von PD Dr. Nils von Neuhoff vom 12.03.2013.

4 http://www.mh-hannover.de/13862.html (06.03.2013).

Publikationen (Auswahl)

Nils von Neuhoff et al. (1995): Rapid engraftment of peripheral blood progenitor cell grafts purged with B cell-specific monoclonal antibodies and immunomagnetic beads, Bone Marrow Transplant, 16, S. 627–629; von Neuhoff et al. (2012): Monitoring CSF proteome alterations in amyotrophic lateral sclerosis: obstacles and perspectives in translating a novel marker panel to the clinic, PLoS One, 7.

2005

Min Yang

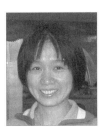

»Die Arbeit zeigt, dass die derzeit verwendete Technik der Genmarkierung deutliche Auswirkungen auf das Verhalten der Stammzellen hat, da es zur Änderung der Aktivität wichtiger Gene kommen kann«[1]

* 30. Dezember 1967 in Hanchuan City, Hubei Provinz, China

1985–1990 Studium der Humanmedizin, Hubei Medizinische Universität, China, Bachelor of Medicine

1990–1992 Wissenschaftliche Mitarbeiterin, Zentralforschungslabor, Hubei Hochschule für für Chinesische Traditionsmedizin

1992–1996 Stationsärztin, Abteilung Gynäkologie und Geburtshilfe, Hubei Hochschule für Chinesische Traditionsmedizin

1999–2000 Stationsärztin, Abteilung Gynäkologie und Geburtshilfe, Sun Yat-Sen Memorial Hospital, Sun Yat-Sen University, Guangzhou, China

2004–2006 Wissenschaftliche Mitarbeiterin an der Klinik für Hämatologie, Hämostaseologie und Onkologie der MHH

Seit 2006 Technische Mitarbeiterin am Institut Experimentelle Hämatologie, MHH

Seit 2013 PhD-Studium an der Hannover Biomedical Research School (HBRS)

Forschungsschwerpunkte
Leukämogenese und Molekulartherapie[2]

Ehrungen (u.a.)
2002 Best Presentation Award, Straßburg[3]

Publikationen (Auswahl)
Min Yang et al. (2009): High-affinity neurothrophin receptors and ligands promote leukemogeneis, Blood, 113, S. 2028–2037; Yang et al. (2013): Cytological characterization of murine bone marrow and spleen hematopoietic compartments for improved assessment of toxicity in preclinical gene marking models, Ann. Hematol., 92, S. 596–604.

---

1   http://www2.mh-hannover.de/46.html?&no_cache=1&tx_ttnews%5Btt_news%5D=200&cHash=a9f873b
     82e0540f1eb74d6e854151914 (03.04.2013).
2   http://www.mh-hannover.de/li.html (03.04.2013).
3   ArchMHH ZA, P 5. 1, C. I. 5. 7, unpag.
4   Entnommener Lebenslauf aus der schriftlichen Mitteilung von Min Yang vom 17.04.2013.

2005

Prof. Zhixiong Li

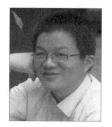

»Die Arbeit zeigt, dass die derzeit verwendete Technik der Genmarkierung deutliche Auswirkungen auf das Verhalten der Stammzellen hat, da es zur Änderung der Aktivität wichtiger Gene kommen kann«[1]

* 20. Januar 1967 in Hanchuan, China
1984–1990 Bachelor of Medicine, Tongji Medical School, Wuhan, China
1990–1993 Master of Medicine, Tongji Medical School, Wuhan, China
1993–1995 Forschungsaufenthalt, Klinik für Hämatologie, Tongji Hospital
1995–1996 Klinischer Aufenthalt, Hamburg
1996–1998 MD, KMT Zentrum, Universität Hamburg
1998 Promotion, Hamburg
1999–2000 Fakultätsmitglied und Vizedirektor, Abteilung Hämatologie, Sun Yat-Sen Memorial Hospital
2001–2006 Wissenschaftlicher Mitarbeiter und Projektleiter, Hämostaseologie und Onkologie, MHH
2006 Habilitation in Experimenteller Hämatologie
Seit 2006 Projektleiter, Abteilung Experimentelle Hämatologie, MHH
Seit 2010 Klinischer Aufenthalt, Abteilung für Hämatologie, Hämostaseologie, Onkologie und Stammzelltransplantation, MHH

Forschungsschwerpunkte
Genese der Leukämie und Molekulartherapie[2], Stammzellbiologie, Gentherapie

Ehrungen (u.a.)[3]
2000–2001 Post-Doc Scholarship, DAAD
2002 Georg Ernst Konjetzny-Preis

Publikationen (Auswahl)
Zhixiong Li et al. (2001): Cathepsin k is a critical protease in synovial fibroblast-mediated collagen degradation, Am. J. Pathol., 159, S. 2167–2177; Li et al. (2013): Cytological characterization of murine bone marrow and spleen hematopoietic compartments for improved assessment of toxicity in preclinical gene marking models, Ann. Hematol., 92, S. 596–604.

---

1   http://www2.mh-hannover.de/46.html?&no_cache=1&tx_ttnews%5Btt_news%5D=200&cHash=a9f873b82e0540f1eb74d6e854151914 (21.03.2013).
2   http://www.mh-hannover.de/li.html (09.03.2013).
3   Entnommener Lebenslauf aus der schriftlichen Mitteilung von PD Dr. Zhixiong Li vom 13.03.2013.

2006

Prof. Julia Mayerle

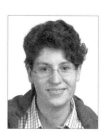

*Den Forschern »ist es gelungen, die genetische Grundlage einer sel-
tenen Erbkrankheit, des so genannten Johanson-Blizzard-Syndroms,
aufzuklären«*[1]

* 20. August 1973 in Dachau

1993–1994 Studium der Chemie, LMU München

1994–2001 Studium der Humanmedizin in Budapest, Würzburg und Münster

1994 Wissenschaftliche Hilfskraft, Institut für Physiologische Chemie, LMU München

2001 Approbation

März 2001 Forschungsaufenthalt, Division of Endocrinology, Diabetes and Metabolism
    University of California Irvine

April 2001 Forschungsaufenthalt, Dept. of Microbiology, Immunology and Molecular Ge-
    netics, University of California, Los Angeles

2003 Promotion

2003–2007 Assistenzärztin, Innere Medizin, Abteilung für Gastroenterologie und Endokri-
    nologie, Universität Greifswald

2004 Aufbau einer eigenen Forschungsgruppe

2007 Juniorprofessorin für molekulare Gasteoenterologie, Universität Greifswald

2009 Oberärztin für Gastronenterologie, Forschungsaufenthalt University Glasgow

2011 Professorin für molekulare Gastroenterologie, Universität Greifswald

Forschungsschwerpunkte

Erkrankungen der Pankreas, Regulation von Zell-Zell Kontakten bei Pancreaskarzinomen,
Genetik der Pancreatitis, Immunantwort bei akuter Pancreatitis

Ehrungen (u.a.)

2006 Martin Gülzow Award[2]

Publikationen (Auswahl)

Julia Mayerle et al. (1999): Protein tyrosine dephosphorylation and the maintenance of cell
adhesions in the pancreas, Ann. N Y. Acad. Sci., 880, S. 157–165,Mayerle et al. (2013): 50
Jahre Fortschritt in der Pathophysiologie, Diagnosen und Behandlung von chronischer Pan-
kreatitis, Z. Gastroenterol., 51, S. 358–362.

---

1 http://www.mh-hannover.de/46.html?&no_cache=1&tx_ttnews%5BpS%5D=1285986262&tx_
   ttnews%5Btt_news%5D=443&tx_ttnews%5BbackPid%5D=50&cHash=90881c5172 (15.02.2013).
2 CV von Prof. Dr. Julia Mayerle aus www.pancreapedia.de/JuliaMayerle (15.02.2013).

2006

Prof. Markus C. D. Zenker

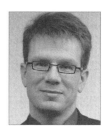

*Den Forschern »ist es gelungen, die genetische Grundlage einer sel-
tenen Erbkrankheit, des so genannten Johanson-Blizzard-Syndroms,
aufzuklären«[1]*

* 3. März 1964 in Erlangen

1985 Lehramtstudium für Gymnasien, Universität Erlangen-Nürnberg

1985–1992 Studium der Humanmedizin, Universität Erlangen-Nürnberg

1993–2001 Wissenschaftlicher Mitarbeiter und Assistent, Klinik für Kinder und Jugendliche, Universität Erlangen-Nürnberg

1995 Promotion zum Dr. med. an der Universität Erlangen-Nürnberg

2000 Facharzt der Kinderheilkunde

2001 Schwerpunktbezeichnung Neonatologie und Oberarzt der Abteilung Neonatologie
sowie wissenschaftlicher Mitarbeiter am Humangenetischen Institut, Universität
Erlangen-Nürnberg

2005 Facharzt für Humangenetik

2006 Habilitation im Fach Humangenetik und Oberarzt am Humangenetischen Institut,
Universität Erlangen-Nürnberg

2006–2009 Arbeitsgruppenleiter am Humangenetischen Institut, Universität Erlangen-
Nürnberg

Seit 2009 Ordinarius für Humangenetik und Direktor des Instituts für Humangenetik,
Universität Magdeburg[2]

Forschungsschwerpunkte

RASopathien: Molekulare Grundlagen, Genotyp-Phänotypkorrelation, onkologische und
pränatale Manifestationen, kognitive Funktionen und synaptische Plastizität bei RASopathi-
en, innovative therapeutische Ansätze, mentale Retardierung: Genetische Grundlagen und
Pathophysiologie verschiedener syndromaler und nicht-syndromaler Formen Johanson-Bliz-
zard-Syndrom: Genetik und molekulare Pathogenese Syndromale Formen der kongenitalen
Nephrose, Fraser-Syndrom und verwandte »FRAS-FREM-Komplex-Erkrankungen«

Ehrungen (u.a.)

2002 Best Presentation Award, 13th European Meeting on Dysmorphology, Straßburg

2006 Vortragspreis der Deutschen Gesellschaft für Humangenetik, Heidelberg

2006 Posterpreis der Deutschen Gesellschaft für Humangenetik[3]

---

1   http://www.mh-hannover.de/46.html?&no_cache=1&tx_ttnews%5BpS%5D=1285986262&tx_
ttnews%5Btt_news%5D=443&tx_ttnews%5BbackPid%5D=50&cHash=90881c5172 (21.03.2013).

2   http://www.humangenetik.uk-erlangen.de/forschung/arbeitsgruppen/ag_pd_dr_med_m_zenker/e395/in-
dex_ger.html (23.03.2013).

3   Entnommener Lebenslauf aus der schriftlichen Mitteilung von Prof. Dr. Markus C. D. Zenker vom 4.4.2013.

Publikationen (Auswahl)

Markus Zenker et al. (1995): Age-related differences in a clot lysis assay after adding different plasminogen activators in a plasma milieu in vitro, J. Pediatr. Hematol., 17, S. 260–264; Zenker et al. (2013): High-level somatic mosaicism of AKT1 c.49G>A mutation in skin scrapings from epidermal nevi enables non-invasive molecular diagnosis in patients with Proteus syndrome, Am. J. Med. Genet. A., 161, S. 889–891.

2007

Prof. Denise Hilfiker-Kleiner

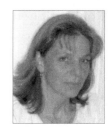

Ihr »gelang es, einen neuen Pathomechanismus der Kardiomyopathie aufzuzeigen, bei dem ein Spaltprodukt des Stillhormons Prolaktin, das so genannte 16kDa Prolaktin, eine schwangerschaftsbeding-
te Herzschwäche (postpartum Kardiomyopathie, PPCM) auslöst«[1]

* 25. September 1961 in Horgen, Schweiz
1982–1985 Studium der Biologie, Universität Zürich
1985–1988 Forschungstätigkeit am Zoologischen Institut, Universität Zürich
1988 Diplom in Zoologie
1989–1994 Wissenschaftliche Mitarbeiterin am Zoologischen Institut, Universität Zürich
1994 Promotion zum Dr. phil.
1994–1996 Forschungsaufenthalt, Dept. of Biology, Emory University, Atlanta
1997–2001 Wiss. Mitarbeiterin, Abteilung Kardiologie und Angiologie, MHH
2002 Arbeitsgruppenleiterin in der molekularen Kardiologie, MHH
2006 Habilitation im Fach molekulare Kardiologie
2012 Ruf auf die W3-Professur für Molekulare Kardiologie, MHH
Seit 2013 Forschungsdekanin der MHH[2]

Forschungsschwerpunkte
Analyse von Signaltransduktionswegen, die für physiologische und patho-physiologisch Prozesse im Myokard wichtig sind, insbesondere Rezeptorsysteme, die den JAK/STAT Signalweg
aktivieren

Ehrungen (u.a.)
2000 Young Investigator Award
2002 Rudolf Thauer-Posterpreis, DGK, Mannheim
2003 Rudolf Thauer-Posterpreis, DGK, Mannheim; Junior Investigator Award, ESC, Wien
2007 Outstanding Achievement Award for »Cardiac Biology«
2009 Arthur Weber-Preis[3]

Publikationen (Auswahl)
Denise Hilfiker-Kleiner et al. (1993): Developmental analysis of two sex-determining genes,
M and F, in the housefly, Musca domestia, Genetics, 134, S. 1187-1194; Hilfiker-Kleiner
et al. (2013): HMGCoA reductase inhibition reverses myocardial fibrosis and diastolic dys-
function through AMP-activated protein kinase activation in a mouse model of metabolic
syndrome, Cardiovasc. Res., 29.

---

1   http://www.mh-hannover.de/46.html?&no_cache=1&L=1&tx_ttnews%5Btt_news%5D=660&cHash=2b6
    4a0bad7c7d590b733b8a7d680b83a (18.02.2013).
2   http://www.mh-hannover.de/forschung.html (26.05.2013).
3   http://www.mh-hannover.de/23598.html (18.02.2013).

2008

Prof. Anita Rauch

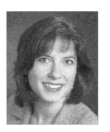

Prof. Rauch »entdeckte mit ihrer internationalen Forschungsgruppe, dass die Ursache der Wachstumsstörung bei Miniaturmenschen ein Defekt im so genannten Perizentrin-Gen ist«[1]

* 27. Dezember 1967 in Amberg, Oberpfalz
1987–1994 Studium der Humanmedizin in Regensburg und Erlangen-Nürnberg
1994 Promotion zum Dr. med.
1995 Forschungsstipendium, MRC Human Genetics Unit Edinburgh
1996 Approbation
1996–1998 Assistenzärztin am Institut für Humangenetik, FAU
1997–1998 Forschungsaufenthalt, Division of Medical Genetics, Dept. of Pediatrics, University of Utah, Salt Lake City
1998–2000 Ärztliche Tätigkeit an der Klinik für Kinder und Jugendliche und am Institut für Humangenetik, FAU
2000 Oberärztin und Arbeitsgruppenleiterin, Institut für Humangenetik, FAU
2000 Fachärztin für Humangenetik
2003–2008 Leitenden Oberärztin und Vertretung des Institutsleiters am Institut für Humangenetik, FAU
2004 Habilitation im Fach Humangenetik
Seit 2009 Ordinaria für Medizinische Genetik und Direktion des Instituts für Medizinische Genetik, Universität Zürich
2009–2010 Diplome für die eidgenössischen Facharzttitel »Medizinische Genetik« und »Laborspezialist für medizinisch-genetische Analytik«

Forschungsschwerpunkte
Genetische Faktoren der geistigen Behinderung, Wachstumsstörungen, Genetik komplexer Erkrankungen, klinische und molekulare Syndromologie, Entwicklungsgenetik

Ehrungen (u.a.)
2004 Carl-Friedrich Thiersch-Preis
2004 Young Investigator Award
2008 Wissenschaftspreis der Deutschen Gesellschaft für Humangenetik
2009 Wilhelm Vaillant-Preis[2]

---

1   http://www.mh-hannover.de/46.html?&no_cache=1&L=1&tx_ttnews%5Btt_news%5D=949&cHash=df6329ef215e7e8c392448ffba7672a2 (28.04.2013).
2   http://www.humangenetik.uk-erlangen.de/e1846/e74/e113/e531/index_ger.htm (28.04.2013) und entnommener Lebenslauf aus der schriftlichen Mitteilung von Prof. Dr. Anita Rauch vom 14.03.2013.

Publikationen (Auswahl)

Anita Rauch et al. (2013): Clinical and molecular cytogenetic observations in three cases of »trisomy 12p syndrome«, Am. J. Med. Genet., 63, S. 243–249; Rauch et al. (2013): Contribution of genetic background, traditional risk factors and HIV-related factors to coronary artery disease events in HIV-positive persons, Clin. Infect. Dis., 26.

2009

Prof. Ivan Dikic

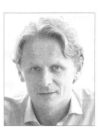

Prof. Dikic »beschreibt in seiner Arbeit den Prozess, der die gesunde Zellfunktion aufrecht erhält, aber auch für die Entstehung von Tumoren verantwortlich ist. Er konnte zeigen, dass eine bestimmte Untereinheit des Proteasoms, der Rezeptor Rpn13, die Erkennung von Ubiquitin gewährleistet«[1]

* 28. Mai 1966 in Zagreb, Kroatien
1986–1991 Studium der Humanmedizin, University of Zagreb Medical School
1991–1992 International Institute for Mother and Child Health Care, Zagreb
1991–1995 PhD in Molecular Biologie, University of Zagreb und New York University
1992–1997 Doktorand, New York University Medical Center, New York[2]
1995–1997 Forschungsaufenthalt, New York University Medical Center
1997–2002 Gruppenleiter, Ludwig Institut für Krebsforschung, Uppsala, Schweden
2002–2008 C3-Professur, Institut für Biochemie II, Universität Frankfurt
Seit 2002 Gastprofessor, School of Medicine University of Split, Kroatien
2005–2010 Adjunct Investigator, Tumor Biologie Programm, Kroatien
Seit 2009 Direktor des Buchmann-Institutes für Molekulare Lebenswissenschaften und Direktor des Instituts für Biochemie II sowie Forschungsdirektor des Instituts für Molekularforschung, Universität Frankfurt

Forschungsschwerpunkte
Molekulare Onkologie, Signalmolekül Ubiquitin

Ehrungen (u.a.)
1990 Karyn Kupcinet Fellowship, Weizman Institute, Israel
1991 FEBS Scholarship, Aarhus, Dänemark; Rectors Preis, University of Zagreb
1997 Young Investigator Award, Gordon Research Conference, Italien
2002 Lilla Fernström Award, Schweden
2006 Wissenschaftspreis der Glaxo-Smith-Kline Foundation, München; Binder Innovation Prize, Braunschweig; Young Cancer Research Award, Budapest; AACR Award for Outstanding Achievement
2010 The Order of Duke Branimir with Ribbon, Kroatien
2010 Deutscher Krebspreis der Deutschen Krebsgesellschaft, Berlin
2013 William C. Rose Award
2013 Gottfried Wilhelm Leibniz-Preis[3]
2013 Ernst Jung-Preis für Medizin

---

1   http://www.mh-hannover.de/46.html?&no_cache=1&tx_ttnews%5Btt_news%5D=1347&cHash=7638998 5155ca7c3efc5adcf9533cd0c (05.05.2013).
2   http://www.biochem2.com/msg/people.html (03.05.2013).

Publikationen (Auswahl)

Ivan Dikic et al. (2002): Cbl-CIN85-endophilin complex mediates ligand-induced down-regulation of EGF receptors, Nature, 416, S. 183–187; Dikic et al. (2013): Cullins getting undressed by the protein exchange factor cand1, Cell, 153, S. 14–16.

---

3   http://www.dfg.de/gefoerderte_projekte/wissenschaftliche_preise/leibniz-preis/2013/dikic/index.html
    (05.05.2013) und entnommener Lebenslauf aus der schriftlichen Mitteilung von Prof. Dr. Ivan Dikic vom
    18.03.2013.

2010

Dr. Alexandra Haase

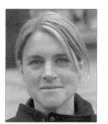

»Dem Forscher-Team ist es als erstes gelungen, diese iPS-Zellen herzustellen, die sich – wie embryonale Stammzellen – zu allen Zellen des Körpers weiterentwickeln können. Somit sind sie Hoffnungsträger für Therapien zahlreicher Krankheiten«[1]

* 24. August 1975 in Göttingen

1996–2004 Studium der Biologie, Universität Hannover[2]

2004 Diplom in Biologie

2005–2009 Wissenschaftliche Mitarbeiterin an den Leibniz Forschungslaboratorien für Biotechnologie und künstliche Organe (LEBAO) der Medizinischen Hochschule Hannover,

2009 Promotion zum Dr. rer. nat.[3]

Seit 2009 Wissenschafliche Mitarbeiterin (Postdoc) in den Leibniz Forschungslaboratorien für Biotechnologie und künstliche Organe (LEBAO) der Medizinischen Hochschule Hannover

Forschungsschwerpunkte

Induktion pluripotenter Stammzellen: Reprogrammierung von Endothelzellen und hämatopoetischen Stammzellen aus der Nabelschnur und aus Nabelschnurblut, Etablierung von nicht-viralen Gentransfermethoden zur Induktion pluripotenter Stammzellen, Analyse der molekularen Mechanismen der Reprogrammierung zur Optimierung von Reprogrammierungseffizienzen, Reprogrammierung von alten vs. jungen somatischen Zellquellen: Relevanz für die Onkogenität und Funktionalität von iPS-Zellen und deren Derivate, LINE1-vermittelte Retrotransposition in humanen pluripotenten Stammzellen: Konsequenzen für die genetische Stabilität von humanen ES- und humanen iPS-Zellen und deren Derivaten

Publikationen (Auswahl)

Alexandra Haase et al. (2001): A tissue-specific marker of Ecdysozoa, Dev. Genes Evol., 211, S. 428–433; Haase et al. (2013): Directing cardiomyogenic differentiation of human pluripotent stemcells by plasmid-based transient overexpression of cardiac transcription factors, Stem Cells Dev., 22, S. 1112–1125.

---

1 http://www.mh-hannover.de/46.html?&no_cache=1&tx_ttnews%5Btt_news%5D=1770&cHash=24515b3 927cd55d2e5648a53cdabb2c9 (13.06.2013).

2 ArchMHH ZA, P 5. 1, C. I. 5. 7, unpag.

3 Herstellung von humanen induzierten pluripotenten Stammzellen (iPS-Zellen) aus Nabelschnurblut.

2010

Prof. Ulrich Martin

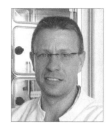

*»Dem Forscher-Team ist es als erstes gelungen, diese iPS-Zellen her-
zustellen, die sich – wie embryonale Stammzellen – zu allen Zellen
des Körpers weiterentwickeln können. Somit sind sie Hoffnungsträger für Therapien zahlreicher Krankheiten«*[1]

* 16. August 1967 in Lehrte, Niedersachsen
1988–1994 Studium der Biologie, Universität Hannover
1994–1997 Forschungstätigkeit am Institut für Medizinische Mikrobiologie, MHH
1997 Promotion zum Dr. rer. nat.
1997 Wissenschaftlicher Mitarbeiter an den Leibniz Forschungslaboratorien für Biotechno-
    logie und künstliche Organe (LEBAO), MHH
2001 Habilitation in molekularer Biologie
2001 Leiter der Sektion »Molekulare Biotechnologie und Stammzellforschung« und Labor-
    manager von LEBAO
2003 Assistenzprofessor für »Experimentelle Transplantation«, MHH
2004 Leiter der DFG-Forschungsgruppe »Lungentransplantation«
2005 Professor für »Experimentelle Lungentransplantation«, MHH
2006 Gastprofessor, Universität Sotschi, Russland
2006 Koordinator des Exzellenzclusters REBIRTH, MHH
2008 Professor für »Cardiorespiratory Tissue Engineering«, MHH

Forschungsschwerpunkte
Stammzellforschung, Tissue Engineering, Cardiorespiratory Regeneration

Ehrungen (u.a.)
2008 Ernst Eickhoff-Preis für Herzchirurgie
2010 Wissenschaftspreis der Deutschen Technion-Gesellschaft[2]

Publikationen (Auswahl)
Ulrich Martin et al. (1996): Differential regulation of the C3a and C5a receptors (CD88)
by IFN-gamma and PMA in U937 cells and related myeloblastic cell lines, J. Imunol., 157,
S. 5574–5581; Martin et al. (2013): The use of agarose microwells for scalable embryoid body
formation and cardiac differentiation of human and murine pluripotent stem cells, Biomaterials, 34, S. 2463–2471.

---

1   http://www.mh-hannover.de/46.html?&no_cache=1&tx_ttnews%5Btt_news%5D=1770&cHash=24515b3
    927cd55d2e5648a53cdabb2c9 (10.05.2013).
2   http://www.etp-nanomedicine.eu/public/about/objectives-mission/executive-board/cv-prof.-ulrich-martin
    (10.05.2013) und entnommener Lebenslauf aus der schriftlichen Mitteilung von Prof. Dr. Ulrich Martin
    vom 27.03.2013.

2011

Prof. Jörg Heineke

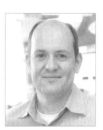

Prof. Heineke gelang es, »einen wichtigen Mechanismus des krankhaften Herzwachstums zu entschlüsseln und dieses Wachstum im Labor zu stoppen. Darauf aufbauend können die Forscher nun eine Gentherapie entwickeln, mit der krankhaftes Herzwachstum verhindert werden soll – und somit auch Herzschwäche«[1]

* 3. Januar 1974 in Hannover

1993–2000 Studium der Humanmedizin, MHH

2000–2003 Mitglied der AG Molekulare und Translationale Kardiologie und AiP und wissenschaftlicher Assistent der Abteilung Kardiologie und Angiologie, MHH

2001 Approbation und Promotion, Abteilung für Kardiologie und Angiologie, MHH

2004–2007 Forschungsaufenthalt am Dept. of Molecular Cardiovascular Biology, Cincinnati Children's Hospital, USA

2007 Nachwuchsarbeitsgruppenleiter im Exzellenzcluster REBIRTH, MHH

Seit 2012 W2-Heisenberg-Professur der DFG für »Experimentelle Kardiologie« in der Klinik für Kardiologie und Angiologie, MHH

Forschungsschwerpunkte

Cardiac Angiogenesis, Regeneration und Remodeling[2]

Ehrungen (u.a.)

2001 Promotionspreis der MHH

2007 New Investigator Travel Award, AHA Conference, Colorado

2011 Zuerkennung eines Heisenberg-Stipendiums der DFG

2012 Umwandlung des Heisenberg-Stipendiums in eine Professur[3]

Publikationen (Auswahl)

Jörg Heineke et al. (2000): The cardiac Fas (APO-1/CD95) Receptor/Fas ligand system: relation to diastolic wall stress in volume-overload hypertrophy in vivo and activation of the transcription factor AP-1 in cardiac myocytes, Circulation, 101, S. 1172–1178; Heineke et al. (2013): Screening for novel calcium-binding proteins that regulate cardiac hypertrophy: CiB1 as an example, Methods Mol. Biol., 963, S. 279–301.

---

1   http://www.mh-hannover.de/46.html?&no_cache=1&tx_ttnews%5Btt_news%5D=2203&cHash=032f498 50ae6128d5e19738e2540d1a7 (27.02.2013).

2   http://www.mh-hannover.de/ag_heineke.html (27.02.2013).

3   Entnommener Lebenslauf aus der schriftlichen Mitteilung von Prof. Dr. Jörg Heineke vom 12.03.2013.

2012

Prof. Michael Platten

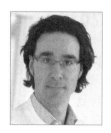

Prof. Platten »erforschte den Aryl-Hydrocarbon-Rezeptor (AHR), den Umweltgifte wie Dioxin aktivieren können, was zu Immunsystem-Fehlfunktionen und zu Krebs führt« [1]

* 20. Januar 1971 in Bonn

1991–1998 Studium der Humanmedizin in Bonn, London und an der Harvard Medical School

1994–1997 Wissenschaftlicher Mitarbeiter am Institut für Immunologie der Universität Bonn

1999–2006 Arzt an der Klinik für Neurologie, Universität Tübingen

2002–2004 Forschungsaufenthalt am Dept. of Immunology, Stanford University, USA

2006 Facharzt für Neurologie

2006 Habilitation im Fach Neurologie

2006–2007 Oberarzt an der Klinik für Neurologie, Universität Tübingen

Seit 2007 Leiter der Helmholtz-Forschergruppe »Experimentelle Neuroimmnunologie«, DKFG

Seit 2010 Professor für Neurologie, Universität Heidelberg

Forschungsschwerpunkte

Neuroonkologie, Neuroimmunologie und Hirntumorimmunologie[2]

Ehrungen (u.a.)

2006 Helmut Bauer-Preis für Multiple-Sklerose-Forschung

2010 Heinrich Pette-Preis, Detusche Gesellschaft für Neurologie[3]

Publikationen (Auswahl)

Michaek Platten et al. (1997): A novel splice site associated polymorphism in the tuberculosis sclerosis 2 (TSC2) gene may predispose to the development of sporadic gangliogliomas, J. Neuropathol. Exp. Neurol., 56, S. 806–810; Platten et al. (2013): Malignant astrocytomas of elderly patients lack favorable melocular markers: an analysis of the NOA-08 study collective, Neuro. Oncol., 15, S. 1017–1026.

---

1   http://www.mh-hannover.de/46.html?&no_cache=1&L=1&tx_ttnews%5Btt_news%5D=2673&cHash=34
     4e2ee3c4d85fc6f65de8b77fc5183a (23.04.2013).

2   http://www.klinikum.uni-heidelberg.de/Forschung.105538.0.html (23.04.2013).

3   http://www.klinikum.uni-heidelberg.de/Michael-Platten.124948.0.html (10.03.2013) und entnommener Lebenslauf aus der schriftlichen Mitteilung von Prof. Dr. Michael Platten vom 12.03.2013.

2013

PD Dr. Immo Prinz

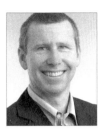

Für seine in »Immunity« publizierte Arbeit »Development of inter-leukin-17-producing gamma delta T cells is restricted to a functio-nal embryonic wave«[1]

* 22. August 1969 in Hamburg[2]

1991–1998 Studium der Medizin in Maastricht und Hamburg

1997–1998 Diplomand am The Scripps Research Institute, Dept. of Biochemistry, La Jolla, Kalifornien, USA

1998 Diplom in Biochemie an der FU Berlin

1998–2002 Wissenschaftlicher Mitarbeiter am Max-Planck-Institut für Infektionsbiologie, Abteilung für Immunologie, Berlin

2002 Promotion zum Dr. rer. nat.

2002–2003 Wissenschaftlicher Angestellter am Max-Planck-Institut für Infektionsbiologie, Abteilung für Immunologie, Berlin

2003–2007 Forschungsaufenthalt am Centre d'Immunology de Marseille-Luminy

Seit 2007 Arbeitsgruppenleiter am Institut für Immunologie, MHH

2011 Habilitation und Venia legendi im Fach Immunologie

Forschungsschwerpunkte

Immunologie, Hepatologie

Ehrungen (u.a.)

2004 Fellowship »Bourse du Ministère de la Recherche: Accueil de jeunes chercheurs étrangers en séjour de recherche post-doctorale«

2004 ICI Travel Award, 12th International Congress of Immunology, Montréal, Québec, Canada

2006 BD Biosciences Award, gamma delta T Cell Conference in La Jolla, CA, USA

2005–2007 Marie Curie Intra-European fellowship, 6th framework EU

Publikationen (Auswahl)

Immo Prinz et al. (1999): Autoimmune intestinal pathology induced by hsp60-specific CD8 T cells. Immunity. 11, S. 349–358; Prinz et al. (2013): Induced and thymus-derived Foxp3(+) regulatory T cells share a common niche. Eur J Immunol, doi: 10.1002/eji.201343463.

---

1   Laudatio von Frau Prof. Dr. Denise Hilfiker-Kleiner anlässlich der Stipendien- und Forschungspreisvergabe 2013 auf der Jahresversammlung der Gesellschaft der Freunde der Medizinischen Hochschule Hannover e.V. am 06.11.2013.

2   Entnommener Lebenslauf aus der schriftlichen Mitteilung von PD Dr. Immo Prinz vom 11.11.2013.

Promotions- und Dissertationspreise

Forschungs- und Förderpreise/Stipendien

Weitere Preise

Promotions- und Dissertationspreise

MHH-Promotionspreis

Als zweiter Preis für die Anerkennung und Förderung einer wissenschaftlichen Leistung wurde unter dem Rektorat von Prof. Heinz Hundeshagen der Promotionspreis der MHH ins Leben gerufen. Die Satzung für den Promotionspreis vom 27. Januar 1975 besagt, dass der Preis »zur Förderung von jungen Wissenschaftlern, die im Rahmen ihrer Dissertation hervorragende Leistungen erbracht haben« dienen soll. Vorschlagberechtigt sind dabei die Hochschullehrer der MHH.[1]

Am 5. November 1975 verlieh die Gesellschaft der Freunde der MHH erstmals den Promotionspreis an drei promovierte Nachwuchswissenschaftler. Die Stipendien in Höhe von 3.000 DM bzw. 2.500 € sollte die wissenschaftliche Weiterbildung von jungen Wissenschaftlern unterstützen, die im Rahmen ihrer Promotion herausragende Leistungen erbracht hatten.

Voraussetzung für die Vergabe des Promotionspreises war von Beginn an die Berücksichtigung der Forschungsbereiche in der Klinik, des medizinisch-theoretischen Bereichs und der Grenzgebiete der Medizin. Ein Kuratorium bestehend aus vier Hochschullehrern, Mitgliedern des Beirates der Gesellschaft der Freunde der MHH e.V. und vier weiteren Mitgliedern des Vorstandes bestimmt den jährlichen Preisträger.[2] Seit 38 Jahren wurden 136 Dissertationen mit einem Promotionspreis ausgezeichnet, davon 43 weibliche und 93 männliche Promovierte.

Die Preisträger

1975 Dr. med. Ulrich Barthelmes, Dr. med. Roland Kuthe, Dr. med. Ingrid Schmid-Billerbeck[3]; erhielten den Preis für ihre Arbeit »Gesundheitsdienst im Spannungsfeld der Akkulturation. Ethno-medizinische Beobachtungen in Shonaland«; Dr. Barthelmes ist niedergelassener Arzt für Allgemeinmedizin in Heilbronn; Dr. Kuthe ist niedergelassener Arzt für Allgemeinmedizin in Jemgum

1975 Dr. rer. nat. Joachim Lüstorff; erhielt den Preis für seine Arbeit über molekularmechanistische Untersuchungen der ATP-Synthese; Prof. Lüstorff ist Professor für Biochemie in Darmstadt

1975 Dr. med. Günter Schimitzek; erhielt den Preis für seine Arbeit über die Sehschärfe für bewegte Objekte im Mesopischen; Dr. Schimitzek ist niedergelassener Augenarzt in Kempten

---

1 ArchMHH ZA, P 5. 5, C. I. 5. 16, unpag.
2 Jahrbuch der Gesellschaft der Freunde, Jg. 1975, S. 64–65, Jahrbuch der Gesellschaft der Freunde, Jg. 1974/75, Satzung für die Vergabe von Forschungsstipendien, S. 92–93.
3 Ihre aktuelle Tätigkeit konnte nicht ermittelt werden.

1976 Dr. med. Gerhard Glinzer; erhielt den Preis für seine Arbeit über die unterschiedlichen Wirkungen von Einmal- und Split-Dosis-Bestrahlungen synchronisierter Hamster-Ovar-Fibroplasten; Dr. Glinzer ist leitender Oberarzt für Neurologie und Psychiatrie am Agnes-Karl-Krankenhaus

1976 Dr. med. Hagen Krüger; erhielt den Preis für seine Arbeit »Die Infektionsgefährdung von Intensivpatienten durch Pseudomonas aeruginosa. Versuche der Aufklärung von Infektionsketten mittels Phagenlysotypie«; Dr. Krüger ist niedergelassener Arzt für Allgemeinmedizin, Sportmedizin und Akkupunktur in Hannover-Laatzen

1976 Dr. med. Christoph Lücke; erhielt den Preis für seine Arbeit über die Wirkung von Metiamide auf die Säuresekretion des Magens und den Gehalt der Magenschleimhaut an zyklischem Adenosin-3,5-Monophosphat bei Meerschweinchen; Dr. Lücke ist Internist in Beilstein

1977 Dr. med. Gerd-Rüdiger Burmester; erhielt den Preis für seine Arbeit über immunologische und funktionelle Charakterisierung peripherer Blut- und Synovialymphozyten von Patienten mit rheumatoider Arthritis; Prof. Burmester ist Direktor der Medizinische Klinik mit Schwerpunkt Rheumatologie und Klinische Immunologie der Charité

1977 Dr. med. Dr. phil. Otto Döhner; erhielt den Preis für seine Arbeit über Krankheitsbegriff, Gesundheitsverhalten und Einstellung zum Tod im 16. bis 18. Jahrhundert; Prof. Döhner ist Arzt für Psychotherapie und Psychoanalyse in Bremen

1977 Dipl.-Chemiker Josef Köhrle; erhielt den Preis für seine Arbeit über die Synthese des 14C-Markierten Inhibitors der Adenylatkinase und Untersuchungen zu seinem biologischen Verhalten gegenüber Prozessen im Intermembranraum von Rattenlebermitochondrien; Prof. Köhrle ist am Institut für Experimentelle Endokrinologie CCM der Charité tätig

1978 Dr. med. Hisao Ito; erhielt den Preis für seine Arbeit »Pathologie der Nierentransplantation beim Menschen. Morphologische und immunhistologische Veränderungen sowie autoptische Befunde«; Dr. Ito ist am Center for Deep Earth Exploration (CDEX) Japan Agency for Marine-Earth Science and Technology (JAMSTEC) Japan tätig

1978 Dr. med. Johann-Wilhelm Klöpper; erhielt den Preis für seine Arbeit über das Modell einer postinfektiösen Glomerulopathie nach Plasmodium-Berghei-Berghei-Infektion der Ratte; Dr. Klöpper ist niedergelassener Arzt in kardiologischer Gemeinschaftspraxis in Herford

1978 Dr. med. Hans-Heinrich Schweer; erhielt den Preis für seine Arbeit über die Möglichkeit zur Vereinfachung der radioimmunologischen Bestimmung von Trijodthyronin und Thyroxin in Serum; Dr. Schweer ist niedergelassener Arzt in Wunstorf

1979 Dr. med. Dietrich Peest; erhielt den Preis für seine Arbeit über die Charakterisierung lymphoider Zellen mit tumorspezifischem Idiotyp aus dem Blut bei Patienten mit Plasmozytom, Makroglobulinämie Waldenström und benigner monoklonaler Gammopathie; Prof. Peest ist Oberarzt, Klinik für Hämatologie, Hämostaseologie, Onkologie und Stammzelltransplantation an der MHH

1979 Dr. med. Claus Sauer; erhielt den Preis für seine Arbeit über die selektive 2,0-Substituierung von Adenosin als Methode für den Aufbau eines Radioimunoassays für Adenosin; Dr. Sauer ist niedergelassener Arzt für Allgemeinmedizin in Lehrte

1979 Dr. rer. nat. Otmar Schober; erhielt den Preis für seine Arbeit über den Wasser- und Kaliumhaushalt bei Leberzirrhose und bei Funktionsstörungen der Schilddrüse; Prof. Schober ist Direktor der Klinik und Poliklinik für Nuklearmedizin, Zentrum für Strahlentherapie, Universitätsklinikum Münster

1981 Dr. med. Hans-Ulrich Lautz; erhielt den Preis für seine Arbeit über die Exportproteine der Leber bei akuten und chronischen Lebererkrankungen; Dr. Lautz ist niedergelassener Arzt für Innere Medizin Hannover

1981 Dr. rer. nat. Burkhard Tümmler; erhielt den Preis für seine Arbeit über die Modellreaktionen von Alkalimetallionen in erregbaren Membranen; Prof. Tümmler ist Oberarzt der MHH-Klinik für Kinderheilkunde und Jugendmedizin Abteilung für pädiatrische Pneumologie und Neonatologie

1982 Dr. med. Gerhard Clasen; erhielt den Preis für seine Arbeit über die Geschichte des medizinischen Aphorismus, seine Bedeutung für das Erlernen und Ausüben des ärztlichen Berufes; Dr. Clasen ist niedergelassener Arzt für Innere Medizin in Kronberg

1982 Dr. med. Barbara Elkeles; erhielt den Preis für ihre Arbeit über die Aussagen zu ärztlichen Leitwerten, Pflichten und Verhaltensweisen in berufsvorbereitender Literatur der frühen Neuzeit; PD Dr. Elkeles ist Chefärztin der Klinik für Geriatrische Rehabilitation in Telgte

1982 Dr. med. Axel-Rainer Hanauske; erhielt den Preis für seine Arbeit über die Untersuchungen zur Verteilung von intrathekal injiziertem 125J-Tetanusantitoxin-F (ab)2; Prof. Hanauske ist Leiter der medizinischen Abteilung Internistische Onkologie Asklepsios Klinik St. Georg Hamburg

1982 Dr. med. Elisabeth Weissbarth-Riedel; erhielt den Preis für ihre Arbeit »Platelets as target cells in rheumatoid arthritis and systemic lupus erythematosus: a platelet specific immunoglobulin inducing the release reaction«; Dr. Weissbarth-Riedel ist am Universitätskrankenhaus Eppendorf, Kinderrheumatische Ambulanz, Hamburg tätig

1983 Dr. med. Harald Burkhardt; erhielt den Preis für seine Arbeit »Die Druckbelastbarkeit des Knorpels unter dem Einfluss der Granulozytenelastase. Pathogenetische und therapeutische Aspekte der rheumatischen Knorpeldestruktion«; Prof. Burkhardt ist Leiter der Rheumatologischen Ambulanz, Medizinische Klinik Rheumatologie, Johann Wolfgang Goethe Universität Frankfurt

1983 Dr. med. Werner Hanne; erhielt den Preis für seine Arbeit »Auswertung eines Hausbesuchsprogramms. Sozialwissenschaftliche Inhaltsanalyse von Studentenberichten«; Dr. Hanne ist Facharzt für Augenheilkunde in Bad Salzdetfurth

1983 Dr. med. Rüdiger Schwarzrock; erhielt den Preis für seine Arbeit über die Bedeutung der Sonographie für die Diagnostik bei Schilddrüsenmalignomen; Dr. Schwarzrock ist Chefarzt der Klinik für Nuklearmedizin in Lemgo und Detmold

1984 Dr. med. Ute Heinken, Dr. med. Astrid Laue-Savic; erhielten den Preis für ihre Arbeit »Die Leukozytenszintigraphie: Präparation und Markierung von Leukozyten mit III-Indium-Oxin und ihre klinische Anwendung«; Dr. Heinken ist niedergelassen in einer Praxis für Nuklearmedizin in Goslar; Dr. Laue-Savic ist Fachärztin für Nuklearmedizin in Bad Lauterberg

1984 Dr. med. Hans-Peter Stoffels; erhielt den Preis für seine Arbeit »Über den Wider- stand: Beitrag zu einer anthropologischen orientierten Theorie der Medizin«; Prof. Stoffels ist Chefarzt der privaten Fachklinik für Psychiatrie und Psychosomatik am Schloss Char- lottenburg

1984 Dr. med. Jürgen Westermann; erhielt den Preis für seine Arbeit über die Proliferation und Migration von Lymphozyten des Knochenmarks; Prof. Westermann ist Leiter des Instituts für Anatomie der Universität Lübeck

1985 Dr. med. Rita Scheiblich; erhielt den Preis für ihre Arbeit über Chronische Polyarth- ritis und Persönlichkeit- eine Studie zur seelischen und sozialen Verfassung von Patienten mit einer chronischen Polyarthritis; Dr. Scheiblich ist Fachärztin für Innere Medizin in Bad Bevensen

1985 Dr. rer. biol. hum. Thomas Schneller; erhielt den Preis für seine Arbeit über die psychischen Belastungen von Medizinstudenten durch den Kursus der makroskopischen Anatomie; Dr. Schneller ist Psychologischer Psychotherapeut, MHH

1985 Dr. med. Burkhard Tümmler; erhielt den Preis für seine Arbeit über die genetischen Polymorphismen und Veränderungen des Glykosylierungsmusters bei der Mukoviszidose; Prof. Tümmler ist Oberarzt der MHH-Klinik für Kinderheilkunde und Jugendmedizin Abteilung für pädiatrische Pneumologie und Neonatologie

1986 Dr. rer. nat. Michael Uwe Martin; erhielt den Preis für seine Arbeit über die Identifi- zierung und Charakterisierung des Rezeptors für Interleukin 1 in Plasmamembranen der humanen Tumorzelllinie K 562; Dr. Martin ist Facharzt für Innere Medizin in Bremen

1986 Dr. med. Heinrich Meyer, Dr. med. Thorsten Sueße; erhielten den Preis für ihre Arbeit »Die Konfrontation niedersächsischer Heil- und Pflegeanstalten mit den ›Euthana- siemaßnahmen‹ des Nationalsozialismus. Schicksal der Patienten und Verhalten der The- rapeuten und zuständigen Verwaltungsbeamten«; Dr. Meyer ist niedergelassener Internist in Langwedel; Dr. Sueße ist Leiter des Teams Gemeindepsychiatrie Region Hannover

1986 Dr. med. Heinfried Radeke; erhielt den Preis für seine Arbeit über Multiple pre- and postreceptor defects in pseudohypoparathyroidism; Prof. Radeke ist Professur für Immun- pharmakologie, Universität Frankfurt

1987 Dr. med. Martin Busse; erhielt den Preis für seine Arbeit über the functional body water in the low flow state: Considerations on a promising factor and its determination during cardiopulmonary resuscitation; Prof. Busse ist Dekan der Sportwissenschaftlichen Fakultät, Universität Leipzig

1987 Dr. med. Norbert Miethke; erhielt den Preis für seine Arbeit über das Exopolysac- charid von Pseudomonas aeruginosa: Zusammensetzung und Bedeutung für die Patho- physiologie des Lungenbefalls bei der Mukoviszidose; Dr. Miethke ist niedergelassener Facharzt für HNO in Haselünne

1987 Dr. med. Heiko-Echter von der Leyen; erhielt den Preis für seine Arbeit über die biomechanischen Aspekte der Bandheilung- eine tierexperimentelle Studie zur Prüfung der gelenkstabilisierenden Funktion des Ligamentes; Prof. von der Leyen ist apl. Professor für Innere Medizin und experimentelle Kardiologie und Geschäftsführer des Clinical Trial Centre, MHH

1988 Dr. med. Eckhardt Gehde; erhielt den Preis für seine Arbeit über methodenkritische Untersuchungen zum Einfluss der Geschwisterposition auf Testintelligenz und Sprachleistung bei Kindern; Dr. Gehde ist heute niedergelassener Arzt für Psychiatrie und Psychotherapie in Hannover

1988 Dr. med. dent. Rudolf Christian Mutschall, Dr. med. dent. Marianne Prien; erhielten den Preis für ihre Arbeit über computerunterstützte Darstellung des räumlichen Verlaufs der Arteriae ceribri anterior, media und posterior in äquidistanten Raumscheiben als Referenz für die bildgebenden Verfahren (CT, MR, PET); Dr. Mutschall ist heute niedergelassener Zahnarzt in Hatten-Sandkrug; Dr. Prien ist niedergelassene Zahnärztin in Hannover-Kirchrode

1988 Dr. med. Jürgen Stahl; erhielt den Preis für seine Arbeit über Expression eines Transplantations-Antigens der Maus nach Transfektion in Nierenzellen des Afrikanischen Grünen Affen; Dr. Stahl ist heute im Finders Medical Centre in Australien tätig

1989 Dr. med. Uwe Christians; erhielt den Preis für seine Arbeit über die Entwicklung eines hochleistungsflüssigkeitschromatographischen (HPLC) Verfahrens zur Isolierung und Messung von Ciclosporin A und seiner Metabolite in Blut, Galle und Urin transplantierter Patienten; Prof. Christians ist heute am Department of Anesthesiology, University of Colorado, Denver Aurora (USA) tätig

1989 Dr. med. Gabriele Conrad; erhielt den Preis für ihre Arbeit über die Malaria in Wilhelmshaven und ihre Bekämpfung von 1901 bis 1920; Dr. Conrad ist heute niedergelassene Fachärztin für Hals-Nasen-Ohrenheilkunde in Ulm

1989 Dr. med. Hartmut Hans-Jürgen Schmid; erhielt den Preis für seine Arbeit über familiäre Hyperalpha-/Hyperbetalipoproteinanämie: Stoffwechselkinetische und molekulargenetische Untersuchungen; Prof. Schmid ist heute Leiter der Transplantationsmedizin am Universitätsklinikum Münster

1990 Dr. med. Dr. rer. nat. Wilfried Bautsch; erhielt den Preis für seine Arbeit »Rapid Physical Mapping of the Mycoplasma Mobile Genome by Two-Dimensional Field Inversion Gel Electrophoresis Techniques«; Prof. Bautsch ist heute Direktor des Institutes für Mikrobiologie, Immunologie und Krankenhaushygiene, Städtisches Klinikum Braunschweig

1990 Dr. med. Michael Othmer[4]; erhielt den Preis für seine Arbeit über Herstellung und Charakterisierung monoklonaler Antikörper gegen die Zelllinie eines Patienten mit MHC Klasse-II-Defizienz

1990 Dr. med. Dr. med. dent. Henning Schliephake; erhielt den Preis für seine Arbeit über die tierexperimentelle Untersuchung zur Bestimmung der knöchernen Einheilung titanschraubenfixierter Hydroxylapatitblöcke bei Kieferaugmentationen an Göttinger Minischweinen; Prof. Schliephake ist heute Direktor der Abteilung Facharzt für Mund-, Kiefer und Gesichtschirurgie des Universitätsklinikums Göttingen

1991 Dr. med. Erich Knop; erhielt den Preis für seine Arbeit über Impressions-Cytologische Untersuchungen der Conjunctiva bei Trägern weicher Kontaktlinsen unter besonderer Berücksichtigung des Snake-like Chromatin; PD Dr. Knop ist heute an der Augenklinik der Charité, Universitätsklinikum Berlin, tätig

---

4   Seine aktuelle Tätigkeit konnte nicht ermittelt werden.

1991 Dr. med. Barbara Rehermann; erhielt den Preis für ihre Arbeit »Aktivierungssignale in humanen Lymphozyten. Der Einbau von cis-polyungesättigten Fettsäuren in die Phospholipide der Plasmamembran stimuliert IL-2-Synthese und IL-2-Rezeptor-Expression über eine langanhaltende Aktivierung der Proteinkinase C«; Dr. Rehermann ist heute Direktorin der Abteilung für Lungenkrankheiten, Immunology Section, National Institutes of Health, Bethesda, USA

1991 Dr. med. Petra Wetzel; erhielt den Preis für ihre Arbeit über die Verteilung und Funktion der membrangebundenen Carboanhydrasen des Skelettmuskels; PD Dr. Wetzel ist heute an der BDH-Klinik Hessisch Oldendorf tätig

1992 Dr. med. Stefanie Bode; erhielt den Preis für ihre Arbeit über die Regulation des Tonus menschlicher Koronararterien durch den endothelialen relaxierenden Faktor (EDRF) und Prostanoide; Prof. Bode-Böger ist heute Direktorin des Institutes für klinische Pharmakologie, Universität Magdeburg

1992 Dr. med. Christian Hendrich; erhielt den Preis für seine Arbeit über die Aktivierung Fcy Rezeptor tragender Effektorzellen durch Rheumafaktoren- Untersuchungen zur Rolle der Natürlichen Killer (NK)-Zellen bei der chronischen Polyarthritis; Prof. Hendrich ist heute Facharzt und ärztlicher Direktor für Orthopädie und Unfallchirurgie in Werneck

1992 Dr. med. Jens Gert Kuipers; erhielt den Preis für seine Arbeit über die Aktivierung FcyRIII positiver Effektorzellen durch Rheumafaktoren: Untersuchung der Natural Killer-Lymphozyten im Rahmen der rheumatoiden Arthritis; Prof. Kuipers ist heute Chefarzt für internistische Rheumatologie, Rotes Kreuz Krankenhaus Bremen

1992 Dr. med. Peter Schlegel; erhielt den Preis für seine Arbeit über den Begriff der Gerechtigkeit im Corpus Hippocraticum; Dr. Schlegel ist heute Facharzt für Psychiatrie und Psychotherapie, Gesundheitsamt Braunschweig

1993 Dr. med. Andrea Gloger, Dr. med. Stephan Gloger; erhielten den Preis für ihre Arbeit über Dreidimensionale Computerrekonstruktion der terminalen Äste der drei Großhirnarterien des Menschen als Referenz für die Magnetresonanztomographie, die Computertomographie und die Positronen-Emissionstomographie; Dr. med. Andrea Gloger ist heute niedergelassene Allgemeinmedizinerin in Paderborn; Dr. med. Stephan Gloger ist heute niedergelassener Internist in Paderborn

1993 Dr. med. Matthias Hundt; erhielt den Preis für seine Arbeit über die Rolle von Fcy-Rezeptoren bei der Pathogenese von Vaskulitiden; Dr. Hundt ist heute Leiter der Cell Response Group, Centre for Innovation Competence-Humoral Immune Reactions in Cardiovascular Diseases, Universität Greifswald

1993 Dr. med. Gerald Ulrich; erhielt den Preis für seine Arbeit über die Erprobung und Evaluation psychosozialer Versorgung bei Mukoviszidose; Dr. Ulrich ist Psychologischer Psychotherapeut an der MHH Kinderklinik

1994 Dr. rer. nat. Gaby Fleur Böl; erhielt den Preis für ihre Arbeit über die Analyse der Vernetzung initialer Signaltrasnduktionsereignisse nach Aktivierung humaner T-Zellen Jurkat über den Antigen-Rezeptor-Komplex durch selektive Inhibition mit Cholera-Toxin; PD Dr. Böl ist heute Abteilungsleiterin Risikokommunikation am Bundesinstitut für Risikobewertung

1994 Dr. med. Kerstin Mempel; erhielt den Preis für ihre Arbeit über die Untersuchung zur Pathophysiologie der kongenitalen Neutropenie: Bedeutung des Granulozyten-Kolonie-stimulierenden Faktors; Dr. Mempel ist heute Oberärztin der Unfallchirurgie, St. Walburga-Krankenhaus Meschede GmbH

1994 Dr. med. Uwe Steffens; erhielt den Preis für seine Arbeit über die Bedeutung von Stammzellfaktor, G-CSF und anderer hämatopoetischer Zytokine für die Pathophysiologie myeloischer Leukämien; Dr. Steffens ist heute niedergelassener Facharzt für Kinderheilkunde und Osteopathie, Privatpraxis in Wenningsted

1995 Dr. med. Michaela Susanne Banck, Dr. med. Andreas Sebastian Beutler; erhielten den Preis für ihre Arbeit über die Gentherapie bei chronischen Schmerzen; Dr. Banck ist heute Internistin in der Mayo Clinic, Rochester, Minnesota; Prof. Beutler ist in Rochester, Minnesota tätig

1995 Dr. med. Jan Buer; erhielt den Preis für seine Arbeit über Blutkrebs; Prof. Buer ist heute Leiter des Institutes für Medizinische Mikrobiologie Universitätsklinikum Essen

1995 Dr. med. Stephan von Hörsten; beobachtete bei Ratten, inwieweit der Kontakt zur Mutter in der Zeit kurz nach der Geburt Einfluss auf die Gesundheit bzw. die Krankheitsanfälligkeit hat; Prof. von Hörsten ist heute Professor für experimentelle Biomedizin, Universität Erlangen-Nürnberg

1996 Dr. rer. biol. hum. Marien-Luise Dierks; erhielt den Preis für ihre Arbeit »Frauen und Krebsfrüherkennung – eine Typologie. Eine Analyse von Einstellungen, Verhalten und Erfahrungen zum Verständnis subjektiver Theorien von Frauen im Krebsfrüherkennungsprogramm«; Prof. Dierks ist heute am Institut für Epidemiologie, Sozialmedizin und Gesundheitssystemforschung MHH und Leiterin des Forschungsschwerpunktes Patientenorientierung und Gesundheitsbildung

1996 Dr. med. Vera Rolf; erhielt den Preis für ihre Arbeit über ß-Laktamasen multiresistenter und sensibler Pseudomonas aeruginosa-Stämme; Dr. Rolf ist heute niedergelassene Pädiaterin in einer Gemeinschaftspraxis in Wernau

1996 Dr. med. Thorsten Scharmann; erhielt den Preis für seine Arbeit »Zellbiologische und phänotypische Charakterisierung von neu etablierten Zelllinien aus malignen primitiven neuroektodermalen Tumoren«; Dr. Scharmann ist Allgemeinmediziner in Bad Münder

1997 Dr. rer. nat. Dipl.-Biochem. Martina Mühlenhoff; erhielt den Preis für ihre Arbeit über molekulare Charakterisierung der eukariotischen Polysialyltransferase; Dr. Mühlenhoff ist heute an der MHH-Abteilung für Zelluläre Chemie tätig

1997 Dr. med. Thorsten Passie; erhielt den Preis für seine Arbeit »Der ›Wengener Kreis‹: Ludwig Biswanger, Eugene Minkowski, Victor Emil Freiherr von Gebsattel und Erwin Straus. Fundierungen einer phänomenologischen-anthropologischen Psychiatrie und Psychologie«; Dr. Passie ist heute Oberarzt und Facharzt für Psychiatrie und Professor für Psychotherapie in Frankfurt und Harvard

1997 Dr. med. Holger Petering; erhielt den Preis für seine Arbeit über molekulargenetische Untersuchungen zur Biosynthese des Lipopolysaccharids bei Neisseria meningitidis der Serogruppe B; PD Dr. Petering ist heute niedergelassen in einer Gemeinschaftspraxis für Dermatologie und ästhetische Medizin in Hildesheim

1998 Dr. med. Hella Dammeier; erhielt den Preis für ihre Arbeit über Leitbegriffe ärztlicher Erkenntnisleistung in den Epidemienbüchern, den Aphorismen und dem Prognostikon des Corpus Hippocraticum; Dr. Dammeier ist heute niedergelassene Pädiaterin in Hannover

1998 Dr. rer. nat. Hans-Peter Kubis; untersuchte die Mechanismen, mit denen sich Muskelzellen einer chronischen Belastung anpassen können; PD Dr. Kubis ist heute Direktor der Health Exercise and Rehabilitation Group, University Bangor

1998 Dr. med. Uta Kunter; wies nach, dass betroffene Patienten deutlich schlechtere Überlebenschancen haben, wenn in ihrem Blut Moleküle eines bestimmten Proteins, Tyrosinase RT/PCR, gefunden werden; PD Dr. Kunter ist heute Oberärztin der Klinik für Nieren- und Hochdruckkrankheiten, rheumatologische und immunologische Krankheiten, Universitätsklinikum der RWTH Aachen

1999 Dr. med. Dirk Meyer-Olsen; erhielt den Preis für seine Arbeit über Phänotypische und funktionelle Charakterisierung der FcγRIII-Knock-out-Maus; Dr. Meyer-Olsen ist heute Arbeitsgruppenleiter an der MHH-Klinik für Immunologie und Rheumatologie

1999 Dr. rer. nat. Anja-Katharina Münster-Kühnel; erhielt den Preis für ihre Arbeit über Klonierung und molekulare Charakterisierung der murinen CMP-N-Acetylneuraminsäure-Synthetase; Dr. Münster-Kühnel ist heute am MHH-Institut für Zelluläre Chemie tätig

1999 Dr. rer. biol. hum. Dipl.-Biol. Stefan Ückert; erhielt den Preis für seine Arbeit über die Untersuchungen zur funktionellen Relevanz cAMP- und cGMP-abhängiger Signalübertragungswege bei der Tonusregulation des porcinen Detrusormuskels; PD Dr. Ückert ist heute an der MHH-Klinik für Urologie und Urologische Onkologie tätig

1999 Dr. rer. biol. hum. Matijn van Griensven; erhielt den Preis für seine Arbeit über Multiorgandysfunktion: Ein Zusammenspiel von Granulozyten, Endothelzellen und Zytokinen; Prof. van Griensven ist heute Leiter der experimentellen Unfallchirurgie der Klinik und Poliklinik für Unfallchirurgie, TU München

2000 Dr. rer. biol. hum. Therdsak Prammananan; erhielt den Preis für seine Arbeit über Ribosomal resistance identification of rRNA mutations conferring drug resistance; Dr. Prammananan ist heute am National Center for Genetic Engineering and Biotechnology, tuberculosis Research Laboratory, Thailand tätig

2000 Dr. med. Kolja Schlitz; erhielt den Preis für seine Arbeit über neurophysiologische Aspekte der Synästhesie; PD Dr. Schlitz ist heute an der Klinik für Psychiatrie und Psychotherapie, Otto-von-Guericke-Universität Magdeburg tätig

2000/20001 Dr. med. Andreas Tiede; erhielt den Preis für seine Arbeit über paroxysmale nächtliche Hämoglobinurie; Dr. Tiede ist heute Oberarzt an der MHH-Klinik für Hämatologie, Hämostaseologie, Onkologie und Stammzelltransplantation

2000/2001 Dr. med. Christian Winkler; erhielt den Preis für seine Arbeit über Dopaminerge Transplantation; PD Dr. Winkler ist heute Oberarzt der Neurologischen Uniklinik Freiburg

2001 Dr. med. Jörg Heineke; untersuchte das Protein Fas und dessen Rolle bei der krankhaften Herzvergrößerung, der Herzhypertrophie; PD Dr. Heineke hat heute die Heisenberg Professur an der MHH-Klinik für Kardiologie und Angiologie inne

2001 Dr. med. Tanja Heller; beschäftigte sich mit der Immunreaktion, die durch das Molekül C5a vermittelt wird; Dr. Heller ist heute in der Abteilung Klinische Chemie der Georg-August-Universität Göttingen tätig

2001/2002 Dr. med. Daniela Paral-Leppert; erforschte das Gen für den menschlichen C3a-Rezeptor, ein Molekül, das auf der Oberfläche von bestimmten Zellen zu finden ist; Dr. Leppert ist heute an der Universitätsklinik für Neurologie des Saarlandes tätig

2001/2002 Dr. med. Alexandra Wagner; beschäftigte sich experimentell mit Behandlungsmöglichkeiten bei der Parkinsonschen Erkrankung; Dr. Wagner ist heute niedergelassene Neurologin in Reutlingen

2002 Dr. med. Tom Lüdde; untersuchte mit genetischen und molekularbiologischen Methoden den so genannten Ras-Signalweg, der für die Regeneration der Leber von entscheidender Bedetung ist; PD Dr. Lüdde ist heute Oberarzt an der Klinik für Gastroenterologie, Stoffwechselerkrankungen und Internistische Intensivmedizin, Universität Aachen

2002 Dr. med. Sabine von Wasielewski; untersuchte das so genannte Hodgkin-Lymphom, eine bösartige Erkrankung des Immunsystems; Dr. Wasielewski ist heute Dermatologin

2002/2003 Dr. med. Gernot Sellge; erhielt den Preis für seine Arbeit über die Mastzelle und ihre Regulation durch Immunbotenstoffe; Dr. Sellge ist heute Assistenzarzt an der Klinik für Gastroenterologie, Stoffwechselerkrankungen und Internistische Intensivmedizin, Universität Aachen

2002/2003 Dr. med. Stephan Spiekermann; untersuchte bei Patienten mit einer Gefäßerkrankung am Herzen ein Enzymsystem, das für die Funktion der Herzkranzgefäße eine wichtige Rolle zu spielen scheint; Dr. Spiekermann ist heute niedergelassener Arzt in einer Praxis für Arbeitsmedizin, Verkehrsmedizin, Reise- und Tauchmedizin, Delmenhorst

2003 Dr. med. Anika Meyerholz; untersuchte die Rolle des Enzyms Cyclin G assoziierte Kinase (GAK), das bei Transportvorgängen in Körperzellen mitwirkt; Dr. Meyerholz arbeitet heute am MHH-Institut für Zellbiologie

2003 Dr. med. Lars Zender; beschäftigte sich mit dem hepatozellulären Karzinom; Prof. Zender ist heute Leiter der Juniorforschungsgruppe Chronische Infektionen und Krebs am Helmholtz-Zentrum, Braunschweig

2003/2004 Dr. med. Jan-Hendrik Beckmann; untersuchte neue Möglichkeiten, um die chronische Abstoßung von verpflanzten Organen zu verhindern; Dr. Beckmann ist heute Oberarzt an der Klinik für Allgemeine und Thoraxchirurgie, Universität Kiel

2003/2004 Dr. med. Jan-Georg Schmidt-Mende; beschäftigte sich mit dem Myelodysplastischen Syndrom; Dr. Schmidt-Mende ist heute am Karolinska Institute for Enviromental Medicine, Stockholm tätig

2004 Dr. rer. nat. Dipl.-Chem. David Alexander Holzberg; erhielt den Preis für seine Arbeit über spezifische Signalwege, die Wachstum und Teilung von Zellen regulieren; Dr. Holzberg ist heute Gruppenleiter EMEA External Operations/Senior CRA bei Abbott Vascular

2004 Dr. med. Andreas Albert Matussek; erhielt den Preis für seine Arbeit über Zellgifte durch E.coli; Dr. Matussek ist heute niedergelassener Internist und Pneumologe in Moers

2004/2005 Dr. rer. nat. Melanie Brinkmann; untersuchte die Funktion eines bestimmten Eiweißes (k15-Protein) im Kaposi-Sarkom-assoziierten Herpesvirus (KSHV); Prof. Brinkmann ist heute Leiterin der Abteilung für virale Immunmodulation am Helmholtz-Zentrum für Infektionsforschung, Braunschweig

2004/2005 Dr. med. Sandra Ciesek; erhielt den Preis für ihre Arbeit »Phänotyp und Funktion humaner CD1c-positiver dendritischer Zellen: Bedeutung für die Hepatitis-C-Virus-Infektion«; Dr. Ciesek ist heute wiss. Mitarbeiterin im Twincore, experimentelle Virologie

2005 Dr. med. Magnus Otto; konnte mittels molekularbiologischer Methoden den Wirkmechanismus des C5a-Rezeptorantagonisten aufklären und seine Wirksamkeit entscheidend verbessern; Dr. Otto ist heute Facharzt für Innere Medizin, Diakoniekrankenhaus Henriettenstiftung

2005 Dr. med. Christine Radtke; untersuchte, ob sich verschiedene Zellarten zur Reparatur des ZNS einsetzen lassen; PD Dr. Radtke ist heute Leitende Oberärztin, MHH Klinik für Plastische-, Hand- und Wiederherstellungschirurgie

2005/2006 Dr. med. Sina-Maren Coldewey; konnte neue Erkenntnisse über den Lebensmittel-Erreger EHEC gewinnen; Dr. Coldewey ist heute am William Harvey Research Institute, Barts and The London, Queen Mary's School of Medicine and Dentistry tätig

2005/2006 Dr. med. Marc Schröder; erforschte den bislang nicht ausreichend beschriebenen MICB-Genort und überprüfte seine Ergebnisse anhand des Erbguts (DANN) von Patienten mit einer bestimmten Lymphomerkrankung des Magens; Dr. Schröder ist heute Facharzt für Psychiatrie, LWL-Zentrum für Forensische Psychiatrie Lippstadt

2006 Dr. med. Volker Endeward; konnte eine massenspektrometrische Methode etablieren, mit der man erstmalig die CO_2-Durchlässigkeit und die Bikarbonatpermeabilität der Zellmembran eines intakten Epithels messen kann; PD Dr. Endeward ist heute am MHH-Zentrum für Physiologie tätig

2006 Dr. med. Danny David Jonigk; hat gezeigt, dass Mikrochimärismus in Organtransplantaten ein häufiges Phänomen ist; Dr. Jonigk ist heute am MHH-Institut für Pathologie tätig

2006/2007 Dr. rer. nat. Dipl.-Biol. Kai Brakensiek; erforschte bei verschiedenen Knochenmarkserkrankungen eine bestimmte Veränderung des Erbgutes, die sogenannte DANN-Methylierung; Dr. Brakensiek ist heute beim Niedersächsischen Landesgesundheitsamt Hannover, Abteilung 2, Virologie, Serologie tätig

2006/2007 Dr. med. Nele Kirsten Freerksen; konnte spezifische Mechanismen nachweisen, die vorzeitige Wehen auslösen können; Dr. Freerksen ist heute Assitenzärztin der Frauenklinik der Universität Heidelberg

2007 Dr. med. Dominik Jarczak; erhielt den Preis für seine Arbeit über die Inhibition der Replikation und Translation des Hepatitis-C-Virus durch Hairpin-Ribozyme in Kombination mit dem Constitutive Transport Element und RNA-Interferenz; Dr. Jarczak ist heute Assistenzarzt für Innere Medizin am Krankenhaus Leer

2007 Dr. med. Anke Kirsten Kollmann; erhielt den Preis für ihre Arbeit über genetische Diversität und Diversifizierung des ABO-Blutgruppensystems; Dr. Kollmann ist heute am Gesundheitszentrum am Römischen Theater in Mainz tätig

2007/2008 Dr. med. Heinz Arnold; erhielt den Preis für seine Arbeit über die Prävention chronischer Lungeninfekte bei Mukoviszidose Patienten; Dr. Arnold ist heute Assistenzarzt der HNO Klinik Tübingen

2007/2008 Dr. med. Manuela Friederike Lehmann; untersuchte Aspekte von Hepatitis C bei jugendlichen männlichen Gefängnisinsassen der Jugendanstalt Hameln; Dr. Lehmann ist heute Assistenzärztin, Kinderklinik auf der Bult

2008 Dr. med. Anna Lena Allroth; untersuchte die genetischen Grundlagen von zwei seltenen Neutropenien, die mit einer verminderten Pigmentierung von Haut und Haaren einhergehen; Dr. Allroth ist heute Assistenzärztin, MHH-Klinik für Gastroenterologie, Hepatologie und Endokrinologie

2008 Dr. rer. nat. Anja Beckers; erhielt den Preis für ihre Arbeit über den Nachweis von Fehlern in der Embryonalentwicklung; Dr. Beckers ist heute am MHH-Institut für Molekularbiologie tätig

2008/2009 Dr. med. Katja Harnacke; untersuchte die Rolle des nukleären Enzyms PARP-1 und die Auswirkung auf eine Resistenz gegenüber Chemotherapeutika am Beispiel einer Tumorzelllinie auf molekularer Ebene; Dr. Harnacke ist heute Assistenzärztin in der Neurologie, Klinikum Nordstadt, Hannover

2008/2009 Dr. med. Ijad Madisch; erhielt den Preis für seine Arbeit über die Forschung für neue Therapien gegen Adenoviren; Dr. Madisch ist heute am Massachusetts General Hospital, Dept. of Radiology tätig

2009 Dr. med. Nurdanat Berkingali; erhielt den Preis für ihre Arbeit über das Hormon Erythropoetin, das das Wachstum von Nervenzellen des Innenohres stimuliert; Dr. Berkingali ist heute ist heute in Almaty/Kasachstan tätig

2009 Dr. med. Inke Timmerbeul; untersuchte, ob eine Erhöhung und Stabilisierung des p27-Spiegels vor der Entstehung von Tumoren schützt; Dr. Timmerbeul ist heute Assistenzärztin in Wiesbaden

2009/2010 Dr. rer. nat. Henner Farin; untersuchte die biochemische, zelluläre und genetische Funktion von Tbx15 und Tbx18, die das Ablesen von Zielgenen verhindern; Dr. Farin ist heute PhD Student MHH-Institut für Molekularbiologie

2009/2010 Dr. med. Felix Jürgen Bode; untersuchte Geschlechtsunterschiede in einem genetischen Rattenmodell und zeigte in Verhaltentests, dass weibliche und männliche Tiere, die an Chorea Huntington litten, signifikante Unterschiede in Motorik, Aktivität, Kalorienumsatz sowie sozialem Verhalten aufwiesen; Dr. Bode ist heute Assistenzarzt

2010 Dr. med. Karen Maria Olsson; zeigte, dass die Quantifizierung des Bindegewebegehaltes der Leber bei Säuglingen mit Gallengangsatresie eine recht zuverlässige Vorhersage des weiteren Verlaufs erlaubt und möglicherweise ein guter Überwachungsparameter ist; Dr. Olsson ist heute Assistenzärztin der MHH-Klinik für Pneumologie

2010 Dr. med. Nils Kristian Prenzler; konnte zeigen, dass Ghrelin, ein Appetit förderndes Hormon aus dem Magen, unterschiedliche immunologische und nährende Effekte in dicken und normalgewichtigen Ratten während der Endotoxinämie auslöst; Dr. Prenzler ist heute Assistenzarzt der MHH-Klinik für Hals-, Nasen- und Ohrenheilkunde

2010/2011 Dr. rer. nat. Sybille Haid; konnte zeigen, dass die Fusion der Membranen vom Ph-Wert sowie von der Zusammensetzung der Wirtsmembran abhängt; Dr. Haid ist heute Twincore Mitarbeiterin in der Experimentellen Virologie der MHH

2010/2011 Dr. med. Philipp Jungebluth; entwickelte das notwendige Verfahren zur Herstellung von maßgeschneiderten Luftröhren; Dr. Jungebluth ist heute Assistenzarzt am Städtischen Klinikum Braunschweig

2011 Dr. med. Thomas Grieskamp; untersuchte die Rolle von zwei Regulatorproteinen, den Transkriptionsverfahren Tbx3 und Tbx18, in der Entwicklung des sogennanten Schrittmachers und konnte erstmals zeigen, dass beide Faktoren räumlich und zeitlich genau zusammenarbeiten müssen, um die essentielle Struktur zu bilden; Dr. Grieskamp ist heute PhD Student

2011 Dr. med. Alexander-Hendrik Lukasz; war an der Entwicklung einer Methode beteiligt, mit der die Stoffe im Blut gemessen werden können, die das Endothel bei Blutvergiftung vermehrt ausschüttet und durch die sich die Durchlässigkeit der Blutgefäße erhöht; Dr. Lukasz ist heute Assistenzarzt der Abteilung für Nieren- und Hochdruckerkrankungen, Universität Münster

2011/2012 Dr. med. Anne Lautenbach; forschte an der Aktivität der Natürlichen Killerzellen (NK-Zellen) des angeborenen Immunsystems; Dr. Lautenbach ist heute wissenschaftliche Mitarbeiterin, Institut und Poliklinik für Psychosomatische Medizin und Psychotherapie, UKE Hamburg

2011/2012 Dr. rer. nat. Julia Norden; gewann neue Einblicke zur Entwicklung des venösen Einflussbereichs des Herzens und des Perikards im Mausmodell; Dr. Norden ist heute in der MHH-Molekularbiologie tätig

2012 Dr. med. Benjamin Seebohm; untersuchte, wie die Muskelfasern bei der hypertrophen Kardiomyopathie funktionieren; Dr. Seebohm ist heute Assistenzarzt in der Abteilung für Kardiologie des Robert Koch-Klinikums in Gehrden

2012 Dr. med. Christian Widera; zeigte, dass der Eiweißstoff Growth-Differentation Factor-15 (GDF-15) eine entscheidene Rolle bei der Entzündungsreaktion spielt; Dr. Widera ist heute Assistenzarzt in der MHH-Klinik für Kardiologie und Angiologie

2012/2013 Dr. med. Jan Behrens; untersuchte in einem Mausmodell den Einfluss einer Entzündung auf die fetale Lungenentwicklung innerhalb der Gebärmutter während der Schwangerschaft; Dr. Behrens befindet sich heute in der Facharztausbildung zum Internisten am Sankt Vinzenz Krankenhaus in Braunschweig

2012/2013 Dr. rer. nat. Melanie Ricke-Hoch; erforschte genauer, wie Chemotherapien das Herz beeinflussen und wie das verhindert werden kann; Dr. Ricke-Hoch ist heute wissenschaftliche Mitarbeiterin, Molekulare Kardiologie, MHH

2013 Dr. med. Janina Müller-Deile; erstellte eine umfassende Charakterisierung des menschlichen podozytären VEGF-Systems; Dr. Müller-Deile ist Assistenzärztin der MHH-Klinik für Nieren- und Hochdruckerkrankungen

2013 Dr. med. Putri Andina Agustian; untersuchte die Bedeutung von interzellulären Signalwegen bei chronischen Abstoßungsreaktionen nach der Nierentransplantation; Dr. Agustian ist heute Assistenzärztin der MHH-Klinik für Nieren- und Hochdruckerkrankungen

Hans-Heinrich Niemann-Gedächtnispreis

»Prof. Dr. Hans-Heinrich Niemann war Grundlagenforscher aus Leidenschaft. Ihm war es stets wichtig, dass die medizinische Grundlagenforschung mit der klinischen Forschung ausbalanciert wird.«[1] Diese Vorstellung von der unabdingbaren Funktion der medizinischen Grundlagenforschung für die klinische Medizin hat seine Frau, Professorin Dr. Tamura-Niemann im Jahr 2000 dazu bewogen, den Hans-Heinrich Niemann-Gedächtnispreis zu stiften.

Der Namensgeber Hans-Heinrich Niemann (1945–1999)

Hans-Heinrich Niemann wurde am 6. November 1945 in Grimma bei Leipzig geboren. Nach dem Abitur, welches er 1965 in Alfeld an der Leine ablegte, begann er das Studium der Chemie an der Technischen Universität Carolo-Wilhelmina zu Braunschweig. Im Jahr 1971 beendete er sein Studium als Diplom-Chemiker und wechselte danach an die Albert-Ludwigs-Universität in Freiburg. 1976 promovierte er zum Dr. rer. nat. mit dem Thema »Abhandlung zur Substratspezifität einer bakteriophagen-assoziierten Glycanase«. Von 1976 bis 1978 ging Hans-Heinrich Niemann als Postdoc an das Fred Huchinson Cancer Research Center in Seattle, USA. 1978 kehrte er nach Deutschland zurück, um als wissenschaftlicher Mitarbeiter an dem Institut für Virologie der Justus-Liebig-Universität in Giessen zu arbeiten, an dem er bis 1990 forschte und lehrte. Seine Habilitation erfolgte 1986 über das Thema »Biosynthese und Struktur der Glykoproteine des Mäuse-Hepatitis-Virus A59: Entdeckung eines neuartigen Typs eines viralen Glykoproteins«. 1987 heiratete Hans-Heinrich Niemann die gebürtige Japanerin und Tierärztin Dr. vet. Teruko Tamura.

Ende der 1980er Jahre gelang Hans-Heinrich Niemanns die Klonierung der Gene des Bakteriums Clostridium tetani und des Bakteriums Clostridium botulinum mit seinen verschiedenen Unterarten. Die damit verbundene Darstellung der Primärstrukturen dieser Bakterientoxine diente als Basis für deren weitere Erforschung. Folgerichtig konnte Hans-Heinrich Niemann zu Beginn der 1990er Jahre den intrazellulären Wirkungsmechanismus von Tetanusviren und einiger Boulinum Neurotoxine aufklären und zeigen, wie diese Toxine Proteinkomplexe in Vesikeln von Tier- und Pflanzenzellen – sogenannte SNARE-Komplexe[2] – spalten können. Seine daran anschließenden Arbeiten erbrachten grundlegende Erkenntnisse zur Wirkungsweise der SNAREs bei Membranfusionsvorgängen. Von 1990 bis 1996 war Hans-Heinrich Niemann Direktor der Bundesforschungsanstalt für Viruskrankheiten der Tiere in Tübingen.[3] Zum Sommersemester 1996 erhielt er den Ruf auf den Lehrstuhl für Physiologische Chemie an der MHH. Prof. Dr. Hans-Heinrich Niemann verstarb am 5. September 1999.[4]

---

1 Mündliche Mitteilung von Frau Prof. Dr. Tamura-Niemann am 19. Juli 2013.
2 Engl. Abkürzung für: soluble N-ethylmaleimide-sensitive-factor attachment receptor.
3 Schriftliche Mitteilung von Frau Prof. Dr. Tamura–Niemann vom 17. Juli 2013.
4 Jahrbuch der Gesellschaft der Freunde, Jg. 1999, S. 97.

Der Hans-Heinrich Niemann-Gedächtnispreis (2001–2013)

»Die Grundlagenforschung darf nicht ignoriert werden, denn in 20, 30 Jahren könnte sie sehr wichtig sein«[5]. Um dieses Vermächtnis ihres verstorbenen Mannes zu ehren und die medizinische Grundlagenforschung zu intensivieren und zu unterstützen, entschloss sich Frau Prof. Tamura-Niemann, Professorin am Biochemischen Institut der MHH, den mit 2.500 € dotierten Hans-Heinrich Niemann-Gedächtnispreis zu stiften. Damit sollte jährlich eine hervorragende wissenschaftliche Arbeit oder Untersuchung auf den Gebieten der Biochemie, Molekularbiologie oder Zellbiologie ausgezeichnet werden.

Der Preis wird bundesweit ausgeschrieben. Eingereicht werden können Arbeiten, die in der Zeit von 1. März des Vorjahres bis zum 28. Februar des Folgejahres veröffentlicht »oder zur Veröffentlichung angenommen wurden bzw. Dissertationen eingereicht werden, deren Verfasser ihr Promotionsverfahren innerhalb dieses Zeitraums abgeschlossen haben«[6] und nicht älter als 33 Jahre sind. In den zwölf Jahren wurde der Preis an neun Frauen und sieben Männer vergeben.

Die Preisträger

2001 Dr. rer. nat. Dipl.-Biochem. Annalisa Mancini; es gelang ihr, zwei neue Eiweiße zu identifizieren, die bei der Entstehung verschiedener Blutzellen eine Rolle spielen; Dr. Mancini ist heute an der New Yorker Mount Sinai School of Medicine, Developmental and Regenarative Biology, Oncological Sciences tätig

2002 Dr. med. Caroline Bouchard, Dipl.-Biol. Oliver Dittrich-Breiholz, Dr. rer. nat. Astrid Kiermaier; sie untersuchten den Mechanismus des An- und Abschaltens eines Gens; Dr. Bouchard ist heute am Institut für Molekularbiologie und Tumorforschung der Universität Marburg tätig; Dr. rer. nat. Dittrich-Breiholz ist heute am MHH-Institut für Physiologische Chemie, Labor Dittrich-Breiholz tätig; Dr. Kiermaier ist heute Senior PHC Leader for HER2 Franchise, Roche Pharmaceuticals

2003 Dr. med. Dirk Beutner; hat die Funktionsweise der inneren Haarzellen untersucht; Prof. Beutner ist heute leitender Oberarzt und stellvertretender Klinikdirektor, HNO Klinik des Uniklinikums Köln

2004 Dr. rer. nat. Kirsten Lauber; zeigte erstmalig, dass die sterbenden Zellen Lockstoffe freisetzen, um entfernte Phagozyten an ihren Einsatzort zu dirigieren; Prof. Lauber ist heute Leiterin der Molekularen Onkologie der Medizinischen Fakultät der LMU München

2005 Dr. rer. nat. Katharina Stummeyer; gelang es erstmals, die räumliche Struktur einer Endosialidase zu beschreiben; Dr. Stummeyer ist heute für die Gesellschaft für Anlagen- und Reaktorsicherheit (GRS) mbH, Fachgebiet Probabilistische Sicherheitsanalysen, Human Factor, Software Zuverlässigkeit, Internationale Zusammenarbeit des BMWi tätig

2006 Dr. rer. nat. Mariola Monika Golas, Dr. rer. nat. Björn Sander; gelang es, die dreidimensionale Karte des U11/U12 di-snRNPs, eines der Hauptakteure des so genannten

---

5 Mündliche Mitteilung von Frau Prof. Dr. Tamura-Niemann am 19. Juli 2013.
6 Zit. nach dem Ausschreibungstext des Forschungsdekanats der MHH, ArchMHH ZA, P 5. 12, C. I. 5. 3, unpag.

minoren Spleißosoms, mit einer Auflösung von etwa einem Nanometer mit Hilfe der Kryo-Elektronenmikroskopie zu entschlüsseln; Prof. Golas ist heute Associate Professor, Dept. of Biomedicine-Anatomy, Aarhus University Dänemark; Prof. Sander ist heute Associate Professor, Dept. of Clinical Medicine-Electron Microscopy Laboratory, Aarhus University Dänemark

2007 Dr. med. Georg Bohn; hat einen neuen erblichen Immundefekt charakterisiert; Dr. Bohn ist heute am Imperial College London tätig

2007 Dr. med. Julia Skokowa; hat einen wichtigen Faktor identifiziert, der für den Ausreifungsstopp beim Kostmann-Syndrom verantwortlich ist: Lymphoid-Enhancer binding Faktor 1; Prof. Skokowa ist heute Arbeitsgruppenleiterin an der MHH-Klinik für Kinderheilkunde, Molekulare Hämatopoese

2008 Dr. sci. Helge Ewers; hat das Eindringen von Tumorviren in Wirtszellen untersucht; Dr. Ewers ist heute am Institut für Biochemie, ETH Zürich tätig

2009 Dr. Rainer Beck; untersuchte, welche Faktoren für die Entstehung von Transportvesikeln verantwortlich sind; Dr. Beck arbeitet heute in der Lehrkoordination und Fachstudienberatung Biochemie am Biochemiezentrum der Universität Heidelberg

2010 Dr. rer. nat. Jutta Lamlé; konnte zeigen, dass der Verlust von Nrf2 bei chronischem Alkoholkonsum zu einer Einschränkung im Alkoholabbau führt; Dr. Lamlé ist heute am MHH-Institut für Gastroenterologie, Hepatologie und Endokrinologie tätig

2011 Dr. rer. nat. Jutta Kress; hat sich mit dem Tumorprotein Myc und seiner Bedeutung bei der Darmkrebsentstehung beschäftigt; Dr. Kress hat heute den Lehrstuhl für Physiologische Chemie, Theodor-Boveri-Institut für Biowissenschaften und Tumorbiologie, Biozentrum der Universität Würzburg inne

2012 Prof. Dr. Matthias Preller; untersuchte die Mechanismen bekannter sogenannter allosterischer Modulatoren der Myosinfunktion; Prof. Preller ist heute am MHH-Institut für Biophysikalische Chemie tätig

Dissertationspreis Tumorforschung

Bereits 2002 wurde beschlossen, einen themenspezifischen Dissertationspreis durch die Tumorstiftung der MHH jährlich zu vergeben. Mit dem mit 2.500 € dotierten Dissertationspreis Tumorforschung sollen herausragende Dissertationen auf dem Gebiet der onkologischen Forschung gewürdigt und junge Wissenschaftler und ihre Arbeit gefördert werden. Der Verein zur Förderung der Tumorzentren in Niedersachsen e.V., der aus dem Tumorzentrum Hannover e.V. hervorgegangen war, stellte sein Restvermögen bei der Umstrukturierung dem Dissertationspreis für Tumorforschung zur Verfügung. Stiftungsgeber ist Dr. med. Wolfgang Pulst.

Die Tumorstiftung der MHH wurde 2005 von der Gesellschaft der Freunde der MHH gegründet, um die »Aktivitäten zur effektiveren Einwerbung von Spenden und Stiftungsmitteln bei Personen und Unternehmen, die gezielt die Krebsforschung und Versorgung von Krebspatienten an der Medizinischen Hochschule Hannover unterstützen möchten«, zu bündeln.[1] In die Stiftung flossen sowohl der Dr. Hiltrud Pulst Myelom-Fonds, der Hannelore Munke-Fonds und der Fonds des Verein zur Förderung der Tumorzentren in Niedersachsen e.V. ein.

Die Preisträger

2004 Dr. med. Natalia Kremenevskaja; untersuchte in ihrer Arbeit Mechanismen von Wachstum und Differenzierung bei Schilddrüsen-Krebszellen; Dr. Kremenevskaja ist heute Assistenzärztin der Neurochirurgischen Klinik in Erlangen

2005 Dr. rer. nat. Cornelia Rudolph; untersuchte das Verhalten von Chromosomen während der Entwicklung und des Wachsens eines Tumors; Dr. Rudolph ist heute am MHH-Institut für Zell- und Molekularpathologie tätig

2006 Dr. med. Ursula Ehmer; untersuchte erstmals vollständig Gene, die die Ausscheidung giftiger Substanzen aus dem Körper ermöglichen, sogenannte UGT1A Gene; Dr. Ehmer ist heute Assistenzärztin für Innere Medizin, II. Medizinische Klinik und Poliklinik, Klinikum rechts der Isar, TU München

2006 Dr. med. Emrah Kati; charakterisierte in seiner Arbeit das sogenannte latente nukleäre Antigen (LANA); Dr. Kati ist heute in Zürich tätig

2007 Dr. med. Jan-Henning Klusmann; erhielt den Preis für seine Arbeit »Leukämie bei Kindern mit Down-Syndrom. Molekulare Grundlagen der Krebsentstehung«; Dr. Klusmann ist heute Forschungsgruppenleiter der Pädiatrischen Hämatologie und Onkologie der MHH

2008 Dr. med. Tim Ripperger; hat das sogenannte Mantelzelllymphom untersucht; Dr. Ripperger ist heute am Institut für Zell- und Molekularpathologie der MHH tätig

2010 Dr. app. Apothekerin Almut Walte; untersuchte die Möglichkeiten einer Tumortherapie mit Hilfe des radioaktiven Alpha-211 (211At); Dr. Walte ist heute an der Klinik für Nuklearmedizin des Universitätsklinikum Ulm tätig

---

1   http://www.mh-hannover.de/fileadmin/mhh/download/ueberblick_service/spenden/tumorstiftung.pdf (29.08.2013)

2011 Dr. med. Ahmed Hegazy; forschte zur akuten lymphoblastischen Leukämie (ALL), einer der häufigsten bösartigen Erkrankungen im Kinder- und Jugendalter; Dr. Hegazy ist heute an der Klinik für Gastroenterologie, Hepatologie und Endokrinologie der Berliner Charité tätig

2012 Dr. med. Katja Rixe; charakterisierte zwei Gene, die für Brustkrebs eine Rolle spielen; Dr. Rixe ist heute Assistenzärztin am Sankt Elisabeth Hospital Gütersloh

2013 Dr. Anneliese Goez; erhielt den Preis für ihre Dissertation mit dem Thema »Generierung eines onkolytischen Adenovirus mit optimierter p53-anhängiger Selbstinaktivierungsfunktion«

2013 Dr. Tina Anette Oberacker; erhielt den Preis für ihre Dissertation mit dem Thema »Einfluss der Expressionshöhe von Mixed Lineage Leukemia 5 auf die Prognose von Patienten mit akuter myeloischer Leukämie im Erwachsenenalter«

Dissertationspreis Geschlechtersensible Medizin

Während des zweijährigen Workshops »Medizin und Geschlecht«, stellte sich heraus, dass die Forschung rund um dieses Thema zur geschlechtersensiblen Medizin noch weitgehender unterstützt und gefördert werden sollte. Schließlich wurde im April 2010 der mit 5.000 € dotierte Dissertationspreis für geschlechtersensible Medizin ausgeschrieben. Begutachtet werden Arbeiten, die mindestens mit magna cum laude bewertet wurden, durch die Senatskommission für Gleichstellung der MHH in Verbindung mit dem Kompetenzzentrum für geschlechtersensible Medizin an der MHH.

Die erste Preisvergabe erfolgte am 3. September 2010 im Rahmen der Tagung »Medizin und Geschlecht: Perspektiven für Lehre, Praxis und Forschung«[1].

Forschungsvorhaben Geschlechtersensible Medizin (2012)

Aufgrund der Bewerberzahlen für den Dissertationspreis für geschlechtersensible Medizin und des hohen Interesses an der Forschung in diesem Bereich wurden 2012 Fördermittel in Höhe von 5.000 € für ein Forschungsvorhaben im Bereich der geschlechtersensiblen Medizin ausgeschrieben. Im September 2012 wurde an PD Dr. Marcel Sieberer aus der MHH-Abteilung für klinische Psychiatrie das Preisgeld vergeben.[2]

Die Preisträger

2010 Dr. med. Thorben König; erhielt den Preis für seine Arbeit über den Einfluss der Androgendefizienz auf die kardiale Elektrophysiologie der Maus; Dr. König ist heute in der MHH-Rhythmologie und Elektrophysiologie, Klinik für Kardiologie und Angiologie tätig

2012 PD Dr. med. Marcel Sieberer; erhielt den Preis für seine Arbeit über Geschlechtsspezifische Unterschiede in der Psychopharmakotherapie von Depression bei stationär psychiatrisch behandelten Patientinnen und Patienten; PD Dr. Sieberer ist heute Oberarzt an der Klinik für Psychiatrie, Sozialpsychiatrie und Psychotherapie der MHH[3]

---

1   http://www.mh-hannover.de/medizinundgeschlecht_ausschreib.html (10.09.2013).
2   Interview mit Frau Dr. Bärbel Miemitz vom 5. September 2013.
3   http://www.mh-hannover.de/medizinundgeschlecht_preise.html (10.09.2013).

Wilhelm Hirte-Gedächtnispreis

Die Wilhelm Hirte-Stiftung

Bereits am 26. März 1986 wurde der Freundesgesellschaft mitgeteilt, dass Wilhelm Hirte bereit sei, der MHH 100.000 DM zu stiften, wobei keine konkreten Vorschläge über die Vergabe der Mittel beabsichtigt wurden. Der Prorektor für Forschung, Prof. Horst von der Hardt, schlug aufgrund des »Schattendaseins« der medizinischen Lehre vor, einen Preis für diese zu stiften und fragte bei der Wilhelm Hirte-Stiftung an, ob diese jährlich oder in größeren Abständen einen Lehrpreis vergäben. Parallel erfolgte ein Antrag für eine Stiftungsprofessur für Neonatologie.[1] Auf der Sitzung der Gesellschaft der Freunde der MHH am 22. Juni 1999 wurde mit dem Vorsitzenden Herwarth von Döllen der Wilhelm Hirte-Stiftung vereinbart, dass jährlich der Wilhelm Hirte-Gedächtnispreis als Förderpreis in der medizinischen Lehre verliehen werden sollte, da »dem Hannoveraner Großgastronomen die Förderung der jungen Generation und jener Menschen am Herzen lag, die auf Hilfe angewiesen sind«[2]. Ebenfalls war geplant, eine Professur unter dem Namen Wilhelm Hirte-Stiftungsprofessur einzurichten.[3]

Der Namensgeber Wilhelm Hirte (1902–1991)[4]

Wilhelm Hirte wurde am 1. September 1902 als Sohn eines Kaufmanns in Bremerhaven geboren. Seine Schulzeit beendete er 1920 in Hamburg mit dem Abitur. Aufgrund seines Interesses für das Hotelfach studierte er Betriebswirtschaftslehre an den Universitäten Hamburg und Köln. Als begeisterter Segler begann er für zwei Semester ein Studium des Schiffbaus. Wilhelm Hirte beendete sein Studium mit 23 Jahren und erwarb sich seine beruflichen Erfahrungen auf seinen mehrjährigen Auslandsreisen. Da er bereits mit 23 Jahren ein Kapitänspatent besaß, konnte er seine berufliche Weiterbildung mit seiner Segelleidenschaft verbinden. Auf diesem Wege kam es zu einem Zusammentreffen mit dem Großindustriellen Jean Paul Getty (1892–1976), dessen Sekretär er wurde. Getty schickte Wilhelm Hirte zur weiteren Aus- und Weiterbildung nach London. Durch seine enge Zusammenarbeit mit dem Milliardär Getty baute Hirte seine internationalen Kontakte auf. Ende der 1920er Jahren gelang es Wilhelm Hirte, eine Kakaofarm in Westafrika zu bewirtschaften. Während der Olympischen Spiele 1936 trat er bei den Vorentscheidungen für die Segelwettbewerbe für Deutschland mit an und blieb danach als Gastronom in Deutschland. 1939 war er bereits Eigentümer der Kurhäuser in Swinemünde und Kolberg, konnte aber nach Beginn des 2. Weltkrieges vor einer Einberufung zum Militär ins Ausland gehen.

Ohne eigene finanzielle Mittel kam Wilhelm Hirte nach 1945 schließlich nach Deutschland und nach Hannover zurück. Durch unterschiedliche gastronomische Geschäfte wie z. B. die »Opern Konditorei«, das »Haus der 1000 Schnäpse«, das Restaurant »Varieté« im Georgenpalast GOP erwarb er sich seinen finanziellen Reichtum. Einen Namen machte er sich auch als Mäzen. Wilhelm Hirte zog sich in den 1970er Jahren aus dem Berufsleben zurück,

---

1   Brief vom 22.01.1999, ArchMHH ZA, P 5. 6, B IV. 5. 16, unpag.
2   Jahrbuch der Gesellschaft der Freunde, Jg. 1999, S. 61.
3   01.04.1986, ArchMHH ZA, P 5. 6, B IV. 5. 16, unpag.
4   Den Hinweis auf das Journal »Hannovers feine Adressen«, Nr. 4/84, April 1985, um einige Informationen zum Leben des Stifters zu erhalten, wurden uns von der Wilhelm-Hirte Stiftung gegeben.

blieb aber weiterhin aktiver Segler. Er errang im Alter von 75 Jahren mit seiner Yacht drei Weltrekorde und pflegte seine internationalen Kontakte wie u. a. zu Konrad Adenauer und zu der amerikanischen Präsidentenfamilie Kennedy. Mit 82 Jahren verlieh ihm der stellvertretende niedersächsische Ministerpräsident Wilfried Hasselmann das Niedersächsische Große Verdienstkreuz und nannte Wilhelm Hirte einen »Botschafter Hannovers und Niedersachsens«. Am 16. November 1991 verstarb Wilhelm Hirte als einer der reichsten Männer der niedersächsischen Landeshauptstadt[5] in Hannover. Nach seinem Tod stand der nach ihm benannten Stiftung ein Millionenkapital zu Verfügung.

Der Wilhelm Hirte-Gedächtnispreis (1999–2000)

Mit dem Wilhelm Hirte-Gedächtnispreis sollte »persönliches Engagement und [...] beispielhafte Tätigkeiten in der studentischen Ausbildung« auszeichnet werden.[6] Insgesamt wurde ein Preisgeld von 25.000 DM zur Verfügung gestellt. Der Wilhelm Hirte-Gedächtnispreis für herausragende Lehre wurde zum einen für Dozenten in der vorklinischen und zum anderen für Dozenten in der klinischen Ausbildung ad personam vergeben. Die Entscheidung über die Preisvergabe wurde durch ein Kuratorium getroffen. Zu den Mitgliedern dieses Kuratoriums gehörten sieben Professoren, zwei Wissenschaftliche Mitarbeiter, zwei Vertreter aus der Studienkommission, der Prorektor für Lehre und je ein Vertreter der Wilhelm Hirte-Stiftung und der Gesellschaft der Freunde der MHH, die alle ehrenamtlich arbeiteten.[7] Am 24. Januar 1999 wurde der Ausschreibungstext mit einer Frist bis zum 2. Juli 1999 veröffentlicht. Die vier Preisträger des für zwei Jahre vergebenen Lehrpreises waren:

1999 Dr. Gerald Neitzke, Institut für Geschichte, Ethik und Philosophie der Medizin
   Prof. Dr. Dieter Bitter-Suermann, Institut Mikrobiologie

2000 PD Dr. Matthias Schönermark, Institut für Epidemiologie, Sozialmedizin und Gesundheitssystemforschung
   Dr. Ulrich Thorns, Institut für funktionelle und angewandte Anatomie

Nach der Preisverleihung im Jahr 2000 kam es zur Aussetzung des Preises: »[D]a die Studierenden [sich] nicht ausreichend an der Ermittlung geeigneter Preisträger beteiligen und es deshalb nicht möglich ist, die Preise [...] an geeignete Persönlichkeiten zu verleihen, ergibt sich daraus [...], dass der Zweck der Preisverleihung nicht erreicht werden kann«[8]. Am 14. November 2001 entschied der Vorstand der Wilhelm Hirte-Stiftung einstimmig, den Wilhelm Hirte-Gedächtnispreis nicht mehr zu verleihen und den Betrag von 25.000 DM nicht mehr zur Verfügung zu stellen.[9]

---

5   Waldemar R. Röhrbein (2002): Hannoversches Biographisches Lexikon, S. 170.
6   ArchMHH ZA, P 5. 6, B IV 5. 16. Bd. 1, unpag.
7   ArchMHH ZA, P 5. 6, B IV 5.16 N1, unpag.
8   ArchMHH ZA, P 5. 6, B IV. 5. 16. Bd. 1, unpag.
9   Schreiben von Heerwarth von Döllen, Vorsitzender der Wilhelm Hirte Stiftung an die MHH vom 20.11.2001, ArchMHH ZA, P. 5. 6, B IV 5.16 N1, unpag.

Die Wilhelm Hirte-Stiftungsprofessur

Bereits 1999 hat der Vorstand der Wilhelm Hirte-Stiftung bekannt gegeben, dass von den Projekten, die sich um eine Stiftungsprofessur bewarben, von ihrer Seite an erster Stelle »eine Stiftungsprofessur C3 Perinatale Infektiologie« stehe. Mit dieser Stiftungsprofessur sollten »infektiologische Bedingungen im Geburtskanal während der Schwangerschaft« beforscht werden.[1] So wurde in der 340. Senatssitzung beschlossen, dass eine Stiftungsprofessur für fünf Jahre vergeben werden sollte. Schließlich trat am 30.04.2002 **Prof. Dr. Olaf Dammann** die für fünf Jahre und mit jährlich 160.000 DM finanzierte Wilhelm Hirte-Stiftungsprofessur an der MHH an.[2] Prof. Bitter-Suermann bat 2007 um eine Fortsetzung der Stiftungsprofessur, so dass Prof. Dr. Olaf Dammann bis zum Februar 2010 an der MHH blieb.[3]

---

1 Schreiben von des Rektors von der Hardt an von Döllen vom 22.10.1999, ArchMHH ZA, P 5. 6, B IV. 5. 16. N1, unpag.
2 ArchMHH ZA, P 5. 6, B IV 5.16 N2, unpag.
3 ArchMHH ZA, P 5. 6, B IV. 5. 16. F4, Bd. II, unpag.

Forschungs- und Förderpreise/Stipendien

Johann Georg Zimmermann-Förderpreis

Die Preisträger

1975 PD Dr. med. Adolf und Assistenzprofessorin Monika Grässmann; erhielten den Preis für ihre Arbeit über Molekularbiologische Mechanismen der viralen Carcinogenese; beide sind heute Emeriti der Universität Berlin

1975 Dr. med. Jörn Hilfrich; erhielt den Preis für seine experimentellen Untersuchungen über karzinogene Wirkung von 7.12-Dimethylbenz (a) enthracen am Ovargewebe der Ratte und Maus; Dr. Hilfrich ist heute Chefarzt der DDH Frauenklinik Henriettenstift

1975 Dr. med. Ekkehard Kunze; erhielt den Preis für seine Arbeit über Transformationsstadien bei der Entwicklung von Transitionalzellcarcinomen der Rattenharnblase; Dr. Kunze ist heute am Pathologischen Institut Göttingen tätig

1975 Prof. Dr. med. Rainer Laufs; erhielt den Preis für seine Arbeit über eine Schutzimpfung gegen Tumorinduktion durch Herpesviren bei Affen; Prof. Laufs war später Leiter des Instituts für Medizinische Mikrobiologie und Immunologie und des Instituts für Infektionsbiologie und verstarb am 23. Juli 2012

1976 Dr. med. Stanislaw Szmigielski, M. Bielek, M. Janiak und M. Kobus; erhielten den Preis für ihre Arbeit über lokale Hyperthermia durch Mikrowellen in der Geschwulsttherapie; sie sind heute in Warschau tätig

1976 Dr. med. Klaus Dahm, Dr. med. Manfred Rehner und Dr. med. Bernd Werner; erhielten den Preis für ihre Arbeit über das Karzinom im operierten Magen; Prof. Dahm ist heute niedergelassener Chirurg in Hamburg; Dr. Werner ist heute niedergelassener Internist in Leipzig

1976 Dr. med. Eckhard Hassenstein und Dr. med. Walter Rhomberg; erhielten den Preis für ihre Arbeit über die Kombinationsbehandlung des Bronchuskarzinoms; Prof. em. Hassenstein lebt in Oberursel; Prof. Rhomberg ist Radioonkologe am Gesundheitszentrum Leonhofen

1976 Dr. med. Erwin Röttinger, R. Selacek und H. D. Suit; erhielten den Preis für ihre Arbeit zur Unwirksamkeit einer zusätzlichen Anticoagulationsgabe bei experimenteller Strahlentherapie; Prof. Röttinger war Leiter der Abteilung Strahlentherapie der Universität Ulm und ist seit 2005 emeritiert

1977 Doc. MD Marija Auersperg, Erika Soba-Podobnik und Olga Vraspir-Porenta; erhielten den Preis für ihre Arbeit »Chemotherapy with synchronization in advanced cancer of the oral Cavity and Oropharynx«; alle drei Preisträger sind am University Medical Centre of Ljubljana/Slowenien tätig

1977 Dr. med. Gunter Bastert, Dr. med. Thomas Michel und Dr. med. Dietrich Nord; erhielten den Preis für die Untersuchungen zur zystostatischen, strahlentherapeutischen und hormonellen Beeinflussbarkeit menschlicher Tumore nach Heterotransplantation auf thymusaplastische nu/nu-Mäuse; Prof. Bastert ist niedergelassener Arzt in Mannheim; Prof. Michel ist niedergelassener Gynäkologe in Michelstadt; Prof. Nord ist apl. Professor der Universität Konstanz

1977 Dr. med. Jean Pierre Cesarini, Dr. med. Joachim Robert Kalden, PD Dr. med. Hans-Hartmut Peter und Dr. Regine Roubin; erhielten den Preis für ihre Arbeit »Human Peripheral Null Lymphocates, I. Isolation, II. Ultrastructural«; Dr. Cesarini ist am Laboratoire de Recherche sur les Tumeurs de la Peau Humaine in Paris tätig; Prof. Kalden ist emeritierter Professor der Medizinischen Klinik III für Rheumatologie und Immunologie der Universität Erlangen; Prof. Peter ist emeritierter Direktor des Centrums für chronische Immundefizienz in Freiburg; Dr. Roubin arbeitet am Institute de Cáncerologie de Marseille

1977 Prof. Dr. med. Werner Müller, Dr. med. Dr. med. dent. Ralf Schidseder; erhielten den Preis für ihre Untersuchungen über die Wirkungsweise von Antitumormitteln in vitro und in vivo; Prof. Müller ist am Institut für Physiologische Chemie und Pathochemie an der Universität Mainz tätig; Prof. Schidseder ist niedergelassener Mund-, Kiefer- und Gesichtschirurg in Frankfurt

1978 Dr. med. Hartwig Wilhelm Bauer; erhielt den Preis für seine Arbeit über die Bestimmungen des schwangerschaftsassoziierten alpha2-Glykoproteins im Serum von Patienten mit malignen Erkrankungen; Prof. Dr. Dr. Bauer ist heute apl. Univ.-Prof. an der LMU München und Facharzt für Urologie und Andrologie mit Privatpraxis in München

1978 Dr. med. Nicole Carpentier; erhielt den Preis für ihre Arbeit »Über die Prognose der akuten Leukämie und Metastasierung maligner solider Tumoren durch Bestimmung zirkulierender Immunkomplexe mit dem radioaktiv markierte Clq-Bindungstest«; Dr. Carpentier lebt heute in Verbier/Frankreich

1979 PD Dr. med. Franco Cavalli; erhielt den Preis für seine Arbeit »Prognostische Faktoren und Therapie der akuten Leukämien beim Erwachsenen«; Prof. Cavalli ist heute Chefarzt für Onkologie im Spital Bellinzona mit Professuren an den Universitäten Bern und Varese

1979 Dr. med. habil. Hans Rodt; erhielt den Preis für seine Arbeit über die Herstellung und Spezifität heterologer Lymphozyten-Seren und ihre Anwendung im Rahmen der Knochenmarktransplantation und der Leukämiediagnostik; Prof. Rodt ist heute Facharzt für Laboratoriumsmedizin und Leiter des Medizinischen Labors Rosenheim, Bayern

1981 PD Dr. med. Jörg Baltzer; erhielt den Preis für seine Arbeit über die operative Behandlung des Zervixcarcinoms; Prof. Baltzer war bis 2006 Direktor der Frauenklinik am Klinikum Krefeld und ist seitdem im Ruhestand

1981 Dr. med. Hubertus Gerhard Knüfermann; erhielt den Preis für seine Arbeit »Die interstitielle Strahlentherapie in der Behandlung des Prostatakarzinoms. Indikation, Durchführung und Strahlenschutz«; Prof. Knüfermann ist heute an der Strahlenklinik der Städtischen Kliniken Kassel tätig

1981 Dr. med. Max Ernst Scheulen, Prof. Dr. med. Siegfried Seeber; erhielten den Preis für ihre Arbeit über die sequentiell alternierende Chemotherapie nichtsemiomatöser Hodentumoren; Prof. Scheulen ist heute an der Inneren Klinik und Poliklinik des Universitätsklinikums Essen tätig, Prof. Seeber besitzt eine onkologische Privatpraxis in Essen

1981 Dr. med. Hans-Joachim Schmoll; erhielt den Preis für seine Arbeit über den heutigen Stand der Chemotherapie des metastasierenden Hodenkarzinoms; Prof. Schmoll ist heute Direktor der Universitätsklinik und Poliklinik für Innere Medizin in Halle (Saale)

1982 PD Dr. med. Michael Friedrich; erhielt den Preis für seine Arbeit über die Tendenzen zur Früherkennung des Mammakarzinoms durch bildgebende Verfahren: Fortschritte der Mammographietechnik und Ultraschalluntersuchungen der Brust: Methodische Aspekte und diagnostischer Stellenwert; Prof. Friedrich ist heute Klinikdirektor der Klinik für Frauenheilkunde und Geburtshilfe, Krefeld

1982 Dr. rer. nat. Rolf W. Hartmann; erhielt den Preis für seine Arbeit »Mammatumorhemmende Antiöstrogene vom 1,2-Diphenylnethan-Typ«; Prof. Hartmann hat heute die Professur für Pharmazeutische und Medizinische Chemie, Universität Saarbrücken inne

1982 Dr. med. Manfred Kaufmann, Dr. rer. nat. Klaus Klinga; erhielten den Preis für ihre Arbeit über mögliche prognostische Kriterien zur Therapieverbesserung beim primären Mammakarzinom; Prof. Kaufmann war bis zu seinem Ruhestand 2012 Direktor der Klinik für Gynäkologie und Geburtshilfe der Universität Frankfurt; Dr. Klinga war bis 2004 Laborleiter des Hormonlabors, Frauenklinik-Universitätsklinikum Heidelberg

1982 Cand. med. Andrea Weiss; erhielt den Preis für ihre Arbeit über die Bedeutung des Tumorgrading und Blutgefäßeinbrüchen für die prädiktive Verlaufsbeurteilung des Mammakarzinoms bei Stadium I-Patientinnen; Dr. Weiss ist heute Ärztin der Klinik für Frauenheilkunde und Geburtshilfe am Städtischen Klinikum Brandenburg

1983 Dr. med. Werner Böcker, Dr. med. Henning Dralle; erhielten den Preis für ihre Arbeit über funktionell-morphologische, klinische und tierexperimentelle Untersuchungen an differenzierten Schilddrüsenkarzinomen, ihre Bedeutung für Diagnostik und Therapie; Prof. Böcker war bis zu seinem Ruhestand 2009 Leiter des Gerhard-Dogmak-Insitutes und des Institutes für Pathologie, Universitätsklinikum Münster; Prof. Dralle ist Direktor der Klinik und Poliklinik für Allgemein-, Viszeral- und Gefäßchirugie Klinikum Kröllwitz

1983 Cand. med. Sybille Jung, Cand. med. Heike Müller; erhielten den Preis für ihre Arbeit über prä- und postoperative nuklearmedizinische Diagnostik und Therapie der differenzierten Schilddrüsenkarzinome; Dr. Jung ist Oberärztin und Forschungsgruppenleiterin, Klinik für Pädiatrische Pneumologie, Allergologie und Neonatologie, MHH; Dr. Müller ist heute Fachärztin für Anästhesiologie und leitende Oberärztin der Klinik für Anästhesiologie und Intensivmedizin, Herz- und Gefäßzentrum Bad Bevensen

1983 Dr. med. Friedhelm Raue, Dr. med. Heinrich Schmidt-Gayk; erhielten den Preis für ihre Arbeit über Tumormarker bei C-Zell-Karzinom (medullärem Schilddrüsenkarzinom); Prof. Raue ist niedergelassener Arzt in Endokrinologisch-Humangenetischer Gemeinschaftspraxis, Heidelberg; Prof. Schmidt-Gayk war Labormediziner und Osteologe in Heidelberg und verstarb 2007

1983 Dr. med. Christoph Reiners; erhielt den Preis für seine Arbeit über Serum-Thyreoglo-
bulin und Thyreoglubulin-Antikörper beim Schilddrüsenkarzinom und anderen Schilddrü-
senerkrankungen; Prof. Reiners ist Ärztlicher Direktor im Hauptamt, Universität Würzburg

1984 Dr. med. Wolfgang Dippold, Dr. med. Alexander Knuth; erhielten den Preis für
ihre Arbeit über das maligne Melanom – Perspektiven für eine spezifische Immundiag-
nostik und Immuntherapie; Prof. Dippold war bis zu seinem Ruhestand 2012 Chefarzt
der Klinik für Innere Medizin, St. Vincenz und Elisabeht Hospital Mainz; Prof. Knuth
ist Klinikdirektor der Klinik und Poliklinik für Onkologie am Universitätsspital Zürich

1984 PD Dr. med. Rainhardt Osieka; erhielt den Preis für seine Arbeit über präklinische
und klinische Untersuchung zur Alkylantientherapie des malignen Karzinoms; Prof. Osieka ist Klinikdirektor der Medizinischen Klinik IV, RWTH Aachen

1984 Dr. med. Stanislaw Pavel; erhielt den Preis für seine Arbeit »New possibilities in diagnosis, follow-up and treatment of malignant melanoma«; Prof. Pavel ist der medizinische
Leiter des Privatärztlichen Facharztzentrums Hannover

1985 Dr. rer. nat. Ulrich Abel; erhielt den Preis für seine Arbeit über Aspekte der Aussage-
kraft und Anwendbarkeit von Krebsinzidenz- und Mortalitätsraten; Prof. Abel ist Biosta-
tistiker am Deutschen Krebsforschungs-Zentrum Heidelberg

**1985 Prof. Ekkehard Kunze, Jenny Claude, Dr. med. Kurt F. Paczkowski, Johannes
Schneider**; erhielten den Preis für ihre Arbeit »Die Bedeutung des Lebensstils für Uro-
thelcarcinogenese. Eine Fall-Kontroll-Studie in Südniedersachsen«; Prof. Kunze ist Leiter
des Instituts für Pathologie der Universität Göttingen; Prof. Claude ist Direktorin des
Instituts für Epidemiologie und Krebserkrankungen am Deutschen Krebsforschungszentrum Heidelberg; Dr. Paczkowski ist niedergelassener Facharzt für Allgemeinmedizin in
Hannover; Dr. Schneider ist heute Facharzt für Innere Medizin, Gastroenterologie/Dia-
betologie (DDG) und Oberarzt der Medizinischen Klinik II am Klinikum Bremen Mitte

1987 Dr. med. Ilona Funke, Dr. med. Bernhard Holzmann, Dr. med. Günter Schlimok;
erhielten den Preis für ihre Arbeit über In-vitro- und In-vivo-Markierung epithelialer Tumorzellen im Knochenmark mit Hilfe monoklonaler Antikörper; PD Dr. Funke ist an
der chirurgischen Klinik für Plastische und Ästhetische Chirurgie in München tätig; Prof.
Holzmann ist Leiter der Chirurgischen Klinik und Poliklinik, Klinikum rechts der Isar,
Technische Universität München; Prof. Schlimok ist Direktor der Klinik für Hämatologie
und Internistische Onkologie, Klinikum Augsburg

**1987 Dr. rer. nat. Michael Kneba, Dr. med. Martin Krönke, PD Dr. rer. nat. Klaus
Pfizenmaier**; erhielten den Preis für ihre Arbeit »Molekularbiologische Untersuchungen
beim Staging von Patienten mit Non-Hodgkin-Lymphom: Neue Wege zum Nachweis
maligner Lymphomzellen im Knochenmark«; Prof. Kneba ist Direktor der Medizinische
Klinik und Poliklinik Kiel; Prof. Krönke ist Leiter des Institutes für Medizinische Mikrobiologie, Immunologie und Hygiene, Universität Köln; Prof. Pfizenmaier ist Leiter des
Institut für Zellbiologie und Immunologie, Universität Stuttgart

1987 PD Dr. rer. nat. Geerd J. Meyer, Prof. Dr. med. Otmar Schober; erhielten den Preis
für ihre Arbeit über die Aufnahme von Aminosäuren in Hirntumoren mit der Positronen-
Emissionstomographie als Indikator für die Beurteilung von Stoffwechselaktivität und
Malignität; Prof. Meyer hat den Lehrstuhl für Anorganische Festkörper- und Koordina-

tionschemie inne, Institut für Anorganische Chemie, Universität Köln; Prof. Schober ist Direktor der Klinik und Poliklinik für Nuklearmedizin, Zentrum für Strahlentherapie, Universitätsklinikum Münster

1988 Dr. med. Martin Begemann; erhielt den Preis für seine Arbeit über die Kontrolle des Zellzyklus und der Expression von alpha-Fetoprotein-, Albumin- und Fibronektin-kodierenden Genen in einer klonierten 7777-Morris-Hepatom-Zelllinie (DHT-3) durch das Substratum und durch Hydrocortison; Dr. Begemann ist niedergelassener Arzt für Allgemeinmedizin in Trier

1988 Dr. med. habil. Martin R. Berger, PD Dr. med. Manfred Kaufmann, Dr. med. Edgar Petru, PD Dr. med. Jens Zeller; erhielten den Preis für ihre Arbeit »In vitro evaluation of an estradiol-linked nitrosourea in mammary carcinomas of mouse, rat and man«; Prof. Berger ist Forschungsgruppenleiter Toxikologie und Chemotherapie, Deutsches Krebszentrum Heidelberg; Prof. Kaufmann war bis zu seinem Ruhestand 2012 Direktor der Klinik für Gynäkologie und Geburtshilfe, Universität Frankfurt; Prof. Petru ist an der Universitätsklinik für Frauenheilkunde und Geburtshilfe, Schwerpunkt für konservative Gynäkologische Onkologie der Universität Graz tätig; Prof. Zeller ist Forschungsgruppenleiter Pharmakologie der Krebsbehandlung, DKFZ

1988 Dr. med. Dr. med. dent. Hans-Robert Metelmann; erhielt den Preis für seine Arbeit über das antionkogrammgeschützte Behandlungskonzept bei fortgeschrittenen Mundkarzinomen; Prof. Metelmann ist Klinikdirektor, Mund-, Kiefer- und Gesichtschirurgie und Plastische Operationen, Universität Greifswald

1989 Dr. med. Edith Husland; erhielt den Preis für ihre Arbeit »Interleukin-2-induzierte Immunpotenzierung: Ein neues therapeutisches Modell zur Behandlung des fortgeschrittenen Blasentumors durch lokale Aktivierung von Zellen des Immunsystems«; Prof. Husland ist Leiterin der Transplantations- und Tumorimmunologie, Klinik für Urologie Universitätskrankenhaus Eppendorf Hamburg

1989 Dr. med. Wolfgang Oster; erhielt den Preis für seine Arbeit über die Participation of the Monokines IL-6, TNF-alpha and IL-1-beta Secreted by Acute Myelogenous Leukemia Blasts in Autocrine and Paracrine Leukemia Growth Control; Dr. Oster ist Managing Partner bei PolyTechnos

1990 Cand. med. Matthias Bollow, Dr. med. Dipl.-Ing. Peter Heintz; erhielten den Preis für ihre Arbeit über den Stellenwert der kontrastmittelunterstützten Kernspintomographie in der Diagnostik von Knochen- und Weichteiltumoren; Prof. Bollow ist Chefarzt Klinik für diagnostische und interventionelle Radiologie und Nuklearmedizin, Augusta-Kranken-Anstalt Bochum; Dr. Heintz ist niedergelassener Röntgenarzt in Dessau

1990 PD Dr. med. Rainer Erlemann, Dr. med. Joachim Sciuk; erhielten den Preis für ihre Arbeit über die Beurteilung des Ansprechens von Osteosarkomen und Ewing-Sarkomen auf eine präoperative Chemotherapie mittels statischer und dynamischer MRT-Untersuchungen und 3-Phasen-Skelettszintigraphie; Prof. Erlemann ist Chefarzt des Institutes für Radiologie, Klinik St. Johannes Hospital Duisburg; Prof. Sciuk ist Chefarzt der Klinik für Nuklearmedizin, Zentralklinikum Augsburg

1992 Dr. med. Karin Frank-Raue; erhielt den Preis für ihre Arbeit über verbesserte Heilungschancen des medullären Schilddrüsenkarzinoms durch präzisere präoperative Lokalisation mittels selektiver Halsvenenkathetisierung mit Kalzitonin-bestimmung; Prof. Frank-Raue ist niedergelassene Ärztin in Endokrinologisch-Nuklearmedizinischer Gemeinschaftspraxis, Heidelberg

1995 PD Dr. med. Cornelius Knabbe; erhielt den Preis für seine Arbeit »Können Wachstumsfaktoren medikamentös angeregt werden, die das fortgeschrittene Tumorwachstum beeinflussen?«; Prof. Knabbe ist Direktor des Instituts für Laboratoriums- und Transfusionsmedizin, Herz- und Diabeteszentrum Nordrhein-Westfalen, Universitätsklinik Ruhr-Universität Bochum

1995 Dr. Jenny Chang-Claude; erhielt den Preis für ihre Arbeit über die Risikoabschätzung bei familiärem Auftreten von Brustkrebs; Prof. Chang-Claude ist Direktorin des Instituts für Epidemiologie und Krebserkrankungen am Deutschen Krebsforschungs-Zentrum Heidelberg

1995 Dr. Klaus H. Baumann; erhielt den Preis für seine Arbeit über die molekularen Wirkungen von Retinoiden auf Zellen des Mammakarzinoms; Prof. Baumann war bis 2005 Wissenschaftler am Institut für Anatomie III: Funktionelle Morphologie im Universitätsklinikum UKE Hamburg

Hannelore Munke-Forschungsstipedium/Forschungsstipendium der Tumorstiftung MHH

Im September 2005 wurde die Tumorstiftung von der »Gesellschaft der Freunde der Medizinischen Hochschule Hannover e.V« gegründet.[1] In der Tumorstiftung werden mehrere Stiftungen gebündelt, darunter auch der Dr. Hiltrud Pulst Myelom-Fonds und der Hannelore Munke-Fonds.

Die Namensgeberin Hannelore Munke († 2001)

Frau Hannelore Munke war eine hannoversche Bürgerin, die ihr Vermögen einer Stiftung vererbt hat. Testamentarisch hat Frau Hannelore Munke festgelegt, dass 225.000 € ihres Vermögens der MHH zum Zweck der Tumorforschung gestiftet werden sollen. Trotz tiefgehender Recherchen ist über Frau Hannelore Munke, die im Jahr 2001 verstarb, weiter leider nichts bekannt.

Das Hannelore Munke-Forschungsstipendium (seit 2003)

Dieses Stipendium der Tumorstiftung der MHH wird als Forschungsstipendium zur Förderung der Krebsforschung mit 11.000 € dotiert. Seit 2011 wird das Stipendium nicht mehr unter dem Namen der Stifterin sondern als »Forschungsstipendium der Tumorstiftung der MHH« geführt. Die Entscheidung über die jeweiligen Preisträger wird von den Mitgliedern der Tumorstiftung der MHH getroffen. Zu ihnen gehören als Vorsitzender der Stiftung der Direktor der Abteilung Hämatologie, Hämostaseologie und Onkologie der MHH, der Vorsitzende der Gesellschaft der Freunde der MHH, der Direktor des Instituts für Pathologie, der Präsident der MHH, einer der Stifter und der Präsident des Landeskirchenamtes.

Die Preisträger

2003 Dr. med. Eric Hesse, Dr. med. Martijn van Griensven; erhielten den Preis für ihre Arbeit über die Rolle, die sogenannte Matrix-Metallo-Proteinasen spielen, wenn sich gut- und bösartige Tumoren im Körper ausbreiten; Prof. Dr. Dr. Eric Hesse ist heute Leiter der Heisenberg-Forschungsgruppe, Klinik und Poliklink für Unfall-, Hand- und Wiederherstellungschirurgie, UKE Hamburg; Prof. Dr. Dr. Martijn van Griensven ist heute Leiter der experimentellen Unfallchirurgie, Klinikum rechts der Isar, TU München

2004 Dr. med. Katharina Wagner; untersuchte den akuten Blutkrebs (Leukämie) und versuchte, veränderte Erbinformationen gezielt durch »Gene Silencing« zu unterdrücken; Dr. Wagner ist heute an der MHH-Klinik für Hämatologie, Hämostaseologie, Onkologie und Stammzelltransplantation tätig

---

1   Flyer der Tumorstiftung der MHH http://www.mh-hannover.de/fileadmin/mhh/download/ueberblick_
service/-spenden/tumorstiftung.pdf (22.08.2013).

2005 Dr. med. Andreas Meyer; wollte in seiner Arbeit die Strahlentherapie des Prostatakarzinoms noch sicherer machen; PD Dr. Meyer ist heute an der MHH-Klinik für Strahlentherapie und spezielle Onkologie und in der Gemeinschaftspraxis für Strahlentherapie in Hildesheim tätig

2006 Dr. rer. nat. Cornelia Rudolph; erforschte, wie Modifikationen der DNA, sowie der mit der DNA vernetzten Eiweiße, die sogenannte Methylierung, eine genetische Instabilität induzieren; Dr. Rudolph ist heute AG Genetische und Epigenetische Integrität, MHH-Abteilung für Zell- und Molekularpathologie

2007 Dr. med. Kerstin Püllmann; gelang es zu zeigen, dass Granulozyten vom Menschen und auch der Maus eine große Vielzahl eines variablen Immunrezeptors ausbilden; Dr. Püllmann ist heute Oberärztin und Laborärztin am MHH-Institut für Klinische Chemie

2007 Dr. med. Imke Satzger; erforschte spezielle Formen von bösartigen Erkrankungen der Haut; Dr. Satzger ist heute Fachärztin für Dermatologie an der MHH-Klinik für Dermatologie, Allergologie und Venerologie

2008 Dr. rer. nat. Natalia Bogdanova; hat sich mit der Erforschung der molekularen Ursachen von Brustkrebs befasst, sie war an der Identifizierung neuer Gene beteiligt, deren Veränderungen eine erhöhte Erkrankungswahrscheinlichkeit für Brustkrebs mit sich bringen; Dr. Bogdanova ist heute in der AG Molekulare Gynäkologie, Frauenklinik im Forschungszentrum, MHH- Klinik für Frauenheilkunde und Geburtshilfe tätig

2008 Dr. med. Michael Heuser; erstellte ein Genprofil der leukämischen Zellen, um Patienten mit einem Rückfall schon vor Behandlungsbeginn zu erkennen; PD Dr. Heuser ist heute Oberarzt an der MHH-Klinik für Hämatologie, Hämostaseologie, Onkologie und Stammzelltransplantation

2009 Dr. med. Frederick Damm; entdeckte das Auftreten einer Genvariante in Leukämiezellen, die die Diagnostik der Krankheit und die daraus folgenden Therapiestrategien wesentlich verbessert; Dr. Damm ist heute Assistenzarzt an der MHH-Klinik für Hämatologie, Hämostaseologie, Onkologie und Stammzelltransplantation

2010 Dr. med. Johannes Klose; erhielt das Stipendium für seine Arbeit über Untersuchungen zur Expression von Hämoxygenase-1 in der primär sklerosierenden Cholangitis (PSC) und im cholangiozellulären Karzinom (CCC); Dr. Klose ist heute in der Forschung Regenerative Medizin und experimetelle Chirurgie, MHH-Klinik für Allgemein-, Viszeral- und Transplantationschirugie tätig

2010 Dr. med. Azizbek Ramankulov, Dr. med. Mario Wolfgang Kramer; untersuchten bei Patienten mit muskelinvasivem Harnblasenkarzinom die Sentinel-Lymphknoten (Schildwächter-Lymphknoten); Dr. Ramankulov ist heute Assistenzarzt, Urologische Klinik, Diakonissenkrankenhaus, Flensburg; PD Dr. Kramer ist heute an der Klinik für Urologie, Krankenhaus Bad Soden tätig

2011 Dr. med. Matthias Christgen; für seine Studien zur Resistenz von Brustkrebs gegenüber Hormontherapie; Dr. Christgen ist heute wissenschaftlicher Mitarbeiter am MHH-Institut für Pathologie

2012 Dr. med. Inga Peters; erhielt den Preis für ihre Arbeit über die Auswirkungen von epigenetischen und funktionellen Alterationen des GATA-5 Transkriptionsfaktors in Genese und Progress des humanen Nierenzellkarzinoms; Dr. Peters ist an der MHH-Klinik für Urologie und Urologische Onkologie tätig

2012 Dr. med. Felicitas Thol; erhielt den Preis für ihre Arbeit »Next generation sequencing – mutation analysis in patients with myelodysplastic syndromes«; Dr. Thol forscht an der MHH-Klinik für Hämatologie, Hämostaseologie, Onkologie und Stammzelltransplantation

Ernst Eickhoff-Preis

Ernst Eickhoff wurde im Jahr 2000 als Patient an der Klinik Kardio- und Angiologie und der Klinik für Herz-Thorax-Transplantation und Gefäßchirurgie an der MHH behandelt. Aus Dank und Respekt vor diesen Abteilungen wollte er etwas an die Medizinische Hochschule zurückgeben.[1] Auf diesem Weg wurde der Ernst Eickhoff-Preis ins Leben gerufen.

Der Namensgeber Ernst Eickhoff

Der Unternehmer Ernst Eickhoff wurde am 29. Juni 1950 in Hannover geboren.[2] Als Gymnasiast besuchte er die Leibnizschule in Hannover und bezeichnet sich selbst als »Hannoveraner Jung«.[3] Von 1979 bis 1983 war er Leiter der Kommunikation International bei dem Küchengerätehersteller Krups in Solingen. 1984 wechselte er zum Automobilzulieferer Hella in Lippstadt. Ab 1993 wurde er für 15 Jahre geschäftsführender Gesellschafter bei der Werbeagentur concept&design in Braunschweig, danach war er von 2008 bis 2010 Berater bei derselben Firma. Seit 2011 leitet er als geschäftsführender Gesellschafter die Kommunikationsagentur Ee-Kommunikation GmbH in Burgdorf bei Hannover.[4]

Der Ernst Eickhoff-Preis (2007–2013)

Der seit 2007 vergebene Ernst Eickhoff-Preis wird jährlich abwechselnd für eine wissenschaftliche Arbeit auf den Gebieten der Kardiologie und Herzchirurgie mit einer Dotierung von 5.000 € verliehen; 2008 wurde einmalig ein Preis für eine endokrinologische Arbeit vergeben. Dem Gremium für die Auswahl des Preisträgers gehören der Präsident, der Forschungsdekan, Vertreter der Grundlagenfächer, Verteter der Freundesgesellschaft und Fachvertreter für Kardiologie und Herzchirurgie an. Es handelt sich um einen hochschulinternen Preis, der an qualifizierte Wissenschaftlerinnen und Wissenschaftler vergeben werden kann, die das 45. Lebensjahr noch nicht überschritten haben. Die eingereichten Arbeiten müssen innerhalb des jeweiligen jährlichen Zeitraums veröffentlicht oder zur Veröffentlichung angenommen worden sein. Es können sich auch Wissenschaftler mit ihrer Dissertations- oder Habilitationsarbeit um diesen Preis bewerben.[5]

Die Preisträger

2007 Dr. med. Nawid Khaladj; für seine Arbeit auf dem Gebiet der Herzchirurgie: »Hypothermic circulatory arrest with moderate, deep or profound hypothermic selective antegrade

---

1 »Dem besonderen handwerklichen Geschick von Prof. Dr. Haverich ist es zu verdanken, dass es eine aufwendige Rekonstruktion wurde, mit der ich immer noch putzmunter lebe«, äußerte Ernst Eickhoff in einer E-Mail vom 17.07.2013.
2 Schriftliche Mitteilung von Ernst Eickhoff vom 17.07.2013.
3 Schriftliche Mitteilung von Ernst Eickhoff vom 11.07.2013.
4 Xing-Profil von Ernst Eickhoff, https://www.xing.com/profile/Ernst_Eickhoff2 (02.09.2013).
5 ArchMHH ZA, P 5. 8, C.I. 5. 17, unpag.

cerebral perfusion: which temperature provides best brain protection?«; PD Dr. Khaladj ist heute Geschäftsführender Oberarzt, Klinik und Poliklinik für Herzchirurgie, München

2007 Dr. rer. nat. Maren Luchtefeld; für ihre Arbeit auf dem Gebiet der Kardiologie: »Signal transducer of inflammation gp 130 modulates atherosclerosis in mice and man«; Dr. Luchtefeld ist heute an der MHH-Klinik für Kardiologie und Angiologie tätig

2008 Dr. rer. nat. Karsten Grote; für seine Arbeit auf dem Gebiet der Kardiologie über den Wachstumsfaktor CCN1; PD Dr. Grote ist heute an der MHH-Klinik für Kardiologie und Angiologie tätig

2008 Dr. rer. nat. Ulrich Martin, Dr. med. vet. Christina Mauritz; für ihre Arbeit auf dem Gebiet der Herzchirurgie, um die Entwicklung alternativer Behandlungsmöglichkeiten bei Erkrankungen des Herzens und der Blutgefäße zu verbessern; Prof. Martin leitet die LEBAO, an denen auch Frau Dr. Mauritz forscht

2008 Prof. Dr. med. Heike Nave; für ihre Arbeit auf dem Gebiet der Endokrinologie über das Fettgewebshormon Leptin und seine Wirkung auf das Immunsystem; Prof. Nave ist heute W3-Professorin für Anatomie an der Universität Halle

2009 Dr. med. Dimitar Divchev; für seine Untersuchung auf dem Gebiet der Kardioloige zur besseren Behandlung der Arteriosklerose; Dr. Divchev ist heute Oberarzt der Klinik für Kardiologie, Universitätsmedizin Rostock

2009 Dr. med. Igor Tudorache; für seine Arbeit auf dem Gebiet der Herzchirurgie zu neuen Herzmuskelzellen aus Dünndarm; Dr. Tudorache ist heute Oberarzt der MHH-Klinik für Herz-, Thorax-, Transplantations- und Gefäßchirurgie

2010 Prof. Dr. med. Christian Matthias Hagl; für seine Arbeit auf dem Gebiet der Herzchirurgie, in der er beschreibt, dass bei einem akuten Herzinfarkt die chirurgische Therapie nicht mehr nur als die »letzte« Option angewendet werden kann, da neben verschiedenen kardiologischen Verfahren eine Operation helfen kann, den Untergang von Herzmuskelgewebe zu reduzieren; Prof. Hagl ist heute Leitender Oberarzt der MHH-Klinik für Herz, Thorax-, Transplantations- und Gefäßchirurgie

2011 PD Dr. med. Tibor Kempf; für seine Zusammenarbeit mit Professor Dr. Kai Wollert und anderen Forschern auf dem Gebiet der Kardiologie, bei der es ihnen gelang, das körpereigene Protein GDF-15 als Faktor zu identifizieren, der für die Reparaturarbeiten am Herzen nach Herzinfarkt unentbehrlich ist; PD Dr. Kempf ist heute Oberarzt der MHH-Klinik für Kardiologie und Angiologie

2013 Dr. Philipp Dannhauser; für seine Mitarbeit an der Entwicklung eines Modellsystems, mit dem die Bildung zelleigener Transportsysteme nachvollzogen und analysiert werden kann; Dr. Dannhauser arbeitet am Institut für Zellbiologie der MHH

Claudia von Schilling-Preis

Der Preis aus der von Claudia von Schilling verfügten Stiftung wurde vier Jahre nach ihrem Tod im Oktober 2007 ausgelobt. Die Vergabe des Preises an der Medizinischen Hochschule Hannover soll ein Ausdruck für die nahe Verbindung Claudia von Schillings zu Hannover und der Medizinischen Hochschule sein, da sie viele Jahre in dieser Stadt gelebt und auch ihre letzten Jahre dort verbracht hatte.

Die Namengeberin Claudia von Schilling (1940–2003)

Claudia von Schilling, geboren am 3. Mai 1940 in München, war die Tochter des aus der schwäbischen Linie[1] stammenden Freiherrn Herbert Schilling von Canstatt, der später im II. Weltkrieg fiel. Ihre Mutter heirate erneut, und zwar den in Hannover ansässigen Zeitungsverleger Dr. Erich Madsack (1889–1969)[2]. Claudia von Schilling beendete ihre Schulzeit mit dem Abitur und machte eine Ausbildung zur Pianistin in Hannover. Parallel bereitete sie sich aufgrund ihrer Sprachbegabung auf den Beruf der Dolmetscherin vor, was für sie mit Studienaufenthalten in Genf, Cambridge und Lugano verbunden war. Schließlich etablierte sie sich beruflich sowohl in Rom als auch Florenz und dann in München. Seit den 1970er-Jahren arbeitete Claudia von Schilling mit dem angesehene Münchener Auktionshaus Wolfgang Ketterer zusammen.[3] Aufgrund ihrer – sich privat angeeigneten – Kunstexpertise machte sich Claudia von Schilling als Kunsthändlerin selbstständig. Ab 1990 arbeitete sie für das in den 1980er-Jahren von Bernd Schultz gegründete Auktionshaus Villa Grisebach in Berlin als Repräsentantin für die Schweiz und Italien.[4] Claudia von Schilling lebte in den letzten Jahren wieder in Hannover und verstarb am 24. Oktober 2003 in der Medizinischen Hochschule Hannover.[5]

Der Claudia von Schilling-Preis (seit 2007)

Die Claudia von Schilling Foundation for Breast Cancer Research Germany[6] verleiht jährlich seit ihrem Gründungsjahr den mit 20.000 € dotierten Claudia von Schilling-Preis. Dieser soll für herausragende wissenschaftliche Arbeiten auf dem Gebiet der Brustkrebsforschung an Wissenschaftlerinnen und Wissenschaftler vergeben werden. »Der Preis ist eine Auszeichnung für besondere Leistungen auf dem Gebiet der Brustkrebsheilkunde und der insoweit relevanten Krebsgrundlagenforschung. Angesprochen sind – vorzugsweise, jedoch nicht ausschließlich – Wissenschaftler im deutschsprachigen Raum.«[7] Claudia von Schilling hat ver-

---

1   Franz Menges (2005): Schilling von Canstatt, Der südliche Stamm, in: Neue Deutsche Biographie 22, S. 767–768.
2   Dieter Tasch: Zeuge einer stürmischen Zeit: 100 Jahre Verlagsgesellschaft Madsack, Hannover: Madsack, 1993.
3   http://www.openpr.de/news/360374/Nachruf-Zum-Tod-von-Wolfgang-Ketterer.html (22.08.2013).
4   http://www.artberlin.de/sammlung/villa-grisebach/ (22.08.2013).
5   http://www.cvs-foundation.org/index.php (15.06.2013).
6   Die Claudia von Schilling Foundation for Breast Cancer Research, Zürich, wurde im August 2002 gegründet und 2007 die Foundation for Breast Cancer Research, Hannover.
7   http://www.cvs-foundation.org/index.php (15.06.2013).

fügt, dass das Vermögen der Stiftung den »Forschungsleistungen speziell auf dem Gebiet des Mammakarzinoms dienen [soll]«[8]. Somit fördert diese Stiftung Forschungsprojekte, die nach neuen Wegen in der Prävention, Früherkennung, Diagnosestellung und Therapie dieser Krebserkrankung suchen. Es können Arbeiten eingereicht werden, die im Zeitraum vom 1. Mai des Vorjahres bis einschließlich 30. April des folgenden Jahres veröffentlicht oder zur Veröffentlichung angenommen wurden. »Bewerbungsberechtigt sind Einzelpersonen oder Gruppen. Die BewerberInnen sollten das 45. Lebensjahr nicht überschritten haben«.[9] Über die Auswahl der Preisträger entscheidet der Stiftungsrat unter Hinzuziehung eines wissenschaftlichen Beirates.[10] Neben dem Vorsitzenden des Stiftungsrates der Claudia von Schilling Foundation for Breast Cancer Research gehören dem Kuratorium der Vorstandsvorsitzende der Gesellschaft der Freunde der MHH, der Forschungsdekan oder Forschungsdekanin der MHH an, sowie Lehrstuhlinhaber aus der Gynäkologie, Radiologie, Onkologie und für die Vertretung der vorklinischen Fächer der MHH zwei Professoren aus dem Zentrum für Pathologie, Forensik und Genetik an.

Die Preisträger

2007 Dr. med. Dorothea Gadzicki; untersuchte das Kommunikationsverhalten innerhalb der Familie nach der Durchführung einer genetischen Diagnostik bei erheblichem Brust- und Eierstockkrebs; Prof. Gadzicki besitzt heute die Praxis Endokrinologikum, Hannover

2007 Dr. med. Andreas Meyer; konnte die prognostische Bedeutung eines wichtigen genetischen Markers für die Behandlung und Nachsorge von Mamma-Karzinom Patientinnen aufzeigen; PD Dr. Meyer ist heute an MHH-Klinik für Strahlentherapie und spezielle Onkologie und in der Gemeinschaftspraxis für Strahlentherapie in Hildesheim tätig

2008 Prof. Dr. rer. physiol. Barbara Burwinkel; untersuchte Genvariaten, die mit dem Erkrankungsrisiko für Brustkrebs assoziiert sind; Prof. Burwinkel ist heute Leiterin der Molekulare Epidemiologie am Deutschen Krebsforschungszentrum Heidelberg

2008 Prof. Dr. rer. nat. Ulrich Lehmann; konnte zeigen, dass eine erst vor wenigen Jahren entdeckte Klasse von sehr kleinen RNA-Molekülen (microRNA) in Brustkrebszellen von Störungen betroffen ist; Prof. Lehmann ist heute Forschungsgruppenleiter und Leiter des Labors für Molekulare Diagnostik am MHH-Institut für Pathologie

2009 Prof. Dr. med. Michael F. X. Gnant; erhält die Auszeichnung für Forschungsergebnisse, die helfen, junge Patientinnen mit Brustkrebs im Frühstadium nach einer Brustkrebsoperation vor einem Rückfall zu bewahren; Prof. Gnant hat die Professur für chirurgisch-experimentelle Onkologie an der Universität Wien inne

2010 Prof. Dr. med. Frederik Wenz; die inoperative Bestrahlung ist von Prof. Wenz über fünf Jahre bei zahllosen Patientinnen beobachtet, ausgewetet, weiterentwickelt und wesentlich verbessert worden; Prof. Wenz ist heute Direktor der Klinik für Strahlentherapie und Radioonkologie, Universitätsklinikum Mannheim, Universität Heidelberg

---

8 http://www.cvs-foundation.org/index.php (15.06.2013).
9 Vgl. Ausschreibungstext des Forschungsdekanats, ArchMHH ZA, P 5. 7, C I. 5. 16, unpag.
10 http://www.cvs-foundation.org/index.php (15.06.2013).

2011 Prof. Dr. med. Gunter von Minckwitz; es konnte dargestellt werden, wie chemotherapeutische Strategien vom Mammakarzinom optimiert werden können, um Patientinnen den bestmöglichen Nutzen aus dieser Therapieform zu ermöglichen; Prof. von Minckwitz leitet heute die Studiengruppe German Breast Group der Arbeitsgemeinschaft Gynäkologische Onkologische Brust in Frankfurt am Main und ist zugleich apl. Prof der Universität Düsseldorf

2012 Prof. Dr. med. Nadia Harbeck; forscht seit Jahren auf dem Gebiet von Biomarkern, die helfen können, Brustkrebstherapien besser auf die einzelne Patientin und ihren Tumor abzustimmen; Prof. Harbeck ist heute Leiterin des Brustkrebszentrums und der Onkologischen Ambulanz der Frauenklinik der Universität München

Weitere Preise

Promotionsstudiengang Infektionsforschung

Seit dem Wintersemester 2005 unterstützt die Wilhelm Hirte-Stiftung den seit 2003 bestehenden, internationalen Promotionsstudiengang Infektionsforschung mit 10 Stipendien.[1] Des Weiteren zeichnet der Wilhelm Hirte-PhD-Preis für herausragende Promotionen aus dem Gebiet der Infektionsforschung mit einer Dotierung von 1.000 € aus.

Die Preisträger

2012 Dr. med. Georgios Leandros Moschovakis, PhD; erhielt den Preis für seine Arbeit »The role of CCR7 in tolerance and immunity«; Dr. Moschovakis ist heute am MHH-Institut für Immunologie tätig

2013 Dr. rer. nat. Cornelia Lindner; erhielt den Preis für ihre Arbeit »Dynamics of the intestinal IgA response: Revisiting IgA responses by Next Generation Sequencing«: Dr. Lindner ist heute am MHH-Institut für Immunologie tätig

---

1 https://www.mh-hannover.de/fileadmin/mhh/download/forschung/Forschungsbericht_2011/hbrs/PhD-Programm-Infektionsbiologie.pdf (05. Juni 2013).

Masterstudiengang Biomedizin

Seit dem Wintersemester 2006/2007 gibt es an der Medizinischen Hochschule Hannover den Masterstudiengang Biomedizin. Um den Studenten bei 500 € Studiengebühren etwas zurückzugeben und einen Ausgleich herzustellen, entschlossen sich Prof. Dr. Gerolf Gros und Dr. Beate Volke dazu, einen mit 500 € dotierten Preis unter den Studierenden des Masterstudiengangs Biomedizin zu vergeben. Verschiedene Stifter wie z.B. die TUI-Stiftung und die Wiedeking-Stiftung haben die Preisgelder für den Studienpreis des Masterstudiengangs Biomedizin bereitgestellt.

In den ersten zwei Jahren erhielten zwei Studierende eines Jahrganges den Preis. Seit dem Wintersemester 2007/2008 gibt es jedoch zwei Jahrgänge, so dass vier Preisträger pro Jahr ausgezeichnet werden. Zusätzlich kann nicht nur ein Semester, sondern auch die komplette bzw. bisher erbrachte Studienleistung mit einem Preis prämiert werden. Daraus ergibt sich, dass eine chronologische Auflistung vor 2010 nicht erfolgt ist und einige Studierende mehrfach ausgezeichnet worden sind.

Mehrfach ausgezeichnete Preisträger 2006–2012

4 mal ausgezeichnete Studierende

Kerstin Gnirß, Dirk Heckl, Kirstin Hoff, Eike-Roman Hrincius, Jennifer Paijo, Dennis Rataj, Melanie Scholz, Olga Kristina Schulz, Kristina Thamm, Juliane Wunderlich

2 mal ausgezeichnete Studierende

Wiebke Behrens, Mareike Bütepage, Leonie von Elsner, Birte Hansen, Lisa Holm, Cornelia Lindner, Georgi Manukjan, Stefanie Pfänder, Annika Reinhardt, Verena Thies, Eva Wahrlich

Chronologie der Preisträger 2010–2012[1]

2010/2011 Dennis Rataj; Student der Biomedizin

2010/2011 Kirstin Hoff; Studentin der Biomedizin

2010/2011 Jennifer Paijo; heute am Twincore der MHH, Experimentelle Infektionsforschung

2011 Kristina Thamm; heute an der MHH-Klinik für Nieren- und Hochdruckerkrankungen

2011/2012 Annika Reinhardt; heute am MHH-Institut für Immunologie

2011/2012 Leonie von Elsner; Studentin der Biomedizin

2012 Mareike Bütepage; Studentin der Biomedizin

---

1   Mündliche Mitteilung aus dem Telefonat mit Frau Dr. Beate Volke vom 19.08.2013.

Abbildungsverzeichnis

Achenbach, Stephan: Privat

Ahl, Björn: http://www.klinik-dr-fontheim.de

Alexander, Klaus: MHH Bildarchiv

Allgayer, Heike: MHH Info Februar 2003, S. 8

Bahlmann, Ferdinand H.: Privat

Bamberg, Michael: MHH Info April 2002, S. 34

Barndt, Iris: Jahrbuch der Gesellschaft der Freunde der MHH, Jg. 1995, S. 15

Bartram, Claus R.: https://www.klinikum.uni-heidelberg.de/Pressefotos.129536.0.html

Baum, Christopher: MHH Pressestelle

Becker, Jürgen C.: MHH Info Februar/März 2005, S. 35

Beckhove, Philipp: Privat

Behrens, Georg: http://www.influenzareport.com/ir/authors/behrens.htm

Beierwaltes, William Henry: Jahrbuch der Gesellschaft der Freunde der MHH, Jg. 1983, S. 103

Bode-Böger, Stephanie M.: Privat

Böger, Rainer H.: Privat

Böttger, Erik C.: http://www.unipublic.uzh.ch/archiv/magazin/gesundheit/2008/3297.html

Boutros, Michael: MHH Info Februar/März 2007, S. 43

Brock, Norbert: BIOspektrum 06/2008, S. 641

Brod, Jan: MHH Bildarchiv

Brunkhorst, Reinhard: Privat

Burchert, Wolfgang: http://www.uk.rub.de/aktuell/hdz/meldung00325.html.de

Busch, Dirk: MHH Info Februar 2003, S. 33

Cascinelli, Natale: Jahrbuch der Gesellschaft der Freunde der MHH, Jg. 1984, S. 78

Caspary, Ludwig: Jahrbuch der Gesellschaft der Freunde der MHH, Jg. 1990, S. 58

Cebotari, Serghei: Privat

Cedidi, C. Can: Privat

Cremer, Joachim Thomas: Privat

Creutzig, Andreas: Privat

Dahm, Markus C.: Jahrbuch der Gesellschaft der Freunde der MHH, Jg. 1993, S. 15

Dechend, Ralf: http://idw-online.de/pages/de/image21919

Deterding, Katja: Privat

Diehl: Jahrbuch der Gesellschaft der Freunde der MHH, Jg. 1975/75, S. ...

Dikic, Ivan: Privat

Doll, Richard: http://de.wikipedia.org/wiki/Richard_Doll (08.05.2013)

Duesberg, Peter H.: Jahrbuch der Gesellschaft der Freunde der MHH, Jg. 1988, S. 55

Ebert, Andreas D.: http://www.md-institute.com/cms/andreas-ebert-lebenslauf.html

Eckhardt, Matthias: Jahrbuch der Gesellschaft der Freunde der MHH, Jg. 1995, S. 44

Elsner, Jörn: Privat

Faulhaber-Walter, Robert: MHH Pressestelle

Fehse, Boris: Universitätsklinikum Hamburg-Eppendorf

Feuerer, Markus: Privat

Flöge, Jürgen: Privat

Förstermann, Ulrich: http://de.wikipedia.org/wiki/Ulrich_Förstermann

Friedmann, Gerd: Bundesarchiv, Bundesregierung, B 145 Bild-00206689. Fotograf: Ulrich Wienke. http://www.bundesarchiv.de/oeffentlichkeitsarbeit/bilder_dokumente/03362/index-50.html.de

Fuchs, Ilka: https://kudamm-199.de/team-dr-med-ilka-fuchs.html

Fulda, Simone: © Universitätsklinikum Ulm

Georgii, Axel: Jahrbuch der Gesellschaft der Freunde der MHH, Jg. 1969, S. 55

Gerardy-Schahn, Rita: Privat

Gessner, Johannes Engelbert: Jahrbuch der Gesellschaft der Freunde der MHH, Jg. 1999, S. 123

Ghadimi, Michael: MHH Pressestelle

Gielow, Peter: Jahrbuch der Gesellschaft der Freunde der MHH, Jg. 1991, S. 34

Gold, Phil: http://www.stjamesliterarysociety.com/ai1ec_event/us-and-how-we-got-there/

Greten, Florian R.: http://www.mri.tum.de/node/1108

Grimbacher, Bodo: Privat

Gros, Charles Marie: Ruben Orda: Breast Centers: State-of-the Art. First International Congress of Breast Diseases Centers, Paris Januar 2011. http://congres.eska.fr/pdf/ORDA%20BREAST%20CENTERS%20STATE%20OF%20THE%20ART.pdf

Güler, Faikah: Privat

Haase, Alexandra: Privat

Hausen, Harald zur: MHH Info Februar/März 2007, S. 43

Hehlmann, Rüdiger: MHH Pressestelle

Heineke, Jörg: Privat

Hengstenberg, Christian: MHH Info Dezember 2002, S. 10

Herbst, Hermann: http://www.vivantes.de/standortuebergreifende-institute/fachbereich-pathologie/

Herfarth, Christian: MHH Info Februar 2003, 8

Hermanek, Paul: MHH Pressestelle

Heuser, Michael: MHH Pressestelle

Hilfiker-Kleiner, Denise: Privat

Hoelzer, Dieter: http://www.ehaweb.org/education-science/eha-online-learning/podcasts/?start=55

Hofmann, Wolf-Karsten: MHH Info Februar/März 2004, S. 8

Hornig, Burkhard: Jahrbuch der Gesellschaft der Freunde der MHH, Jg. 1999, S. 15

Horst, Wolfgang: http://www.sgsmp.ch/bullA23a.htm

Hüper, Katja: MHH Pressestelle

Jaeckel, Elmar: Privat

Jungblut, Peter Wilhelm: Jahrbuch der Gesellschaft der Freunde der MHH, Jg. 1982, S. 95

Jürgens, Klaus Dieter: Jahrbuch der Gesellschaft der Freunde der MHH, Jg. 1988, S. 86

Kälin, Nanette Elisabeth: http://mbb.science.uu.nl/formerme.html

Käser, Otto: http://www.klinik.uni-frankfurt.de/zfg/klinik/geschichte.html (2008)

Kielstein, Jan T.: http://www.kielstein.com/

Kleihues, Paul: MHH Pressestelle

Klein, Christoph: Privat

Klusmann, Jan-Henning: MHH Pressestelle

Krammer, Peter H.: MHH Pressestelle

Krebs, Sir Hans Adolf: MHH Bildarchiv

Kreienberg, Rolf: © Universitätklinikum Ulm

Kretzler, Matthias: http://www.med.umich.edu/intmed/nephrology/STAFF/kretzler_m1.htm (22.5.2013)

Kurts, Christian: Privat

Kustikova, Olga: Privat

Landmesser, Ulf: Privat

Lassner: Jahrbuch der Gesellschaft der Freunde, Jg. 1990, S. 58

Lengyel, Ernst: Privat

Li, Zhixiong: Privat

Lonnemann, Gerhard: Jahrbuch der Gesellschaft der Freunde der MHH, Jg. 1995, S. 15

Lüscher, Bernhard: Privat

Macher, Egon: Hartmut Ständer, Sonja Ständer und Thomas A Luger: Die Universitäts-Hautklinik Münster, 2006, S. 13

Mägert, Hans-Jürgen: Jahrbuch der Gesellschaft der Freunde der MHH, Jg. 1998, S. 35

Mahiout: Jahrbuch der Gesellschaft der Freunde, Jg. 1996, S. 20

Malek, Nisar Peter: MHH Pressestelle

Martin, Ulrich: MHH Pressestelle

Mathé, Georges: Jerome De Millo/L'Express London. http://www.nytimes.com/2010/10/21/health/research/21mathe.html (06.05.2013)

Mayerle, Julia: Privat

Melk, Anette: http://www.sfb738.de/leitung-projektbereich-c.html

Menne, Jan: Privat

Meyer, Markus Friedrich: Jahrbuch der Gesellschaft der Freunde der MHH, Jg.1997, S.140

Mischak-Weissinger, Eva: MHH Pressestelle

Modlich, Ute: MHH Pressestelle

Moshage, Werner: Privat

Müller-Tidow, Carsten: Privat

Münte, Thomas Frank: Jahrbuch der Gesellschaft der Freunde der MHH, Jg. 1995, S. 15

Neuhoff, Nils von: http://www.carreras-stiftung.de/ueber-uns/andere-ueber-uns.html

Niemeyer, Elisabeth: http://idw-online.de/pages/de/news466065

Oelgeschläger, Michael: Privat

Oeser, Heinz: Heinz Goerke: Fünfundsiebzig Jahre Deutsche Röntgengesellschaft. Stuttgart, 1980, S. 130

Ostertag, Helmut: http://www.haz.de/var/storage/images/haz/hannover/aus-der-stadt/serie-zuhause-in-hannover/der-diagnostiker/2801909-1-ger-DE/Der-Diagnostiker_ArtikelQuer.jpg

Pantel, Klaus: http://www.uke.de/institute/tumor-biologie/images_content/institut-tumorbiologie/PantelKlaus-Internet.jpg

Pardigol, Andreas: Jahrbuch der Gesellschaft der Freunde der MHH, Jg. 1998, S. 35

Pinkel, Donald: https://www.roswellpark.org/donaldpinkel

Platten, Michael: Privat

Propping, Peter: Privat

Rabes, Hartmut M.: Privat

Radeke, Heinfried H.: Privat

Radermacher, Jörg: http://www.muehlenkreiskliniken.de/johannes-wesling-klinikum-minden/kliniken-institute/nephrologie/leitung.html

Rajewsky, Klaus: Ernst Fesseler/Copyright: MDC. https://www.mdc-berlin.de/34478566/de/news/archive/2009/20091204-prof__klaus_rajewsky_mit_max-delbr_ck-meda

Rauch, Anita: http://www.kids-22q11.de/kids22q11_de/file/ff808181212e8f-4601226b90150a276e.de.0/kids_info_heft_13.pdf

Reinhardt, Christian: Privat

Riehm, Hansjörg: http://www.dgkj.de/92.98.html (2008)

Römling, Ute: Privat

Sauer, Rolf: MHH Pressestelle

Schaller, Gerhard: http://bci-online.de/Breast_Care_Institute/Team.html

Scherer, Eberhard: MHH Pressestelle

Schieffer, Bernhard: Privat

Schiffer, Mario: MHH Pressestelle

Schlitt, Hans Jürgen: Jahrbuch der Gesellschaft der Freunde der MHH, Jg. 1999, S.15

Schmelzeisen, Rainer H.: Jahrbuch der Gesellschaft der Freunde der MHH, Jg. 1996, S.18

Schmidt, Carl Gottfried: MHH Pressestelle

Schmidt, Reinhold E.: Privat

Schoen, Rudolf: MHH Bildarchiv

Schubert, Jörg: Privat

Skokowa, Julia: https://www.tui-group.com/de/presse/presseinformationen/archiv/2009/20091103_rudolf_schoen_preis

Spanagel, Rainer: http://www.uni-heidelberg.de/izn/researchgroups/spanagel/

Stein, Harald: Privat

Steinhoff, Gustav: http://www.med.uni-rostock.de/index.php?id=255

Thol, Felicitas: Privat

Trepel, Friedrich: Privat

Tsiavaliaris, Georgios: MHH Pressestelle

Tümmler, Burkhard: http://ecorn-cf.eu/index.php?id=134&L=1&MP=11-20

Uciechowski, Peter: Jahrbuch der Gesellschaft der Freunde der MHH, Jg. 1994, S. 14

Umansky, Viktor: Privat

Veronesi, Umberto: Jahrbuch der Gesellschaft der Freunde der MHH, Jg. 1982, S. 95.

Waldegger, Siegfried: Privat

Warnecke, Gregor: Privat

Wedemeyer, Heiner: MHH Pressestelle

Wedemeyer, Jochen: Privat

Welte, Karl Heinrich: MHH Pressestelle

Werf-Messing, Brigit van der: International Journal of Radiation Oncology 1990, S. 4

Winkel, Karl zum: MHH Pressestelle

Winnacker, Ernst-Ludwig: Jahrbuch der Gesellschaft der Freunde der MHH, Jg. 1999, S. 43

Wollert, Christoph: Privat

Woywodt, Alexander: http://lancashireteachinghospitals.dotadmin.com/media/woywodt_alexander.jpg

Yang, Min: Privat

Zajizek, Josef: Acta Cytologica 1980, S. 177.

Zender, Lars: MHH Pressestelle

Zenker, Markus C. D.: Privat

Zimmermann, Johann Georg: Deutsche Hypothekenbank (Actien-Gesellschaft): Der Johann-Georg-Zimmermann-Fonds zur Förderung der Krebsforschung. [Hannover, 1990, Umschlagabbildung]

Personenregister der Preisträger